肝移植受者中长期管理

主　审　郑树森

主　编　徐　骁

副主编　吴忠均　明英姿　卢　倩　沈　恬

人民卫生出版社

·北京·

图书在版编目（CIP）数据

肝移植受者中长期管理 / 徐骁主编 . -- 北京 ： 人民卫生出版社，2024. 9. -- ISBN 978-7-117-36501-7

Ⅰ. R473.6

中国国家版本馆 CIP 数据核字第 20247MX372 号

| 人卫智网 | www.ipmph.com | 医学教育、学术、考试、健康，购书智慧智能综合服务平台 |
| 人卫官网 | www.pmph.com | 人卫官方资讯发布平台 |

肝移植受者中长期管理

Ganyizhi Shouzhe Zhongchangqi Guanli

主　　编：徐　骁
出版发行：人民卫生出版社（中继线 010-59780011）
地　　址：北京市朝阳区潘家园南里 19 号
邮　　编：100021
E - mail：pmph @ pmph.com
购书热线：010-59787592　010-59787584　010-65264830
印　　刷：三河市宏达印刷有限公司
经　　销：新华书店
开　　本：710 × 1000　1/16　印张：21
字　　数：343 千字
版　　次：2024 年 9 月第 1 版
印　　次：2024 年 9 月第 1 次印刷
标准书号：ISBN 978-7-117-36501-7
定　　价：135.00 元

打击盗版举报电话：010-59787491　E-mail：WQ @ pmph.com
质量问题联系电话：010-59787234　E-mail：zhiliang @ pmph.com
数字融合服务电话：4001118166　E-mail：zengzhi @ pmph.com

编　委

（以姓氏拼音为序）

蔡金贞　青岛大学附属医院

陈　峻　杭州医学院附属人民医院

陈俊丽　国家肝脏移植质量控制中心

陈康辰　杭州市第一人民医院

成　柯　中南大学湘雅三医院

丛文铭　海军军医大学第三附属医院
　　　　（东方肝胆外科医院）

董思依　国家肝脏移植质量控制中心

范铁艳　清华大学附属北京清华长庚医院

高　伟　天津市第一中心医院

顾劲扬　华中科技大学同济医学院附属协和
　　　　医院

郭文治　郑州大学第一附属医院

郭志勇　中山大学附属第一医院

韩　冰　南京大学医学院附属鼓楼医院

黄佐天　重庆大学附属肿瘤医院

霍　枫　中国人民解放军南部战区总医院

蒋文涛　天津市第一中心医院

郎　韧　首都医科大学附属北京朝阳医院

李建华　复旦大学附属华山医院

李建辉　树兰（杭州）医院

林丽丹　国家肝脏移植质量控制中心

凌孙彬　杭州医学院附属人民医院

刘静怡　首都医科大学附属北京友谊医院

刘治坤　杭州医学院附属人民医院

卢　倩　清华大学附属北京清华长庚医院

鲁　迪　杭州医学院附属人民医院

吕国悦　吉林大学白求恩第一医院

吕少诚　首都医科大学附属北京朝阳医院

明英姿　中南大学湘雅三医院

邱　伟　吉林大学白求恩第一医院

阙伟涛　上海交通大学附属第一人民医院

沈　恬　树兰（杭州）医院

孙丽莹　首都医科大学附属北京友谊医院

汪　恺　杭州医学院附属人民医院

王　凯　天津市第一中心医院

王正昕　复旦大学附属华山医院

卫　强　杭州医学院附属人民医院

魏绪勇　杭州市第一人民医院

吴忠均　重庆医科大学附属第一医院

徐　骁　浙江大学医学院

杨　扬　中山大学附属第三医院

杨家印　四川大学华西医院

张　骊　天津市第一中心医院

赵　辉　中山大学附属第三医院

郑于剑　中国人民解放军南部战区总医院

钟　林　深圳市第三人民医院

周之晟　国家肝脏移植质量控制中心

庄　莉　树兰（杭州）医院

邹大威　中山大学附属第一医院

编写秘书　陈康辰

主 审 简 介

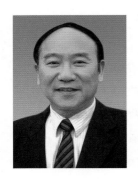

| 郑树森 |

中国工程院院士、中国医学科学院学部委员，法国国家医学科学院外籍院士，浙江大学医学院附属第一医院教授、主任医师、博士生导师，现任国家卫生健康委员会多器官联合移植研究重点实验室主任，国家肝脏移植质量控制中心主任，中国肝移植注册中心科学委员会主席，中华医学会副会长，中国医师协会器官移植医师分会会长，中国胰腺病学会副会长，浙江大学器官移植研究所所长。

在器官移植和肝胆胰外科领域成绩卓著。在国际上首次提出肝癌肝移植受者选择的"杭州标准"及移植后乙肝复发防治新方案。截至2023年8月，成功施行肝移植4 000余例，受者生存率达国际先进水平。担任器官移植领域2项973计划项目首席科学家，主持国家科技重大专项、国家自然科学基金重点项目和创新研究群体项目，领导团队入选教育部长江学者和创新团队发展计划等。发表论文1 000余篇，任《国际肝胆胰疾病杂志》（SCI收录）主编、《中华移植杂志》（电子版）总编辑。荣获国家科学技术进步奖特等奖1项、一等奖1项、二等奖2项、创新团队奖1项等。

　　浙江大学求是特聘教授、肝胆胰外科主任医师、博士研究生导师,教育部"长江学者奖励计划"特聘教授,国家杰出青年科学基金获得者,国家"万人计划"科技创新领军人才,国家重点研发计划"干细胞研究与器官修复"项目首席科学家。现任中华医学会器官移植学分会候任主任委员兼肝移植学组组长,中国医师协会器官移植医师分会副会长兼总干事。

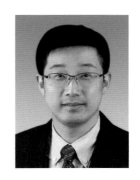

| 徐　骁 |

　　长期工作于器官移植和肝胆胰外科临床一线,主要研究方向为移植肿瘤学和肝胆胰恶性肿瘤精准诊治。立足临床,聚焦前沿,开展全球最大规模肝癌肝移植多中心临床研究,创建肝癌肝移植新型分子分层体系和降期标准,确立移植后肿瘤复发防治关键分子特征,提出肝移植受者个体化综合治疗新方案。牵头制定《中国肝癌肝移植临床实践指南》等多部指南和专家共识。主持国家科技重大专项等国家级或省部级课题 14 项。以通信或第一作者在 *Gut* 等期刊发表学术论文 240 余篇。多次荣获国家级和省部级科学技术奖进步奖,主编或主译《器官移植学名词》《器官移植学》等多部专著。

副主编简介

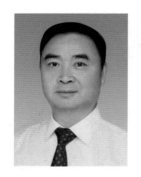

吴忠均

重庆医科大学附属第一医院教授,主任医师,博士生导师,现任中华医学会器官移植学分会常务委员,中国医师协会器官移植医师分会常务委员。

从事肝胆胰外科和肝移植临床与基础研究 30 余年,在终末期肝病诊疗、肝移植术后免疫损伤防治、供肝免疫耐受诱导及肝移植术后并发症防治研究等领域取得多项创新性研究成果。主持国家自然科学基金项目 5 项,省部级以上科研项目 14 项。主编国家卫生健康委员会"十三五"规划教材《医学科研论文撰写与发表》(第 3 版),担任《外科学》《外科学》(英文改编版)编委,发表论文百余篇。

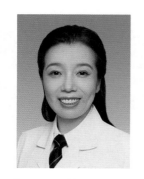

明英姿

中南大学湘雅三医院教授,主任医师,博士生导师。现任中国医师协会器官移植医师分会常务委员,中国医师协会器官移植医师分会器官质量控制专业委员会副主任委员,中国医院协会器官获取与分配工作委员会常务委员等。

长期从事器官移植临床一线工作,开展肝移植、肾移植及腹部多器官联合移植。注重器官移植受者的长期存活,每年术后随访近万例,对于器官移植手术、围手术期管理、术后并发症的处理有着丰富的临床工作经验。主持和参与多项国家和卫健委重大项目、国家自然科学基金研究,在国内外杂志上发表论文百余篇,获移植相关的科技专利及科研成果奖十余项。担任 *Genetic Diversity and Disease Susceptibility* 等多个知名学术期刊编委。

清华大学附属北京清华长庚医院教授,主任医师,现任中国医师协会器官获取与分配工作委员会常务委员、中国研究型医院学会肝胆胰专业委员会副主任委员兼秘书长等。

主要从事肝胆胰外科、肝移植、肝棘球蚴病、肿瘤免疫治疗及器官移植免疫调节等临床工作,在复杂肝胆胰肿瘤、终末期肝病、晚期肝脏良性肿瘤的外科治疗方面具有丰富的经验和精湛的手术技能。主持参与国家或省部级课题 10 项,发表学术论文 50 余篇。作为主要完成人获得国家科学技术进步奖二等奖 1 项、教育部科学技术进步奖一等奖 1 项、全军医疗成果奖一等奖 2 项。共同主编专著 1 部、参编专著 5 部。

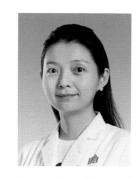

| 卢 倩 |

树兰(杭州)医院副主任医师,医学博士。现任中国医师协会器官移植医师分会移植管理专业委员会副主任委员,中华医学会器官移植学分会围手术期管理学组委员,中华康复医学会器官移植康复委员会常务委员。

长期从事肝移植围手术期及术后长期管理,累计管理肝移植病例 1 000 余例,对肝移植围手术期管理及术后并发症的诊治具有丰富经验,执笔及参与编写多本肝移植相关教材和行业共识,发表学术论文 40 余篇。

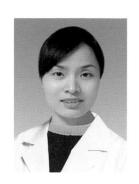

| 沈 恬 |

　　肝移植是拯救肝功能衰竭的重要临床技术,被誉为临床医学"皇冠上的明珠"。随着我国移植事业改革的进步,我国肝移植外科技术不断进步,围手术期管理日臻完善,肝移植疗效已得到显著提升,但如何使肝移植受者得到更高质量的治疗、得到长期生存,这对我国移植管理体系建设提出了更高更严的要求。因此,有必要对国内各大肝移植中心丰富的管理经验进行汇总凝练,并推广延伸到社区等基层医疗单位,构建更加科学、规范及"立体化"的随访预警系统,为患者提供便捷和高质量的服务。

　　精业笃行,勤耕不辍。我欣喜地看到,由郑树森院士担任主审、徐骁教授担任主编,并由我国诸多移植专家共同参与编写的《肝移植受者中长期管理》即将出版。本书填补了国内移植管理领域专著的空白,有三个特点:①权威性。本书汇聚了国内各大移植中心临床一线专家的心得体会,综合了国际肝移植领域的权威行业指南和专家共识,做到有章可循,有据可依。②全面性。本书系统介绍了不同原发疾病的肝移植术后管理要点,涵盖成人与儿童肝移植,除常见并发症防诊治之外,还涉及心理健康与生殖健康等常被忽视的问题。③实用性。本书内容贴近临床,简明易懂,突出管理,防控结合。既为移植术后可能遇到的良恶性并发症提供标准化的诊疗建议,同时也科普、传播、普及了各项随访内容的科学合理性和必要性,指导受者广泛参与肝移植常见并发症的自我检测和预防筛查,实现肝移植术后多时期、全方位管理。

　　我认为这是一部适于放置案头随手翻阅的好的工具书,特此为本书作序,并将此书推荐给全国移植同道、基层医务工作者以及肝移植受者与家庭。希望移植受者中长期管理的理念在我国得到重视,肝移植中长期管理体系愈加科学完善,造福于广大患者并促进国家医疗卫生事业的发展。

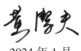

2024 年 1 月

序　二

　　器官移植是人类自古以来的梦想,《列子·汤问》中就记载了早在 2 000 余年前神医扁鹊实施心脏移植的传说。现代医学突飞猛进,器官移植已成为现实,挽救了无数终末期器官衰竭患者的生命。我国的器官移植事业,经历半个多世纪的探索和发展,移植数量和质量取得了举世瞩目的成就。随着长期存活移植受者增多,移植技术复杂难度不断加大,受者管理的新问题不断涌现,迫切需要建立标准化、规范化的移植受者中长期管理体系。目前我国优质卫生资源分布尚不均衡,再加上社区医院基础移植知识培训不足、专科人才短缺、医疗保障体系覆盖面有限等结构性矛盾,如何构建上至移植医院、下至社区卫生服务中心的全国网格化移植管理体系,如何利用大数据赋能智慧医疗底层架构,如何实现移植随访由传统门诊向"居家智能检测"新模式转变,让优质医疗资源加速走近百姓,是未来亟待研究和探索的重要方向。

　　我很高兴看到徐骁教授和全国肝移植同道们共同努力,立足临床,面向未来,撰写了这本《肝移植受者中长期管理》工具书。本书紧密围绕肝移植受者学科化、体系化管理,就肝移植术后各类并发症的随访监测与防治做了全面系统的介绍,涵盖了肝移植受者诊治和随访经验,同时凝练了国内外肝移植领域指南、专家共识和经典文献的关键内容,科学严谨,专业权威,具有非常重要的临床实际指导价值。

　　我相信这本书不仅可以为肝移植临床一线医务人员提供规范且成体系的诊疗指导,也是参与移植受者管理的随访工作者和基层医师翻阅的重要工具书,更是肝移植受者实现居家自我管理的参考书。我十分高兴地推荐此书,深信会受到广大读者的热情欢迎。新形势下要达到肝移植由数量增长向高质量发展转变的总体要求,需要我们倍加努力,希冀本书能帮助肝移植领域相关的医务工作者更好地服务于健康中国的移植事业。

2024 年 1 月

　　肝移植受者中长期管理是移植管理体系的重要建设内容,也是我国器官移植学科高质量发展的重大战略需求。在临床实践和随访工作中,如何实现受者各种并发症的早期预警和识别,如何进行精准分类和个体化治疗,如何保障移植疗效和提升受者生活质量,这些问题日益凸显。

　　我国正处于由器官移植大国向强国迈进的新征程。我怀着无比崇高的敬意,感谢移植界一代又一代前辈专家为我国器官移植事业做出的卓绝努力和巨大贡献。非常有幸邀请到我的老师郑树森院士担任本书主审,郑老师深耕临床、严谨治学的态度实为吾辈之楷模。黄洁夫教授和薛武军教授拨冗为本书作序,并给予宝贵推荐,谨向二位前辈致以最诚挚的感谢!此外本书汇聚了国内众多移植专家的智慧和心血,感谢他们辛勤的付出。最后本书的出版离不开人民卫生出版社的大力支持,在此谨致谢忱。

　　本书萃取国内外肝移植领域权威临床指南与技术规范,融入丰富的临床实践经验,力求图文并茂,科学实用,以期为肝移植临床一线医师和随访管理人员提供一部系统而简明的移植管理指导用书。器官移植学科既具有很强的专业性,也有鲜明的多学科交叉融合性,不仅要求科学、规范、精细地指导临床免疫抑制剂减量和撤除,还需要满足基于社区和居家长期管理模式的实践需求。同时本书重视移植后依从性管理,强调身心健康建设,希望对成千上万中国移植受者及其家庭、感兴趣的读者亦有所裨益。鉴于编者水平有限,加之时间仓促,错误或不尽如人意之处在所难免,敬请读者不吝赐教。

2024 年 1 月

目　录

第九章
儿童肝移植受者中长期管理 / 255

第十章
肝移植受者生活质量与健康宣教

/ 289

第一章

肝移植概况与管理体系

第一节　中国肝移植概况

一、中国肝移植历史

肝移植是现代医学发展的重要标志之一。自 1963 年美国肝移植专家 Thomas Earl Starzl 首次在临床上开展肝移植手术以来，越来越多终末期肝病患者从中获益，已成为治疗各种终末期肝病的最有效手段。

1977 年武汉同济医科大学裘法祖、夏穗生教授团队和上海第二医科大学林言箴教授团队率先在中国开展同种异体肝移植手术。1977—1983 年中国共开展 57 例肝移植手术，其中 54 例为晚期肝癌患者。由于受到手术技术、免疫抑制药物、器官保存液和相关技术等因素的制约，90.0% 以上的受者在术中或者术后 3 个月内死亡，最长存活时间为 264 天。这使医学界普遍对肝移植持悲观态度，我国肝移植事业长时间处于停滞状态。

20 世纪 90 年代初期，浙江医科大学郑树森教授团队与中山医科大学黄洁夫教授团队成功实施肝移植手术，掀起了中国肝移植事业的第二次浪潮。

进入 21 世纪以来，肝移植作为一项成熟的技术，进入蓬勃发展阶段。截至 2023 年 10 月 31 日，除中国港澳台地区外，中国具备肝移植资质的医疗机构达到了 118 家。我国肝移植发展历程中的标志性事件详见图 1-1。

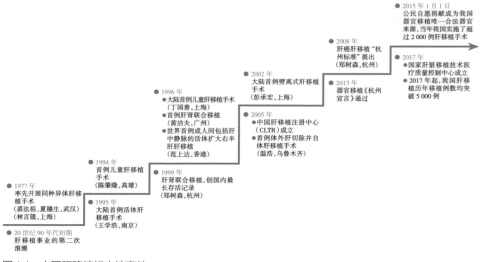

图 1-1　中国肝移植标志性事件

经过几代人的不懈努力，我国已成为肝移植数量世界第二的国家，移植数量和质量均有显著提升。根据国家肝脏移植技术医疗质量控制中心数据显示，2015—2022 年，肝移植受者 1 年、3 年和 5 年生存率分别达到 85.3%、77.2% 和 72.7%。肝移植的快速发展，显著提高了我国医疗水平。郑树森院士肝移植团队自 2010 年起数次走出国门，开创了印度尼西亚成人间活体肝移植手术成功的范例。这进一步提升了亚洲国家的肝移植技术和水平，为中国先进医疗技术迈向国际、扩大在世界医学领域的影响，作出了卓越贡献。

二、肝移植适应证

肝移植是治疗各种终末期肝病的最有效手段，主要包括内科治疗无效的肝实质性疾病、胆汁淤积性肝病、代谢性肝病和肝脏肿瘤等。据《中国肝移植受者选择与术前评估技术规范（2019 版）》，成人肝移植适应证具体包括：

- 肝实质性疾病：病毒性肝炎肝硬化、酒精性肝硬化、自身免疫性肝炎肝硬化、急性肝功能衰竭、终末期非酒精性脂肪性肝病、先天性肝纤维化、囊性纤维化肝病、多囊肝、新生儿肝炎、肝棘球蚴病（包虫病）、布加综合征和严重的复杂肝外伤等。
- 胆汁淤积性肝病：Caroli 病、原发性胆汁性肝硬化、原发性硬化性胆管炎、家族性胆汁淤积病、广泛肝内胆管结石和继发性胆汁性肝硬化等。
- 代谢性肝病：包括肝豆状核变性（Wilson's 病或铜蓄积症）、α$_1$-抗胰蛋白酶缺乏症、酪氨酸血症、血色素沉积症、I 型和Ⅳ型糖原累积综合征、家族性非溶血性黄疸（Crigler-Najjar 综合征）、原卟啉血症、Ⅱ型高脂蛋白血症、家族性铁累积性疾病、血友病 A、血友病 B 等。
- 肝脏肿瘤：肝脏良性肿瘤包括肝巨大血管瘤、肝多发性腺瘤病和多囊肝等，切除后残肝无法维持生存。恶性肿瘤包括肝细胞癌、胆管细胞癌、肝血管内皮肉瘤、肝囊腺癌、平滑肌肉瘤和黑色素瘤等，范围广泛或伴有重度肝硬化而肝外尚无转移。

与成人肝移植相比，儿童肝移植适应证以先天性疾病为主。《中国儿童肝移植临床诊疗指南（2015 版）》中，对儿童肝移植适应证的总结为：

- 胆汁淤积性肝病：胆道闭锁、Alagille 综合征、进行性家族性肝内胆汁淤积症、原发性硬化性胆管炎等。

- 遗传代谢性疾病：①合并器质性肝损伤：Wilson's病、I型酪氨酸血症、糖原累积症、α1-抗胰蛋白酶缺乏症、囊性纤维化、尼曼匹克病、先天性胆汁酸合成障碍、线粒体病等；②无器质性肝损伤：尿素循环障碍性疾病、家族性淀粉样多发性神经病变、原发性高草酸尿症、Crigler-Najjar综合征、枫糖尿症、纯合子家族性高胆固醇血症等。
- 暴发性肝功能衰竭。
- 肝脏肿瘤：肝母细胞瘤、肝细胞肝癌、婴儿型肝脏血管内皮瘤等。
- 其他：病毒性肝炎肝硬化、自身免疫性肝炎、隐源性肝硬化、布-加综合征、门脉性肺动脉高压、Caroli病、先天性肝纤维化、二次肝移植等。

　　根据国家肝脏移植技术医疗质量控制中心的数据，2015—2020年，肝功能衰竭患者占所有肝移植受者的49.8%。在肝功能衰竭受者中，慢加急性肝衰竭（acute-on-chronic liver failure，ACLF）和慢性肝衰竭（chronic liver failure，CLF）患者分别占54.6%和41.0%。大约80.0%的CLF患者伴有严重并发症，如消化道出血、肝性脑病或凝血功能障碍等。

　　肝移植给肝癌患者带来新生。1996年，意大利Mazzaferro等提出的"米兰标准（Milan Criteria）"使肝癌肝移植适应证的选择进入了规范化、标准化的时代，但米兰标准对肝癌大小和数目的限制过于苛刻。而肝癌约占我国肝移植的35.0%，而在美国和欧洲其比例分别仅为11.5%和17.0%，如果严格按照米兰标准选择受者，我国许多肝癌患者将失去肝移植机会。基于大量临床实践和科学研究，2008年郑树森院士团队在国际上首次提出了"杭州标准（Hangzhou Criteria）"，该标准在扩大"米兰标准"肿瘤大小的基础上加入了肝癌分子标志物和组织病理学分级这两个重要参数，安全有效地扩大了肝癌受益人群。

　　"杭州标准"能更好地指导肝癌肝移植受者选择，写入《中国肝癌肝移植临床实践指南（2014版）》《中国肝癌肝移植临床实践指南（2018版）》和《中国肝癌肝移植临床实践指南（2021版）》，并翻译成英文版，向国际同行分享中国经验。"杭州标准"在国际学术界得到了广泛认可和推广，这是我国肝移植工作者对世界器官移植领域的重要贡献。

三、器官捐献

　　自2015年1月1日起，公民自愿捐献成为我国器官移植唯一合法器官来源。

供肝短缺一直是全球肝移植界面临的共同难题,我国也不例外。目前公民自愿捐献包括遗体器官捐献和活体捐献,历年肝移植例数见图 1-2。

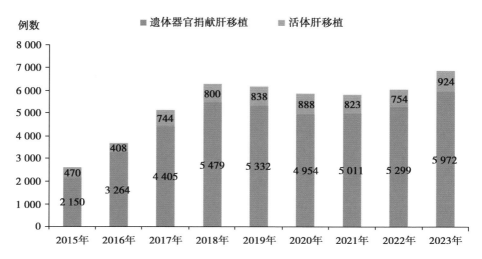

图 1-2　2015—2023 年中国肝移植年实施例数
数据来源于中国肝移植注册中心（China Liver Transplant Registry，CLTR）,不含港澳台地区。

（一）遗体器官捐献

近 10 年来,我国大力推进遗体器官捐献事业,根据前期探索经验并参照国际分类,制定了中国人体器官捐献分类标准。主要包括中国一类（C-Ⅰ）:国际标准化脑死亡器官捐献（donation after brain death,DBD）、中国二类（C-Ⅱ）:国际标准化心脏死亡器官捐献（donation after cardiac death,DCD）和中国三类（C-Ⅲ）:中国过渡时期脑-心双死亡标准器官捐献（donation after brain death awaiting cardiac death,DBCD）。

其中 DBCD 是我国在遵循国际公认的伦理学原则基础上,结合国情做出的推动遗体器官捐献的创新之举。其属于可控制类型,符合脑死亡诊断标准,按DCD 程序施行捐献,即撤除生命支持,待心脏停跳后实施捐献。国家肝脏移植技术医疗质量控制中心数据显示,遗体器官捐献来源肝移植数量占所有肝移植数量的 80.0% 以上。

（二）活体捐献

根据《人体器官捐献和移植条例》第二章第十一条,活体器官的接受人限于活体器官捐献人的配偶、直系血亲或者三代以内旁系血亲。在活体肝移植（living donor liver transplantation,LDLT）开展的早期,其主要治疗对象是终末期肝病儿童患者,常采用成人左肝外叶,手术效果良好。然而对于成年受者来说,左肝外叶的体积通常不足以满足受者需要。1994 年,日本京都大学开展首例成功的成人右半肝 LDLT。此后中国香港也陆续开展采用包括肝中静脉的扩大右半肝的 LDLT 并取得了满意的临床效果。国家肝脏移植技术医疗质量控制中心数据显示,2015—2022 年期间,我国共实施肝移植 41 619 例,其中 LDLT 共计 5 725 例,占比超 10.0%,已成为我国目前肝移植供肝的重要补充。

在外科技术层面,LDLT 相对更加复杂、技术难度高,供、受者双方都面临手术失败和术后并发症的风险。其中,流出道重建是 LDLT 成功的关键技术之一。2016 年国际肝移植协会《活体肝移植受者指南》中特别强调了流出道重建的重要性,建议保留和重建直径 >5mm 的右半肝的主要静脉分支。

四、供肝保护

捐献器官的获取、保存与运输直接影响器官移植受者的预后。针对器官获取、保存与运输的流程优化及质量控制标准的建立有利于提高捐献器官的质量和利用率,并降低医疗风险。

不同条件下,各移植中心的腹部器官获取技术有所不同。对于血流动力学相对稳定的 DBD 供者,可采用单独切取的方法获取供器官,亦可在腹部器官联合切取后再进行器官分离。对于 DCD 或 DBCD 供者,为尽量缩短器官热缺血时间,应采取腹部器官联合快速切取法。供肝离体后的保存方式或技术会影响供肝质量。20 世纪中期开始,以 UW 液(the university of wisconsin solution)和 HTK 液(histidine-tryptophan-ketoglutarate solution)为代表的器官保护液相继问世并广泛应用于临床。静态冷保护(static cold storage,SCS)技术仍是目前大部分移植中心所使用的供肝保护手段。SCS 理论上可保护供肝 20~24h,但临床实践中,为保障供肝功能,这个时间被要求控制在 8~12h 以内。热缺血时间指从供者器官血供停止到冷灌注开始所间隔的时间,显著影响移植受者预后。各脏器对热缺血时间耐受程度不同,《中国心脏死亡捐献器官评估与应用专家共识(2022版)》建议撤除生命支持系统后,肝脏热缺血时间上限为 30min。

SCS 无法避免供器官的再灌注损伤,机械灌注(machine perfusion,MP)(图 1-3)技术成为近年来供肝保护领域的研究热点。该技术通过器官固有的血管系统插管给予连续动态灌注,可实现在器官保存的基础上进行同步修复,从而减轻缺血再灌注损伤,延长器官保存时间,改善器官质量。根据维持温度不同,MP可分为常温机械灌注(normothermic machine perfusion,NMP)(35~38℃)、亚常温机械灌注(subnormothermic machine perfusion,SNMP)(25~34℃)、低温机械灌注(hypothermic machine perfusion,HMP)和低温携氧机械灌注(hypothermic oxygenated machine perfusion,HOPE)(0~12℃)。

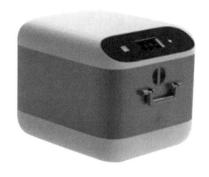
图 1-3　肝脏灌注修复设备

2018年《自然》杂志报道了牛津大学关于SCS和NMP的随机对照试验,共纳入220名肝移植受者。结果表明NMP组供肝损伤更轻,器官弃用率降低50.0%。尽管首款NMP设备已于2016年在欧洲上市,但由于其高昂的价格和设备操作的专业要求,并未大规模推广应用。其他大部分MP技术仍处于临床前研究阶段。总体而言,MP有助于提升移植器官质量,改善受者预后。对此,《中国移植器官保护专家共识(2022版)》提出以下建议:

- HOPE可减少DCD供肝肝移植术后非吻合性胆道并发症发生。
- NMP可促进肝移植术后肝功能恢复、改善移植预后。
- 机械灌注可在供肝保存修复及转运过程中动态监测、评价供肝质量。

2016年,国家卫生和计划生育委员会、公安部、交通运输部、中国民用航空局、中国铁路总公司、中国红十字会总会联合印发了《关于建立人体捐献器官转运绿色通道的通知》,要求建立人体捐献器官转运绿色通道,提高转运效率,保障转运安全,减少因运输原因造成的器官浪费,保障人体捐献器官接受者的生命健康安全。

五、肝移植术式

肝移植手术方式主要包括经典原位肝移植、背驮式肝移植和改良背驮式肝移植。为缓解供肝短缺问题,一些可以增加供肝来源的手术方式也逐步开展起来,如可以做到一肝两受、一肝多受的劈离式肝移植(split liver transplantation,SLT)、针对一些代谢性肝病的多米诺肝移植(domino liver transplantation,DLT)

和辅助性肝移植等。

(一) 经典原位肝移植

切除受者的病肝及肝后下腔静脉,利用供者肝后下腔静脉与受者下腔静脉上下端的残端行端端吻合(图 1-4A)。

(二) 背驮式肝移植

保留受者肝后下腔静脉的前提下切除全部病肝,供肝下腔静脉近端与受者下腔静脉行端侧吻合,远端进行缝扎(图 1-4B)。

(三) 改良背驮式肝移植

与背驮式肝移植的区别在于把供肝的下腔静脉和受者的三支肝静脉开口,分别扩大成相同形状的三角形开口进行吻合,有利于流出道的畅通(图 1-4C)。

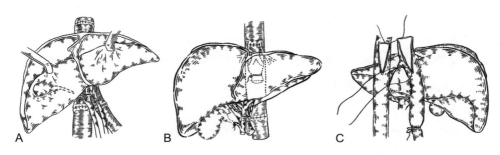

图 1-4　肝移植主要术式
A. 经典原位肝移植;B. 背驮式肝移植;C. 改良背驮式肝移植。

(四) 劈离式肝移植

完整的供肝分成可独立发挥功能的两部分肝脏,同时移植给两个受者。劈离式肝移植可以有效扩大供肝来源、减少患者移植等待时间。2020 年,我国专家制定的《劈离式肝移植专家共识》中概括了目前常用供肝劈离方式:

可分为经典劈离方式和完全左、右半肝劈离方式两种
- 经典劈离方式将供肝分为左外叶(Ⅱ~Ⅲ段)和扩大的右三叶(Ⅰ+Ⅳ~Ⅷ段)。这种劈离方式主要用于受者是儿童和成人的组合。
- 完全左、右半肝劈离方式将供肝分为左半肝(Ⅰ~Ⅳ段)和右半肝(Ⅴ~Ⅷ段)。这种劈离方式可用于体质量匹配的 2 例成人患者,儿童供肝行此种方式也可用于体质量匹配的 2 例儿童患者。

（五）多米诺肝移植

将第一位肝移植受者切除的肝脏作为供肝给第二位移植受者使用,类似于多米诺骨牌而得名。第一位受者切除的肝脏除了具有某种功能缺陷(通常为某种酶缺陷)外,具有基本正常的形态和其他重要生理功能,而且第二位受者不会因为接受了多米诺供肝产生异常病理生理缺陷。

（六）双供肝活体肝移植（dual graft living-donor liver transplantation, DLDLT）

切取两位供者的部分肝脏供给一个体重较重的受者,在满足受者需要的条件下,保证每一个供者的残余肝体积,以减小供者术后风险,在符合伦理及充分医学评估后,可明显解决供受者安全风险。

2009 年 1 月,郑树森院士团队成功完成 DLDLT,分别将两位供者的左半肝和右半肝移植给一位体重较重的受者,受者存活至今,移植肝功能及生活质量良好。

（七）辅助性肝移植

保留部分或整个受者原肝的情况下移植供肝,适用于某些酶缺失的代谢性肝病的治疗。大部分为原位辅助性肝移植,供肝通常为活体肝移植或劈离式肝移植捐献的部分肝脏。供者肝脏可弥补受者肝脏的缺陷,而受者肝脏仍具备部分功能,且不会对受者造成不良影响。

第二节　肝移植管理体系

一、中国肝移植管理体系概述

在国家卫生健康委员会的统筹规划下,肝移植医疗资源分配的均衡性和可及性不断优化提升。中国肝移植规模稳步增长,近年来,每年开展的肝移植数量位居全球第二。2015—2022 年,中国共实施肝移植 41 619 例,肝移植质量和技术能力同步提升。

中国人体器官捐献与移植领域的相关法律制度不断健全完善,相继构建了人体器官捐献体系、人体器官获取与分配体系、人体器官移植临床服务体系、人体器官移植质量控制体系和人体器官捐献与移植监管体系在内的"五大工作体系",有力推动我国器官捐献与移植事业"量质双升"。

（一）人体器官捐献体系

人体器官捐献体系涉及的建设包括器官捐献宣传动员、报名登记、捐献见证、缅怀纪念、救助等内容。相关工作在中国人体器官捐献管理中心（中国红十字总会）、中国器官移植发展基金会领导下开展，省级人体器官捐献办公室（各省市红十字会）和人体器官捐献社工协调员是重要的组织者和参与者。

我国器官捐献率仍较低，供器官短缺成为制约我国器官移植发展的主要瓶颈。在民众中普及捐献理念，澄清公众对器官捐献的模糊和错误认知，对于我国器官捐献与移植事业健康有序发展具有重大意义。自2018年起，浙江大学徐骁教授面向全校本科生开设"器官捐献与器官移植——生命的接力与延续"通识课程。通过不同领域专家引导多学科交叉融合的创新模式、小组讨论互动、第二课堂教学、鼓励创新创作等，引导学生理解和关注我国人体器官捐献与移植事业，加强学生对医学、社会、伦理、法制的思考，全面提升了大学生的人生观和价值观，入选为国家级一流本科课程（图1-5）。

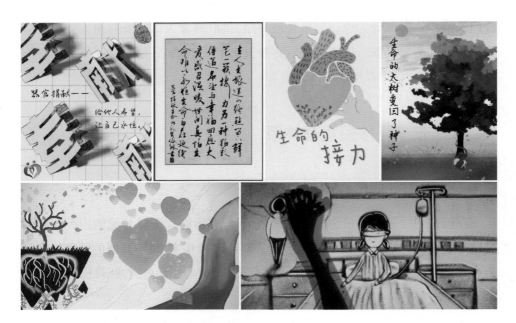

图1-5　浙江大学本科生通识课期末作业展示

（二）人体器官获取与分配体系

人体器官获取与分配体系涵盖的工作内容包括识别转介潜在器官捐献者、知情同意、器官获取、器官功能维护、器官分配等。人体器官获取组织（organ procurement organization，OPO）承担主要工作。国家人体捐献器官获取质量控制中心和国家人体器官分配质量控制中心是这一体系的重要组成部分，在相关工作组织、质量控制过程中发挥重要作用。依托数据平台为中国人体器官分配与共享计算机系统（China Organ Transplant Response System，COTRS），由"潜在器官捐献者识别系统""人体器官捐献人登记及器官匹配系统""人体器官移植等待者预约名单系统"三个子系统及监管平台组成。

（三）人体器官移植临床服务体系

人体器官移植临床服务体系的主体是具备器官移植资质的医疗机构，内容包括器官移植手术与移植受者的术后随访。截至 2023 年 10 月 31 日，除中国港澳台地区外，中国具备肝移植资质的医疗机构达到了 118 家，主要分布在北京、上海和广东等地。

（四）人体器官移植质量控制体系

人体器官移植质量控制体系涉及国家肝脏移植技术医疗质量控制中心、国家肾脏移植技术医疗质量控制中心、国家心脏移植技术医疗质量控制中心、国家肺脏移植技术医疗质量控制中心、国家小肠移植注册系统和国家胰腺移植注册系统，工作内容包括器官移植手术及术后随访数据的收集、分析、反馈与质量控制。

国家肝脏移植技术医疗质量控制中心开展的主要工作包括：分析肝移植领域国内外医疗质量安全现状，研究制订我国肝移植医疗质量安全管理与控制的规划、方案和具体措施。拟订肝移植质控指标、标准和质量安全管理要求，提出质量安全改进目标及综合策略，并组织开展肝移植领域质控培训工作。收集、分析医疗质量安全数据，定期发布质控信息，编写肝移植年度医疗服务与质量安全报告。加强肝移植领域质量安全管理人才队伍建设，落实医疗质量安全管理与控制工作要求。组建全国肝移植质控网络，指导省级以下质控中心和医疗机构开展医疗质量安全管理与控制工作。承担国家卫生健康委员会交办的其他工作任务。

为实现肝移植"量质双升"，质控中心以目标为导向，2021 年以来分别将

"降低成人受者术中平均出血量""缩短受者平均无肝期""降低非计划二次手术率"作为年度医疗质量改进目标。通过大数据分析、信息监测与反馈、手术创新经验分享、技术指导培训等手段推进工作,经过全国各移植中心的共同努力,取得一定成效。

(五)人体器官捐献与移植监管体系

人体器官捐献与移植监管体系由国家与省级卫生健康行政主管部门主导,涉及器官捐献、获取、分配、移植与术后管理的监督与管理。

二、受者围手术期管理

肝移植围手术期管理覆盖术前、术中和术后康复等重要环节,包括术前对受者全身脏器功能的全面评估并及时采取干预措施,术中设定个体化麻醉方案;术后早期进行重症管理,关注包括移植肝在内的多个重要脏器的功能支持与恢复;术后免疫抑制方案的优化,出血的监测与管理,感染的监测与管理,血管并发症的监测与管理,胆道并发症的监测与管理等。这些都有助于手术顺利进行和术后早期阶段平稳度过。

近年来随着肝移植手术技术的不断成熟和围手术期管理的不断优化,肝移植术后加速康复外科(enhanced recovery after surgery,ERAS)也越来越得到重视。围手术期管理措施的完善、经验的逐渐积累,使得肝移植术后各种并发症的发生率和围手术期死亡率显著下降。通过对肝移植术前评估、术中管理以及术后并发症的预防与治疗进行规范,可以有效降低围手术期病死率,改善预后。《肝衰竭肝移植围手术期管理中国专家共识(2021 版)》中强调:

● 术前评估是肝移植术前的重要环节,应全面了解病情,对手术耐受性做出科学评估。
● 建议对所有肝移植围手术期的受者应用《营养风险筛查表 2002》和《英国皇家自由医院营养优先工具》动态进行营养风险筛查。
● 肝移植术后尽可能停用肾损伤药物,应重视并积极处理引起移植术后慢性肾损伤的各种危险因素。

三、受者中长期管理

2015—2022 年,我国已有逾 40 000 例患者接受肝移植手术治疗,受者生存率显著提高,5 年生存率达 70.0% 以上。随着医疗技术的提升以及医学模式的转变,肝移植的目标不仅限于延长受者生命,更注重改善受者生活质量。

随着肝移植受者生存时间延长和长期使用免疫抑制剂,一些远期并发症发生率也随之升高并越来越受到重视,如代谢病、肾损伤、新发恶性肿瘤、感染、原发病复发、移植肝失功等。因此,如何进一步在中长期的管理中改善受者生活质量并提升生存率具有重大需求。

有序、优质、规范化的中长期管理随访体系,对加强受者依从性,维护移植肝功能的长期稳定,减少移植后代谢病、肾损伤、感染和原发病复发等不良事件发生率,提高受者生活质量和长期生存率具有重要意义,也能更好地推动临床研究和教学水平提升,促进肝移植专业科学发展,是肝移植管理体系不可或缺的重要组成部分。肝移植受者中长期管理随访体系的建立与发展可从以下五个方向开展工作。

（一）专业化

肝移植术后的中长期管理随访,需要由肝移植专科医师来进行。其应具有肝移植相关专业知识,熟悉各种常用免疫抑制剂的药理机制、药代动力学特点以及不良反应,熟练掌握肝移植后各种常见并发症的诊断和治疗方法。

（二）规范化

肝移植是涉及外科学、免疫学、肿瘤学及感染病学等多学科的综合性学科,管理过程的规范化,应积极参考借鉴相关行业指南与共识,如《中国肿瘤整合诊治指南（CACA）》《中国肝癌肝移植临床实践指南（2021 版）》《中国肝移植免疫抑制治疗与排斥反应诊疗规范（2019 版）》《中国肝移植受者代谢病管理专家共识（2019 版）》和《中国肝移植受者肾损伤管理专家共识（2017版）》等。

（三）个体化

肝移植受者由于术前情况、供肝情况、手术情况差异等原因,术后中长期管理需进行个体化管理。免疫抑制方案的选择应根据受者年龄、原发病、移植肝功能、代谢病指标和肾功能等因素,进行个体化调整,以达到免疫抑制剂最小化的目的。随访频率的设定也应基于个体化需求。

（四）信息化

在人工智能与大数据时代的浪潮下,还应积极探索肝移植受者中长期的智能化管理。随着物联网时代的到来,建立可穿戴式检测系统,探索从依赖移植医院门诊随访的传统管理模式向基于移动医疗的居家管理模式的转变,以确立三甲医院-二级医院-社区医院的网格化管理架构。运用大数据分析筛查及信息网络健康科普,引导肝移植受者建立健康正确的生活行为习惯,并做好心理健康管理工作。

(五)多样化

肝移植受者中长期随访的形式可以多样化:定期门诊随访、电话随访、微信随访和互联网医院等,各移植中心也可通过建设受者随访数据录入平台保证随访工作有效完成。移植中心要与受者建立畅通的联系渠道,定期为受者发布随访计划、注意事项等;及时通知逾期未随访的受者;组织协调各种肝移植健康教育活动;加强受者及其家属对术后随访的依从性教育,使其充分认识定期随访的重要性。

附表 1　肝移植术后随访检查频次表

1. 实验室检查	术后 2~3 个月	术后 4~6 个月	术后 7~12 个月	术后 1~2 年	术后 3 年及以上	备注
血常规	每 2 周 1 次		每个月 1 次	每 2 个月 1 次	每 3 个月 1 次	
肝功能、肾功能、血脂、血糖、电解质	每周 1 次	每 2 周 1 次	每个月 1 次	每 2 个月 1 次	每 3 个月 1 次	
免疫抑制剂浓度	每周 1 次	每 2 周 1 次	每个月 1 次	每 2 个月 1 次	每 3 个月 1 次	
乙肝三系定量	每个月 1 次		每 2 个月 1 次	每 2 个月 1 次	每 3 个月 1 次	
肝炎系列+HBV DNA	视乙肝三系和肝功能情况而定					
乙型肝炎病毒变异						
巨细胞病毒抗原	每个月 1 次			每 6 个月 1 次		
血清胰岛素(空腹)	每年 1 次					
糖化血红蛋白	每年 1 次					
HA、HPCⅢ、CIV、LN	每年 1 次					
甲胎蛋白/PIVKA-Ⅱ	每个月 1 次		每 6 个月 1 次			
	每 2 周 1 次	每个月 1 次	每 2 个月 1 次			

2. 影像学检查			
移植肝 B 超	每个月 1 次	每 3 个月 1 次	每 6 个月 1 次
MRCP	每 6 个月 1 次	每年 1 次	
肝脏 CT 平扫 + 增强	肿瘤患者每 3~6 个月 1 次,良性肝病每年 1 次		
胸片或肺 CT	肿瘤患者每 3~6 个月 1 次,良性肝病每年 1 次		
骨骼 ECT 或 PET/CT	必要时		
心电图	每年 1 次		
甲状腺、泌尿系 B 超	每年 1 次		
乳腺 B 超、妇科 B 超	每年 1 次		
心脏超声	每年 1 次		
FibroScan(肝胆 B 超 + 肝脏弹性成像)	每年 1 次		
骨密度测定	每年 1 次		
其他	按医嘱		

附表 2 肝移植随访用药记录表

1. 免疫抑制剂

日期	他克莫司/环孢素 A	MPA	西罗莫司	激素

2. 抗乙型肝炎病毒药

日期	拉米夫定	恩替卡韦	替比夫定	阿德福韦酯	替诺福韦酯	富马酸丙酚替诺福韦

附表 3　肝移植术后随访实验室检查结果记录表

检验项目		日期				
身高（cm）						
体重（kg）						
身体质量指数（kg/m^2）						
血压（mmHg）						
TAC	用量（mg/次）					
	浓度（ng/ml）					
环孢素 A	用量（mg/次）					
	C0/C2 浓度（ng/ml）					
西罗莫司	用量（mg/次）					
	浓度（ng/ml）					

检验项目		日期				
	白蛋白（Alb）					
	球蛋白（Glb）					
	丙氨酸转氨酶（ALT）					
	天冬氨酸转氨酶（AST）					
	碱性磷酸酶（AKP）					
	胆碱酯酶（CHE）					
	总胆汁酸（TBA）					
	总胆红素（TB）					
	直接胆红素（DB）					
	间接胆红素（IB）					
	γ-谷氨酰转移酶（GGT）					
	肾小球滤过率（GFR）					
生化全套	肌酐（Cr）					
	尿素氮（BUN）					
	尿酸（UA）					
	甘油三酯（TG）					
	总胆固醇（TC）					
	高密度脂蛋白（HDL）					
	低密度脂蛋白（LDL）					
	极低密度脂蛋白（VLDL）					
	空腹血糖（FBS）					
	钾（K）					
	钠（Na）					
	氯（Cl）					
	钙（Ca）					
	无机磷（P）					

检验项目		日期				
血常规	白细胞					
	中性粒细胞/淋巴细胞（NLR）					
	血红蛋白（Hb）					
	血小板（PLT）					
乙肝三系	乙型肝炎表面抗原（HBsAg）					
	乙型肝炎表面抗体（HBsAb）					
	乙型肝炎 e 抗原（HBeAg）					
	乙型肝炎 e 抗体（HBeAb）					
	乙型肝炎核心抗体（HBcAb）					
	HBV DNA					
丙型肝炎血清学检查	HCV RNA					
凝血功能	凝血酶原时间（PT）					
	国际标准化比值（INR）					
	纤维蛋白原（Fib）					
巨细胞病毒	IE+E/PP65					
	CMV DNA					
肿瘤标志物	甲胎蛋白（AFP）					
	PIVKA-Ⅱ					
	CA-199					
	癌胚抗原（CEA）					

附表 4　肝移植术后影像学检查记录表

检查类别	复查一	复查二	复查三	……
B 超	检查日期： 检查结果：			
CT	检查日期： 检查结果：			
MRI/MRCP	检查日期： 检查结果：			
ECT/PET	检查日期： 检查结果：			
ERCP	检查日期： 检查结果：			

（蒋文涛　魏绪勇　庄莉　张骊　李建辉

陈俊丽　董思依　林丽丹　周之晟）

参 考 文 献

［1］STARZL T E. The long reach of liver transplantation［J］. Nat Med, 2012, 18（10）：1489-1492.

［2］郑树森. 中国肝移植的发展之路［J］. 中华移植杂志（电子版）, 2019, 13（04）：259-261.

［3］王少发, 陈孝平. 中国肝移植发展概况［J］. 中华器官移植杂志, 2018, 39（5）：307-310.

［4］KWONG A J, EBEL N H, KIM W R, et al. OPTN/SRTR 2021 Annual Data Report：Liver［J］. Am J Transplant, 2023, 23（2 Suppl 1）：S178-S263.

［5］MÜLLER P C, KABACAM G, VIBERT E, et al. Current status of liver transplantation in Europe［J］. Int J Surg, 2020, 82S：22-29.

［6］LING S, JIANG G, QUE Q, et al. Liver transplantation in patients with liver failure：twenty years of experience from China［J］. Liver Int, 2022, 42（9）：2110-2116.

［7］SOUSA DA SILVA R X, WEBER A, DUTKOWSKI P, et al. Machine perfusion in liver transplantation［J］. Hepatology. 2022, 76（5）：1531-1549.

［8］李建辉,乔银标,贾俊君,等.推动体外器官灌注技术发展,提高捐献器官利用率及质量［J］.中华移植杂志(电子版),2020,14(02):83-86.

［9］AUDET M,PANARO F,PIARDI T,et al. Are the Hangzhou criteria adaptable to hepatocellular carcinoma patients for liver transplantation in Western countries?［J］. Liver Transpl,2009,15(7):822-823.

［10］徐骁,张文会,刘治坤.重视肝移植受者长期管理［J］.中华器官移植杂志,2021,42(03):129-130.

第二章

肝移植受者免疫抑制治疗
与排斥反应

免疫抑制治疗是维持移植肝功能稳定的基础。免疫抑制过度易造成感染、肾功能损伤、代谢病等并发症,免疫抑制不足可能导致排斥反应而影响移植肝的存活。因此,肝移植术后选择合适的免疫抑制方案能预防和减少排斥反应的发生,这对延长受者的生存时间和提高生活质量至关重要。肝移植术后免疫抑制方案的制定和调整应遵循个体化和最小化原则,在尽量减轻副作用的同时,维持移植肝功能的正常和稳定。

第一节　免疫抑制治疗

一、免疫抑制治疗原则

目前,肝移植术后免疫抑制治疗尚无统一标准,各移植中心均有各自的经验和方案。肝移植专科医生应全面掌握各类免疫抑制剂的药理特点和不良反应(表 2-1),结合移植肝功能和受者自身状况,正确有效地评估肝移植受者的免疫状态,根据免疫抑制剂应用原则有针对性地制定个体化的免疫抑制方案。

表 2-1　免疫抑制剂常见不良反应

不良反应	环孢素 A	他克莫司	霉酚酸类	西罗莫司	糖皮质激素
糖尿病	+	++	−	+	+++
高血压	+++	++	−	++	+++
高脂血症	++	+	−	+++	++
肾损伤	+++	+++	−	++	−
骨质疏松	+	+	−	−	+++
骨髓抑制	−	−	++	+	−
口腔溃疡	−	−	−	++	−
脱发	−	++	−	−	−
皮炎	−	+	−	−	+
多毛	++	−	−	−	+
牙龈增生	+	−	−	−	−
头痛	++	++	++	++	+
震颤	++	++	++	−	−
癫痫	+	+	−	−	−
胃肠道反应	+	+	+++	++	+

肝移植术后免疫抑制剂方案,既要预防排斥反应,又要实现毒副作用等不良反应最小化。中华医学会器官移植学分会编撰的《中国肝移植免疫抑制治疗与排斥反应诊疗规范(2019 版)》,就免疫抑制剂用药原则作出如下建议:

- **联合用药原则**:一般利用免疫抑制剂间的协同作用,增强免疫抑制效果,同时减少单药剂量,降低其不良反应。
- **精准用药原则**:由于个体间存在药物代谢代动力学差异,某些药物(如环孢素、他克莫司等)需要通过监测血药浓度来调整剂量。
- **最低剂量原则**:肝移植术后早期易发生排斥反应,免疫抑制剂应用量较大。通过监测肝功能、血药浓度等,在有效预防排斥反应的前提下,维持期酌情减量,最终达到剂量最小化,避免免疫抑制过度,减少因免疫功能降低所致感染和肿瘤等并发症的发生。
- **个体化用药原则**:根据不同受者的基础疾病和合并症和/或同一受者术后不同时间段以及用药顺应性和不良反应调整免疫抑制剂的种类和剂量。在保证治疗作用的同时,兼顾减轻受者经济负担。

现阶段,越来越多的新型免疫抑制剂正在进行临床试验或研发。针对新型免疫抑制剂或者组合新方案的应用,我们应该进行充分的循证医学论证,在保证安全和疗效的基础上,积极探索新的免疫治疗方案。

二、免疫抑制剂的类别与常用药物

免疫抑制剂的发展推动着器官移植事业的进步。在 20 世纪 60 年代临床肝移植开展初期,糖皮质激素和硫唑嘌呤(azathioprine,AZA)开始作为免疫抑制剂得到应用。1980 年后,以环孢素 A(cyclosporine A,CsA)和他克莫司(tacrolimus,TAC)为代表的钙调磷酸酶抑制剂(calcineurin inhibitors,CNIs)进入临床,显著提高了肝移植疗效。进入 21 世纪,随着哺乳动物雷帕霉素靶蛋白抑制剂(mammalian target of rapamycin inhibitor,mTORi)、霉 酚 酸(mycophenolic acid,MPA)类药物、巴利昔单抗(Basiliximab)、利妥昔单抗(Rituximab)等新型免疫抑制剂的应用,肝移植受者的生存与生活质量得到了进一步提升(图 2-1)。

目前,在肝移植受者中长期管理的过程中,CNIs、MPA 类药物、mTORi 等是免疫维持阶段的常用药物。

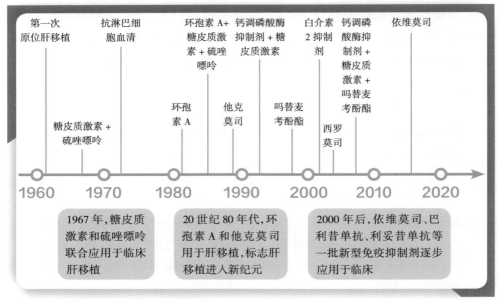

图 2-1 肝移植常用免疫抑制剂发展历程

(一)钙调磷酸酶抑制剂

作为药物发现史上第一个选择性免疫抑制剂,CsA 在 20 世纪 70 年代初由科学家从挪威哈当厄高原土壤的一种丝状真菌的代谢物中提取获得,并在 1983 年被 FDA 批准上市。TAC 是一种大环内酯类抗生素,于 1989 年作为新型免疫抑制剂进入肝移植临床使用。二者均可以与细胞内特定蛋白作用形成复合体,并与钙调磷酸酶结合从而抑制 Ca^{2+} 依赖性 T 淋巴细胞和 B 淋巴细胞的活化,干扰白细胞介素合成,最终实现受者的免疫抑制。有研究表明 TAC 抑制 T 细胞活化的作用更强,治疗急性排斥反应的疗效优于环孢素;使用后,移植物的存活率更高,受者远期预后更好。因此,TAC 已取代 CsA 成为目前最常用的 CNIs 类药物。

《中国肝癌肝移植临床实践指南(2021 版)》和《EASL 肝移植临床实践指南》等国内外指南均指出,CNIs 仍是肝移植术后免疫抑制方案的主体。

● 以钙调磷酸酶抑制剂(CNIs)为基础的免疫抑制方案仍是肝移植的基石。与环孢素 A (CyA)相比,他克莫司(TAC)可提高移植物和受者的长期存活率。

1. 他克莫司　又称 FK506,目前临床上常用的 TAC 主要有胶囊剂和注射剂两种剂型,胶囊剂又包括 TAC 硬胶囊和 TAC 缓释胶囊。常用药物有普乐可复、赛福开等。

（1）用法用量:硬胶囊每天需间隔 12h 分 2 次口服,而缓释胶囊每天仅需口服 1 次。成人首次剂量一般为 0.1~0.2mg/（kg·d）;儿童肝移植受者因全身清除率约为成年受者的两倍,通常需给予成人推荐剂量的 1.5~2.0 倍才能达到与成人相同的血药浓度,首次剂量一般为 0.3mg/（kg·d）。

注射剂主要用于肝移植后早期治疗和暂时无法口服的受者。起始静脉注射剂量对肝移植受者为 0.01~0.05mg/（kg·d）。应注意,TAC 注射液不可以一次全量快速注射给药,应给予连续 24h 的静脉输注。静脉注射疗法不应连续超过 7 天,当受者状况允许时,应尽快改为口服给药。

TAC 受个体影响差异大。如肝移植受者平均半衰期约为 12h,而肝功能不全者有相对较长的半衰期以及较低的清除率,故需减少用药剂量,并严密监测血药浓度。

（2）血药浓度:在初始诱导阶段,监测受者的血药浓度至关重要。初始给药、调整剂量及加用有相互作用的药物时,需在给药 2~3 天后监测 TAC 谷浓度,即给药期间的 TAC 最低浓度,一般在白天服药前 1h 内采集静脉血进行检测。建议在术后 3 个月内,将受者 TAC 谷浓度维持在 8~12ng/ml。免疫维持阶段应遵循个体化和最小化原则。一般来说,维持阶段建议 TAC 谷浓度:①术后 4~6 个月内,维持在 7~10ng/ml;②术后 7~12 个月内维持在 6~8ng/ml;③术后 12 个月后维持在 5ng/ml 左右。当合并感染、肾损伤、代谢病等情况时或者原发病为肝癌的肝移植受者,应酌情减少药物剂量,以降低 TAC 血药浓度。

（3）相互作用:多种药物可影响 TAC 血药浓度。由于 TAC 通过细胞色素 P450 系统进行代谢,任何诱导或抑制细胞色素 P450 系统功能的因素均可能影响 TAC 代谢。尤其注意,抗真菌药伏立康唑对 TAC 血药浓度的影响非常明显,通常可升高血药浓度 3 倍左右。使用或停用伏立康唑时,都需要相应地调整 TAC 剂量并密切监测其血药浓度。

此外,肝移植受者的饮食也可影响 TAC 血药浓度。高脂食物可明显降低 TAC 的吸收或口服生物利用率。因此,服用 TAC 应在空腹时(至少饭前 1h 或饭后 2~3h)为宜。有研究表明,呋喃香豆素含量高的食物如西柚等可升高受者血液中 TAC 药物浓度,应避免食用(表 2-2)。

表 2-2　影响钙调磷酸酶抑制剂血药浓度的常见药物与食物

升高血药浓度	降低血药浓度
抗生素类:伏立康唑、氟康唑、伊曲康唑、红霉素、克拉霉素、多西环素、环丙沙星、甲硝唑、异烟肼	抗生素类:利福平、灰黄霉素
质子泵抑制剂:兰索拉唑、奥美拉唑	中枢性药物:苯巴比妥、格鲁米特、苯妥英钠、卡马西平、托吡酯
心血管药物:胺碘酮、维拉帕米、地尔硫草	胰岛素增敏剂:吡格列酮
中成药:五酯胶囊、小檗碱	中成药:土连翘
高脂肪含量食物(服用 CsA 的情况下)、葡萄柚	高脂肪含量食物(服用 TAC 的情况下)

（4）不良反应:TAC 具有肾毒性、糖尿病、高血压及神经毒性等不良反应。因此,在肝移植受者的中长期管理过程中,需要定期检测受者肾功能、血糖血脂等检验项目。同时,可以通过联合其他免疫抑制剂的治疗方案,降低 TAC 剂量从而减轻其毒副作用。

2. 环孢素 A　CsA 根据剂型可分为胶囊剂、口服液体剂和注射剂。常用药物包括山地明、赛斯平等。

（1）用法用量:与其他免疫抑制剂联用时,起始剂量通常为 3~6mg/（kg·d）,分 2 次服用,每 12h 口服 1 次,根据受者免疫抑制方案及血药浓度变化调整剂量。注射剂仅用于不能口服或胃肠道吸收功能受损的移植受者,建议剂量为 3~5mg/（kg·d）。当与其他免疫抑制剂联用时,应给予小剂量输注 1~2mg/（kg·d）,且应尽早转为口服用药。

（2）血药浓度:用药调整一般以 CsA 谷浓度为参考值:①术后第 1 个月内维持在 150~300ng/ml;②第 1~3 个月为 150~250ng/ml;③第 4~12 个月为 120~250ng/ml;④12 个月以上为 80~120ng/ml。

在肝移植受者中长期管理的过程中,应遵循个体化和最小化原则。当合并感染、肾损伤、代谢病等特殊情况时,应酌情减少药物剂量。

（3）相互作用:CsA 同样通过细胞色素 P450 系统进行代谢,因此,可能影响 CsA 代谢的药物和食物种类与 TAC 类似(见表 2-2)。

（4）不良反应:CsA 常见的不良反应主要为肾毒性和高血压。减少 CsA 剂量可以延缓肾损伤的进展,但无法预防或逆转。控制 CsA 引起的高血压可用钙

通道阻滞剂或 β 受体阻滞剂。顽固性高血压需要调整免疫抑制剂类型。其他不良反应还包括肝毒性、神经毒性、高胆固醇血症、高尿酸血症、高钾血症、震颤、牙龈增生、糖尿病和多毛症等。

（二）霉酚酸类药物

霉酚酸（mycophenolic acid，MPA）类药物是肝移植受者首选的免疫抑制基础药物之一。尽管早在 1969 年就实现了人工化学合成霉酚酸酯，但是霉酚酸酯难溶于水，很难被人体吸收，通过将其与吗啉乙醇化学合成吗替麦考酚酯（mycophenolate mofetil，MMF）才变得相对容易被口服吸收。机制上，MMF 是一种抗代谢药物，在体内迅速被水解为活性代谢产物 MPA，通过抑制鸟嘌呤合成以实现对淋巴细胞增殖的高特异性阻断，进而实现免疫抑制作用。联合使用 MPA 类药物能降低实体器官移植受者排斥反应的发生率，改善移植受者及移植物的预后。一项基于美国移植受者科学注册系统（Scientific Registry of Transplant Recipients，SRTR）的研究纳入了 11 670 例成人肝移植，发现使用含有 MMF 的三联免疫抑制方案（TAC+MMF+ 糖皮质激素）可以明显提高受者存活率（81.0% vs. 77.0%，$P<0.000\,1$）并显著降低排斥反应发生率（29.0% vs. 33.4%，$P<0.001$）。

常用的 MPA 类药物包括 MMF 和麦考酚钠（mycophenolate sodium，MPS）2 类。其中，MMF 有胶囊、片剂等多种剂型，而 MPS 的剂型仅有麦考酚钠肠溶片（enteric-coated mycophenolate sodium，EC-MPS）一种。

1. 用法用量

（1）吗替麦考酚酯：国内上市的 MMF 药物有 57 个（https://www.nmpa.gov.cn/datasearch/search-result.html），常用药物如骁悉、赛可平等。MMF 是由几种青霉素属真菌产生的具有抗代谢作用的 MPA 半合成物。MMF 有胶囊剂或片剂两种剂型，与 CNIs 联合用药时，常规剂量为每次 500~750mg，每 12h 口服 1 次，根据临床表现或 MPA 血药浓度进行调整。

（2）麦考酚钠肠溶片：常用药物米芙。EC-MPS 对胃黏膜的刺激作用较小，可以有效减轻消化道不良反应。肝移植术后 3 个月之内 EC-MPS 用量为每天 2 次，一般每次 360~540mg，之后可根据受者临床表现及医生的判断进行剂量调整。

2. 血药浓度　MPA 与 CNIs 联用可减少因过高的 CNIs 血药浓度导致的不良反应（如代谢并发症等）发生。但 MPA 类药物一般不单独使用，联合 CsA 其谷浓度为 1.0~3.5μg/ml,联合 FK506 为 1.9~4.0μg/ml。由于 MPA 类药物引发血脂代谢异常和血糖升高等的风险较小,MPA 除可在联合用药方案中通过 CNIs 减量来降低代谢病发生率,还可以独立发挥心血管保护作用。参考《中国肝移植受者代谢病管理专家共识（2019 版）》针对代谢并发症的防治有如下推荐:

● MPA 联合 CNIs 减量的方案有助于减少移植后糖尿病和免疫抑制剂导致的血脂异常的发生。

3. 相互作用　MPA 类药物个体间的药物代谢动力学差异较大,且和多种合并用药都有相互作用。参考《中国肝、肾移植受者霉酚酸类药物应用专家共识（2023 版）》及文献报道,联合使用以下合并药时,应密切监测血药浓度,及时调整 MPA 剂量:

● DNA 聚合酶抑制剂(阿昔洛韦、更昔洛韦)可能与 MPA 代谢产物竞争从肾小管分泌,存在两种药物的血浆浓度同时升高的风险。
● 影响肝肠循环的药物(如消胆胺等)不建议与 MPA 合用。
● 小肠内清除产 β-葡萄糖醛酸酶细菌的抗生素(如氨基糖苷、头孢菌素、氟喹诺酮和青霉素类)可能影响感染药物肠肝循环,进而导致 MPA 浓度降低。
● 质子泵抑制剂可能影响 MPA 的吸收。
● 血液透析不能清除 MPA。
● 建议餐前 1h 或餐后 2h 服用,避免药物的吸收受到肠道内食物影响。

4. 不良反应　MPA 类药物相关的不良反应有消化道症状、骨髓抑制和感染、肿瘤等,其中消化道症状、骨髓抑制和感染是 MPA 类药物剂量调整的常见原因。参考《中国肝、肾移植受者霉酚酸类药物应用专家共识（2023 版）》,MPA 类药物引起的腹泻多为剂量依赖性,观察或降低剂量多能缓解。移植受者发生腹泻时应先去除其他因素,必要时调整免疫抑制剂。

（三）哺乳动物雷帕霉素靶蛋白抑制剂

mTORi 兼具免疫抑制和抗肿瘤作用的优势,近年来大量研究发现 mTORi 能为实体器官移植受者带来更多的生存获益,已成为肝移植常用免疫抑制剂。mTORi 的代表药物是西罗莫司（sirolimus,SRL）和其羟乙基衍生物——依维莫司（everolimus，EVR），二者主要通过特异性结合哺乳动物雷帕霉素靶蛋白（mTOR）分子并磷酸化下游靶蛋白，抑制 IL-2 诱导的 T 细胞的增殖，减轻排斥反应。除此之外，mTORi 还具有保护肾功能、抗肿瘤增殖及促血管生成等作用。

一项来自美国 SRTR 的研究分析了 3 936 例肝移植的免疫抑制方案与预后，发现 mTORi 使用者的 HCC 复发率和肝癌相关特异性死亡率较低。在一项来自希腊的回顾性研究中，44 例使用 EVR 的肝移植受者在随访 48 个月期间未发生急性排斥反应，证实了依维莫司在免疫抑制方面的安全性。此外，EVR 具有更高的口服利用度和较低的血浆结合率，较其他 mTORi 的副作用少。近年来，使用以 mTORi 为基础的免疫抑制方案逐渐增多，《肝移植受者雷帕霉素靶蛋白抑制剂临床应用中国专家共识（2023 版）》《中国肝移植受者肾损伤管理临床实践指南（2023 版）》等国内外多部指南提出了如下了意见：

- 以雷帕霉素靶蛋白抑制剂（mTORi）为基础的免疫抑制方案是肝移植常用免疫抑制方案，不显著增加排斥反应、移植物失功或感染的发生率。
- 对于因钙调磷酸酶抑制剂（CNIs）引起肾功能不全的肝移植受者，联合使用 mTORi 和低剂量 CNIs 有助于降低急性肾损伤和慢性肾病的发生率并显著改善肾功能。
- 肝癌肝移植受者术后使用 mTORi 显著降低肿瘤复发风险，提高总体生存率。
- 推荐早期转换和持续用药，以最大限度发挥其抗肿瘤作用。

1. 西罗莫司　又称雷帕霉素（rapamycin，Rapa），在国内有胶囊（0.5mg/粒）、片剂（1.0mg/片）和口服液（50ml∶50mg）三种剂型，常用药物有雷帕鸣、赛莫司、宜欣可等。

（1）用法用量：SRL 通常与激素、MPA 或 CNIs 等其他免疫抑制剂联合使用，常用首次负荷量 2mg/d，此后改为维持量 1mg/d，依据谷浓度调整药物剂量，目标血药谷浓度为 4~8ng/ml。对于评估后选 SRL 单药维持方案的肝移植受者，术后常规的初始抗排斥反应方案 4~6 周后加用 SRL，血药谷浓度维持在 6~10ng/ml，并逐渐撤除其他免疫抑制剂，半年内实现 SRL 单药维持。

（2）血药浓度：对于肝癌肝移植受者，《西罗莫司在肝癌肝移植中应用的中国专家共识（2020 版）》中推荐期转换和持续用药，以最大限度发挥其抗肿瘤作用，具体用药方案如下：

推荐使用白介素 2 抑制剂 + 钙调磷酸酶抑制剂 ± 霉酚酸类药物作为初始抗排方案，在 4~6 周后加用西罗莫司，首次负荷剂量为 1~3mg/d，维持剂量 0.5~3mg/d，钙调磷酸酶抑制剂和霉酚酸类药物逐渐减量，直至西罗莫司血药浓度谷值维持在 4~8ng/ml。

（3）相互作用：与 TAC、CsA 等药物类似，SRL 在肝脏中同样依赖细胞色素酶系统代谢，与 CNIs 相似，血药浓度易受胆汁代谢、肠道功能及肝药酶诱导剂/抑制剂的影响（见表 2-2）。

（4）不良反应：SRL 的肾毒性和神经毒性较小，常见的不良反应包括高脂血症、骨髓抑制、蛋白尿、血管并发症、切口愈合不良、口腔溃疡、间质性肺炎等。值得注意的是，如果受者存在手术并发症、局部感染或引起切口延迟愈合因素（如留置 T 管或其他外引流管），建议待切口或窦道完全愈合后再服用 mTORi。

2. 依维莫司 2013 年起，EVR 陆续获得美国 FDA 和欧洲药品管理局批准，被应用于肝移植术后的抗排斥治疗。常用药物有飞尼妥，常用剂型为片剂。

（1）用法用量：推荐剂量为 10mg 每天一次口服给药，且需要在每天同一时间服用。治疗过程中，如果受者的肝功能发生变化，应及时调整剂量。不同 Child-Pugh 分级的受者用药剂量推荐如下：

● 轻度肝功能受损（Child-Pugh A 级）：推荐剂量为 7.5mg/d；如果不能很好地耐受，可将剂量降至 5.0mg/d。
● 中度肝功能受损（Child-Pugh B 级）：推荐剂量是 5.0mg/d；如果不能很好地耐受，可将剂量降至 2.5mg/d。
● 重度肝功能受损（Child-Pugh C 级）：如果预期的获益高于风险，可以采用 2.5mg/d 一次，但不得超过这一剂量。

（2）血药浓度：EVR 的半衰期（约为 28h）明显短于 SRL，全身清除速度快，具有更高的生物利用度和代谢稳定性。建议给予 EVR 维持剂量或调整剂量后第 4~5 天进行血药浓度监测。

所有使用 EVR 的受者都应常规进行血药谷浓度监测，并根据药物浓度进行剂量调整，以使其谷浓度达到 5~15ng/ml。当谷浓度低于 5ng/ml，应按 2.5mg 的幅度增加日剂量，而当谷浓度大于 15ng/ml，按 2.5mg 的幅度降低日剂量。已接受最低可用规格剂量的受者如果仍需要减少剂量,则可以增加给药间隔(每隔 1 天服药)。

（3）相互作用:用药过程中尽量避免使用强效的肝药酶诱导剂(如苯妥英、卡马西平、利福平、利福布丁、利福喷丁和苯巴比妥等)和/或抑制剂(如氨普那韦、呋山那韦、阿瑞匹坦、红霉素、氟康唑、维拉帕米、地尔硫草等),合用时必须密切监测 EVR 血药浓度。呋喃香豆素含量高的食物如西柚等可升高 EVR 药物浓度,应避免食用。

（4）不良反应:主要包括间质性肺炎、感染、口腔溃疡、肾衰竭等。患有中/重度肺纤维化或严重慢性阻塞性肺疾病的受者应避免使用 mTORi。对使用期间明确诊断为间质性肺炎的受者,应定期行影像学和肺功能检查,根据症状严重程度分级处置。

（四）其他常用免疫诱导药物

其他常用的免疫抑制剂包括糖皮质激素类、淋巴细胞清除性抗体和非淋巴细胞清除性抗体,但主要应用于肝移植术后早期,属于免疫诱导药物,在肝移植受者中长期管理中较为少见,故仅给予介绍。

1. 糖皮质激素　主要包括泼尼松、泼尼松龙、氢化可的松和甲泼尼龙。在肝移植受者中,常用的初始剂量为静脉注射甲泼尼龙 500~1 000mg（10~15mg/kg）,术后前 3 天每天静脉注射 250~500mg(联用多克隆抗体进行免疫诱导时,酌情减少剂量);术后第 4 天起改为口服泼尼松,起始剂量为 10~30mg/d,术后第 30 天逐渐减为 10~15mg/d,第 2 个月后采用小剂量维持治疗。

糖皮质激素的使用会带来许多不良反应,包括高血压、糖尿病、类丘疹样外观、体重增加、血脂异常、骨质疏松症、白内障和感染等。近年来移植术后无激素方案被越来越广泛应用,在巴利昔单抗、CNIs、MPA 类药物的早期联用下,激素不再是免疫抑制方案的必需组成。

2. 淋巴细胞清除性抗体　包括抗胸腺细胞球蛋白（antithymocyte globulin, ATG）和抗淋巴细胞球蛋白（antilymphocyte globulin, ALG）,通常用于激素治疗无效的急性排斥反应冲击治疗或移植前免疫诱导。ATG 常用剂量为每次 50mg,每天 1~2 次,治疗疗程为 5~14 天,可根据受者免疫情况、联合用药情况进行增减;而 ALG 常用剂量为 7~20mg/kg,每天 1 次。常见的不良反应有过敏反应、细胞因子释放综合征、骨髓抑制(诱发机会性感染)、血清病及移植后淋巴细胞增生异常等。

3. 抗 IL-2 受体单克隆抗体　包括达利珠单抗（daclizumab）和巴利昔单抗，属于非淋巴细胞清除性抗体。二者均为针对活化 T 淋巴细胞包膜蛋白中的 IL-2R α 链（CD25 抗原）的单克隆抗体，可通过特异性结合 IL-2R α 链阻断 T 淋巴细胞活化途径的第三信号，从而抑制 T 淋巴细胞增殖。临床上常在移植早期用于诱导免疫抑制，于术前 2h 及术后第 4 天各使用一次，每次用 20mg 巴利昔单抗。达利珠单抗可以用于激素抵抗型排斥反应的挽救治疗，常用剂量为 150mg 一次。二者不良反应较为少见，但有可能增加感染性并发症的发生率，例如细菌感染、曲霉菌病和巨细胞病毒感染等。

4. 利妥昔单抗　也属于非淋巴细胞清除性抗体，主要与 B 细胞的 CD20 抗原特异性结合，抑制其活化。主要应用于 ABO 血型不合肝移植的免疫抑制诱导，于术前给予利妥昔单抗（$375mg/m^2$ 体表面积），监测血型抗体效价水平。不良反应包括发热、低血压、风疹、血管神经性水肿、过敏等，还可能发生肿瘤溶解综合征。

第二节　肝移植术后排斥反应

排斥反应通常指的是宿主抗移植物反应，即受者进行同种异体组织或器官移植后，外来的移植物作为一种"异己成分"被受者免疫系统识别，继而被针对性攻击、破坏和清除的免疫反应过程。根据发病机制，可将排斥反应分为 T 细胞介导的排斥反应（T cell mediated rejection，TCMR）和抗体介导的排斥反应（antibody mediated rejection，AMR）。TCMR 直接损伤实体组织，而 AMR 通常会引起微循环压力，但对实质组织的初始损伤相对较小，不过会缓慢地引起移植物萎缩或纤维化。也可根据排斥反应的时间，将排斥反应分为超急性反应、急性反应以及慢性反应。排斥反应最常见于移植手术后的前六个月，但也可能在数年后。尽管排斥反应的风险会随着时间的推移而降低，但它永远不会完全消失，严重者可导致移植物失功，在中长期管理中应引起高度重视。

肝移植术后发生排斥反应的原因包括免疫抑制剂浓度过低、供受者间血型不相容（HLA-DR 不匹配）、肝移植受者依从性差、术后病毒感染、自身免疫性肝炎等。免疫抑制剂的科学合理使用至关重要，维持合适的免疫抑制剂浓度可有效预防排斥反应的发生。此外，排斥反应也可能由某些感染或其他导致免疫系统紊乱的疾病引发。

为了预防和早期诊断排斥反应,需要定期进行受者的复诊和随访。由于排斥反应的症状和临床表现不典型,往往因肝功能异常复诊,建议执行以下一项或全部操作(图 2-2):①血液检查:血常规检查可以评估白细胞、红细胞和血小板计数。ALTA、AST、ALP、GGT、TBIL 和凝血功能常规等血液检查专门用于检查受者的移植肝功能;②免疫抑制剂血液谷浓度检测:过低的免疫抑制剂谷浓度是导致排斥反应的高危因素;③供体特异性抗体检测:部分移植中心的病人可以进行该项检查,以了解受者的免疫系统是否对移植物产生了抗体;④影像学检查:由于排斥反应的临床症状不典型,而确诊需要的移植肝脏穿刺活检是有创性的,所以首先借助彩色多普勒超声(以下简称超声)检查、CT 及磁共振胆胰管成像(magnetic resonance cholangiopancreatography,MRCP)等影像学检查,用以排除胆道或血管并发症;⑤移植肝脏穿刺活检:需要移植中心的医务人员采集移植物组织样本并在显微镜下诊断,因此不作为常规筛查和随访项目。

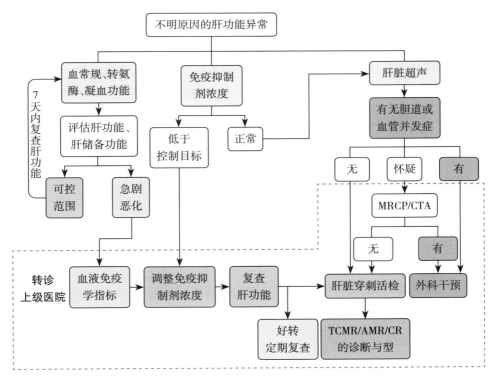

图 2-2　肝功能异常的复查与肝移植术后随访流程图
注:MRCP,磁共振胰胆管成像;CTA,CT 血管成像。

免疫抑制剂可以阻止免疫系统损害移植肝脏，从而帮助预防和治疗排斥反应。如果出现排斥反应，医师会开出更高的剂量或不同的免疫抑制剂组合，争取在造成任何重大或不可逆转的损害之前识别并治疗排斥反应（图 2-3）。

最近的研究热点聚焦于受者体内检测供者来源的游离 DNA、RNA、蛋白及细胞等新型标志物，用于排斥反应的无创性监测和诊断。2017 年一项来自美国的临床研究纳入 102 例受者，经活检证实发生急性排斥反应的受者血浆中供者来源的 cfDNA 片段显著增多。Hassan 等人对 16 例肝移植受者移植前和移植后 7 天的血浆样本进行分析，发现 IL-6、IL-10 和血清胆红素可以作为移植术后急性排斥反应的重要标志物。

一、超急性排斥反应

超急性排斥（hyperacute rejection，HR）主要是由体液性排斥反应所引起的。由于受者体内预存针对供者抗原的抗体，该抗体与供者抗原结合后激活补体，继而迅速诱导体液免疫反应发生。HR 通常在移植肝开放血流后短时间内发生，使移植肝迅速失去功能。临床上，同种异体肝移植受者发生 HR 的情况极为罕见。危险因素包括：①ABO 血型不符；②由于移植术前反复输血、多次妊娠、长期血液透析或再次移植使受者体内存在抗 HLA 抗体；③移植物保存或处理不当等。

（一）临床表现

HR 通常在肝移植术中被发现。移植肝开放血流后，数分钟至数小时内，受者出现严重的肝功能异常、凝血功能障碍，以及难以纠正的酸中毒、意识障碍、门静脉血栓形成及肝动脉血栓形成等表现。

（二）诊断依据与病理表现

外观上，移植肝迅速肿胀，质地变硬，色泽变黑。由于 HR 进展极为迅速，在获得明确的病理诊断之前，移植肝组织迅速失活，受者病情危重，依据移植物外观及受者病情可以临床诊断。术后组织病理活检可以证实，大片肝组织出血坏死、坏死性脉管炎、广泛微血栓形成和中性粒细胞浸润，但病灶内缺乏淋巴细胞浸润，且胆道系统并未受累。

（三）预防和治疗

1. 预防　术前进行血浆置换可清除受者循环中预存的抗体，而基于 ATG 的免疫诱导能显著抑制术后 T 淋巴细胞亚群，对于预防 HR 均有一定作用。

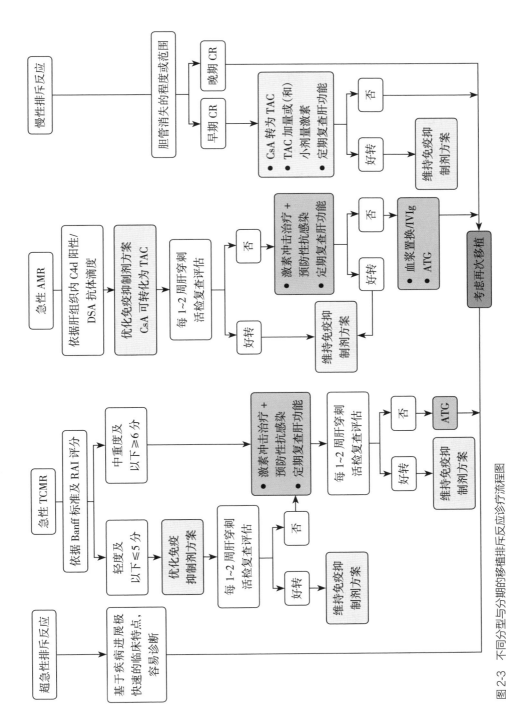

图 2-3 不同分型与分期的移植排斥反应诊疗流程图

注:TCMR,T 细胞介导的排斥反应;AMR,抗体介导的排斥反应;TAC,他克莫司;ATG,抗胸腺细胞球蛋白;IVIg,静脉注射免疫球蛋白。

2. 治疗 因为 HR 发生后病情进展迅速,病情危重且很难逆转,采取保守治疗措施效果往往不佳,预后极差。根据《中国肝移植免疫抑制治疗与排斥反应诊疗规范（2019 版）》建议:HR 一旦发生,必然导致肝移植手术的失败,应切除移植器官。再次进行肝移植是唯一有效的治疗手段。

二、急性排斥反应

急性排斥反应（acute rejection,AR）是肝移植术后最常见的排斥反应类型,多见于移植后数天至数月内,但也可发生于移植数年后。临床上,肝移植术后 1 周行穿刺活检发现,40%~70% 的受者存在 AR 的病理表现。虽然肝移植术后早期 AR 不会对受者的长期预后造成影响,但是若未及时处理,AR 可发展为慢性排斥反应,导致移植肝肝功能不全,甚至需二次肝移植。因此,及时发现并诊断 AR,才有可能将其对移植肝的损害程度降到最低。

（一）临床表现

发生 AR 的受者可表现为黄疸或黄疸进行性加重,或者留置 T 管引流的胆汁突然减少、稀薄且颜色变淡。但上述表现并不是 AR 所特有的,且 AR 早期临床表现往往并不显著。

（二）急性排斥反应类型

AR 类型主要包括 TCMR 和 AMR。

1. 急性 TCMR 受者 T 细胞识别供者同种异体抗原,T 细胞发生活化、增殖和分化,引发一系列免疫反应,最终对移植肝造成损伤。胆管上皮细胞是肝移植 AR 中最主要的靶细胞,这与其表达 MHC-Ⅱ类抗原分子和胆管的组织特异性抗原有关。一般认为,CD8$^+$ 和 CD4$^+$ 细胞毒性 T 细胞是浸润胆管上皮,并导致胆管上皮发生凋亡的主要效应细胞。

2. 急性 AMR 由攻击移植肝内皮细胞表面人类白细胞抗原（human leukocyte antigen,HLA）分子的抗体所介导的 AR,主要表现为门管区炎性细胞浸润和新生血管形成。AMR 的病程多进展迅速,多数免疫抑制剂治疗效果差甚至无效,往往造成移植肝功能衰竭,预后差。

（三）诊断与鉴别诊断

1. 诊断 病理活检是 AR 诊断与分级的金标准。依据 Banff 标准及 RAI 评分（表 2-3）对门管区、胆管和静脉内皮炎症损伤的轻、中和重度进行评分,美国匹兹堡大学医学院 Starzl 器官移植研究所建议将 AR 分为:无排斥(0~2 分)、交界性改变(3 分)、轻度排斥(4~5 分)、中度排斥(6~7 分)及重度排斥(8~9 分)。

表2-3　移植肝排斥反应病理诊断标准 Banff 方案及 RAI 评分细则

分数	病理学表现
门管区炎症	
1分	少数门管区淋巴细胞浸润为主,门管区无明显扩大
2分	多数或全部门管区混合性炎性细胞浸润(包括淋巴细胞、少量幼稚淋巴细胞、中性粒细胞和嗜酸性粒细胞等),门管区扩大,如果出现多量嗜酸性粒细胞伴门管区水肿和微血管内皮细胞肥大,应考虑急性 AMR
3分	多数或全部门管区混合性炎性细胞浸润,门管区扩大,炎性细胞浸出门管区至周围肝实质
胆管炎性损伤	
1分	少数胆管炎性细胞浸润和胆管上皮的轻度反应性改变(细胞核增大:核/浆比增加)
2分	多数胆管炎性细胞浸润,较多胆管出现退化,如核多形性、极像紊乱和胞浆空泡化
3分	在2分表现的基础上出现多数或全部胆管退化或灶性胆管腔破坏
静脉内皮炎症	
1分	少数小叶间或中央静脉的内皮下淋巴细胞浸润
2分	多数或全小叶间或中央静脉的内皮下淋巴细胞浸润,少数中央静脉周围肝细胞脱失
3分	在2分表现的基础上,出现中/重度静脉周围炎并延伸至周围肝实质和多数中央静脉周围出现肝细胞坏死

注:AMR,抗体介导的排斥反应;RAI,排斥活动度指数。

(1)急性 TCMR 的诊断:主要依据其典型病理表现可以诊断,TCMR 主要分为门管区型和中央静脉周围炎型。门管区型的病理表现为"三联征",即门管区淋巴细胞、嗜酸性粒细胞和中性粒细胞等混合的炎性细胞浸润、胆管上皮炎症损伤和静脉内皮炎(图 2-4)。中央静脉周围炎型的病理表现包括中央静脉内皮炎、中央静脉周围肝细胞坏死或脱失、单核细胞浸润、周围肝窦充血和出血等,易导致肝腺泡中央静脉周围融合性坏死和纤维化(图 2-5)。

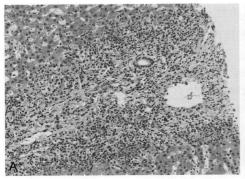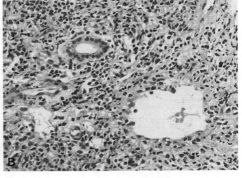

图2-4 门管区型 TCMR 病理学特点

A. 门管区弥漫性淋巴细胞、嗜酸性粒细胞和中性粒细胞等混合炎性细胞浸润伴静脉内皮炎和小胆管上皮炎症损伤(中倍);B. 门管区弥漫性淋巴细胞、嗜酸性粒细胞和中性粒细胞等混合炎性细胞浸润,伴静脉内皮炎、静脉内皮损伤、内皮破损或脱落小胆管上皮不完整(高倍)。

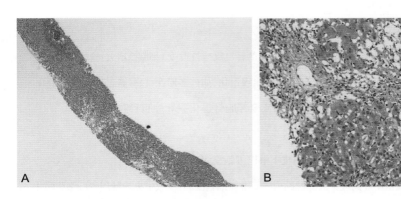

图2-5 中央静脉周围炎型 TCMR 病理学特点

A. 多个中央静脉区域出现中央静脉周围炎,同时与门管区型 T 细胞介导的急性排斥反应合并存在(低倍);B. 重度中央静脉周围炎,两个中央静脉周围病变区域相互融合,肝细胞大片坏死或脱失、少量单核细胞浸润、周围肝窦充血(高倍)。

除了病理活检的金标准外,协助 TCMR 诊断的常见实验室检查包括:①细胞因子:IL-2 及其受体中的可溶性成分和肿瘤坏死因子-α(tumor necrosis factor-α,TNF-α)可以参与 T 细胞识别移植肝中异种抗原的过程,二者水平异常升高有助于 TCMR 诊断。此外,有研究报道 IL-6、IL-9、IL-17、IL-18、IL-23 也可以辅助诊断。②胆汁及腹水标志物:肝移植受者发生排斥反应时,总胆汁酸含量可上升。③嗜酸性粒细胞:嗜酸性粒细胞也是与肝移植后 TCMR 发生的独立相关因素。对于发生中重度 AR 的肝移植受者,临床医师可以将嗜酸性粒细胞计数作为 TCMR 诊断的参考依据。

（2）急性 AMR 的病理诊断：目前急性 AMR 的诊断依赖于病理学表现，其典型的病理表现为：①门静脉分支血管内皮细胞肥大、毛细血管扩张、单个核细胞和中性粒细胞淤积和/或边集；②门管区组织间隙水肿、小胆管反应性增生、肝细胞点状坏死、小叶中央肝细胞水样变性和胆汁淤积，严重者出现门管区间质微血管的破坏甚至出血；③门管区内间质微血管内皮补体片段 4d（complement component 4d，C4d）阳性沉积，有时可见门静脉、小静脉、肝窦、中央静脉内皮 C4d 染色阳性（图 2-6）。

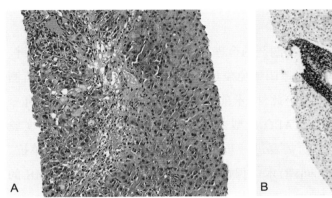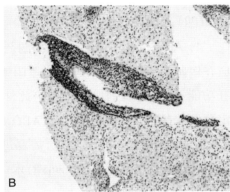

图 2-6　急性 AMR 病理学特点

A. 门管区周边肝组织有局灶出血坏死、毛细血管炎伴微血栓形成，可见少量中性粒细胞和淋巴细胞浸润（中倍）；B. 门管区内微血管管内皮有广泛和弥漫性 C4d 沉积，累积血管壁全长（中倍）。

典型的病理表现并不常见，上述表现也不是 AMR 所特有。因此，AMR 的诊断需满足以下标准：①供者特异性抗 HLA 抗体（donor specific anti-HLA antibody，HLA-DSA）阳性；②肝组织内 C4d 阳性；③存在急性 AMR 典型的病理学表现。Ⅰ. 病理活检提示 AR 表现（见表 2-3）；Ⅱ. 排除造成肝损伤的其他因素。

同时满足以上①~③项，可以明确诊断；满足以上①~③项中的任意 2 项，同时合并Ⅰ和Ⅱ中任意 1 项，应高度怀疑；满足以上①~③中任意 1 项，合并Ⅰ和Ⅱ时，须警惕急性 AMR 的发生。

2. 诊断性治疗　无论急性 TCMR 还是 AMR，当移植肝穿刺活检未做或无法确诊时，需进行诊断性治疗，即提高 TAC 或 CsA 剂量或调整免疫抑制剂种类和剂量，随后监测肝功能指标和血药浓度。在诊断性治疗后，如果受者的肝功能指标得到改善,则提示轻度 AR。

3. AR 与其他疾病鉴别诊断　AR 需与缺血再灌注损伤、自身免疫性肝炎、病毒性肝炎、胆道/血管并发症以及药物性肝损伤等相鉴别。因为 AR 所导致的症状缺乏特异性表现,鉴别诊断方式主要依赖于病理学诊断。需要注意的是,HBV 和 HCV 肝炎复发等病变也可出现 C4d 沉积,应结合血清学检测对 AMR 进行鉴别诊断。

4. AR 之间鉴别诊断　临床上 AR 的两种类型 TCMR 和 AMR 在组织病理学表现相似,二者常难以鉴别,且 AMR 在混合型 TCMR-AMR 的情况下也易被漏诊。

（四）预防和治疗

1. AR 的预防　维持免疫抑制剂的合理剂量和谷浓度是预防 AR 的关键。应在医师指导下,科学、有计划地调整免疫抑制剂的剂量或种类,并定期监测肝功能、免疫抑制剂血药浓度。此外,术前检测预存同种异体抗体也具有一定预防作用,主要检测方法有 ABO 血型交叉配型和淋巴细胞交叉毒性实验等。若预存的抗体滴度较高,需要进一步干预,包括血浆置换、利妥昔单抗、免疫球蛋白、脾切除术等。同理,术中保证输血最小化可以减少急性 AMR 的发生。

2. AR 的治疗

（1）急性 TCMR 的治疗:针对发生急性 TCMR 的肝移植受者,应按照 AR 的临床表现和严重程度(根据 RAI 评分标准对受者的肝脏穿刺活检的病理结果进行严重程度的评估)采用不同的治疗方案。

- 无临床症状和轻度的 AR(3~5 分):可不予糖皮质激素冲击治疗,密切观察并适当提高 TAC 剂量,多数可缓解。但需注意对受者的血药浓度进行监测并及时对移植肝活检,一旦病理证实排斥反应已缓解或消失,应及时减量以避免药物中毒。
- 中、重度 AR(6~9 分):首选静脉注射甲泼尼龙冲击治疗,治疗期间需联合应用抗细菌、抗真菌和抗病毒药物。排斥反应发生前使用 CsA 的受者可将用药转换为 TAC。糖皮质激素冲击治疗无效者,可使用 ALG/ATG。发生不可逆排斥反应时,应考虑再次肝移植。

（2）急性 AMR 治疗:由于 AMR 最早在肾移植受者体内被证实,早期的研究与治疗经验主要来自肾移植。肝移植领域尚未形成广泛的共识，但基于越来越多的临床经验和案例报道，并参照《中国肝移植免疫抑制治疗与排斥反应诊疗规范（2019版）》《中国肾移植排斥反应临床诊疗指南（2016版）》等指南与专家共识，总结如下治疗建议：

- 清除体内各种抗体，如血浆置换或免疫吸附等。
- 抑制B淋巴细胞的分化，如利妥昔单抗和硼替佐米等。
- 应用免疫调节剂，如免疫球蛋白静脉注射和激素冲击疗法等。

三、慢性排斥反应

慢性排斥反应（chronic rejection，CR）又称为胆管缺乏性排斥反应或胆管消失综合征，早期症状隐匿，多表现为肝功能进行性不可逆性减退，晚期可能导致移植肝功能丧失，严重影响肝移植远期疗效，在受者中长期管理中需要引起高度的重视。CR发病因素包括热缺血、冷保存损伤、再灌注损伤、急性排斥反应、药物肝毒性、微循环障碍（包括胆管系统）等。CR可由反复的急性排斥反应所致，也可与急性排斥反应无关。

一项来自匹兹堡大学医学中心Starzl移植研究所的研究纳入了1 048例连续接受TAC免疫抑制治疗的成人原发性肝移植受者，有32例（3.1%）受者发生了CR。而在其他不同免疫治疗方案的临床研究中，CR的发生率被报道为2.0%~9.3%间不等。既往认为肝移植排斥反应相对轻微，曾有术后5年成功停用免疫抑制剂的报道，还有学者认为中长期FK506浓度3~5ng/ml也是合适的。但浓度偏低是CR的重要诱因之一，且CR无特征性表现，在受者中长期管理中仍需要高度的警惕。

（一）临床表现

CR发生于移植术后数月甚至数年。其早期临床表现不明显，随着移植肝功能减退，呈黄疸进行性加重。肝功能提示碱性磷酸酶（alkaline phosphatase，ALP）、γ-谷氨酰转移酶（γ-glutamyl transferase，GGT）及胆红素（bilirubin，BIL）持续升高，调整免疫抑制方案及糖皮质激素治疗均无明显效果，最终出现移植肝功能衰竭相关症状。

（二）诊断与鉴别诊断

1. 诊断

（1）CR/慢性 TCMR：有关肝移植术后慢性 AMR 的研究结果近 10 年才开始被报道，所以经典的 CR 多指慢性 T 细胞介导排斥反应，即慢性 TCMR。病理活检是诊断 CR 的金标准。临床上，对于原因不明的黄疸进行性加重的受者应考虑 CR 的可能性。但是，首先必须排除其他可能导致黄疸的疾病后，才能对疑诊 CR 的受者进行供肝组织病理活检。

1）病理学表现：包括闭塞性动脉病变和小叶间胆管进行性破坏，导致胆管减少，而肝实质的改变相对无特异性。经典病理学表现为：①肝内小胆管明显减少或消失；②中央静脉周围肝细胞胆汁淤积、气球样变性、脱失及坏死；③门管区纤维化，同时浸润的炎细胞逐渐减少；④动脉管腔狭窄或闭塞。临床上，特征性的胆管减少较为少见。因此，排除其他可能导致黄疸的疾病后，当受者供肝出现以下病理学表现，可诊断为 CR：①胆管萎缩/固缩，影响大部分胆管，伴有或不伴有胆管消失（图 2-7）；②确切的泡沫细胞闭塞性动脉病；③超过 50% 的门管区胆管消失。

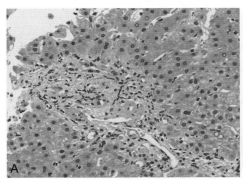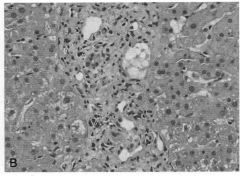

图 2-7　CR 典型病理学特点

A. 门管区萎缩伴胶原变性，小胆管结构缺失（高倍）；B. 门管区纤维化，无明显淋巴细胞浸润，偶见残留小叶间胆管，有核缺失或核固缩的改变（高倍）。

2）CR 不同阶段的诊断：CR 的诊断流程中，最重要的是明确早期 CR 或晚期 CR（表 2-4），避免在 CR 仍有可能恢复的情况下将 CR 确定为晚期。因为闭塞性动脉病在肝穿刺活检中很难被发现，所以，CR 另一典型特征——胆管消失对于鉴别早期或晚期 CR 就显得尤为重要。为了准确评估胆管消失的程度和范围,应评估 20 个或更多的汇管区,有时甚至需要多次活检。

表 2-4　早期和晚期移植肝慢性排斥反应的组织学评价标准

部位	早期慢性排斥反应 (至少符合两条)	晚期慢性排斥反应 (至少符合两条)
小胆管 (<60μm)	多数胆管出现衰老,<50% 门管区 出现胆管消失[①]	≥50% 门管区出现胆管消失,其余 胆管出现退化
小叶间动脉	<25% 门管区出现动脉消失	≥25% 门管区出现动脉消失[②]
终末肝静脉 周围肝细胞	终末肝静脉周围单个核细胞浸润; 中央静脉周围肝细胞坏死和炎性 细胞浸润;轻度纤维化	终末肝静脉程度不等的炎性细胞 浸润;局灶性静脉闭塞; 中/重度(桥样)纤维化[③]
大肝动脉分支	内膜炎症,局灶性泡沫细胞沉积, 没有管腔损伤	内膜泡沫细胞沉积;血管内膜纤维 组织增生导致管腔狭窄
大胆管分支	炎症损伤和灶性泡沫细胞沉积	管壁纤维化
其他	"过渡性"肝炎和多灶性肝细胞坏死	肝窦泡沫细胞沉积、胆汁淤积

注:①高达 20% 的门管区在生理上可能缺乏胆管。因此,只有当大于 20% 的门脉不含有胆管时,才认为胆管缺失;②据统计仅(91±7)% 的门管区在生理上包含小动脉,目前仅将少于 77% 的门管区包含肝动脉分支定义为存在小动脉消失;③慢性抗体介导排斥反应(AMR)也可能导致静脉周围纤维化,所以应考虑进行 C4d 染色和 HLA-DSA 检查。

(2)慢性 AMR:慢性 AMR 的组织病理学缺乏特异性,最常见的表现为:轻度门管区和/或小叶中央静脉周围单核细胞性炎症反应,以及进行性门管区、门管区周围、肝窦周围和/或小叶中央静脉周围纤维化。慢性 AMR 的预后极差,因此严格的慢性 AMR 诊断标准(表 2-5)将有助于避免过度诊断,包括 4 个方面:①与 AMR 一致的组织病理学模式;②最近 3 个月内检测到循环 HLA-DSA 阳性;③肝活检至少存在局部 C4d 阳性;④排除其他诊断。

2. 鉴别诊断　胆管退行性变、胆管减少和小叶中心性损伤是 CR 经典的组织病理学特点,但非 CR 所特有,也可见于复发性胆汁性肝硬化、原发性硬化性胆管炎、缺血性胆管炎、药物性肝损伤和胆管吻合口狭窄等。CR 通常不出现门管区或门管区周围纤维化及胆管反应(ductular reaction),而这有助于鉴别诊断。

表 2-5　慢性活动性 AMR 的标准

极可能的慢性活动性 AMR（以下 4 条标准均需满足）

　（1）与 AMR 一致的损伤组织病理学模式（须满足以下两条标准）：

　　（a）其他原因不能解释，且至少轻微的单核门静脉和/或静脉周围炎症，伴有界面和/或中央静脉周围坏死性炎症活动

　　（b）至少中度门管区/门管区周围、肝窦和/或中央静脉周围纤维化

　（2）近期（如 3 个月内的活检）血清样本中存在循环 HLA-DSA；

　（3）至少局灶性 C4d 阳性（>10% 门静脉微血管内皮阳性）

　（4）有理由排除可能造成类似损伤的其他病因

可能的慢性活动性 AMR

　如上所述，但 C4d 染色很少或没有

注：AMR，抗体介导的排斥反应；C4d，补体（complement）-4d 片段；HLA-DSA，抗人类白细胞抗原特异性抗体。

（三）预防和治疗

1. 预防　研究报道，基于 TAC 的免疫抑制方案可以降低新发 HLA-DSA 风险，因此，谨慎选择或调整免疫抑制剂方案对预防慢性 AMR 非常重要。此外，由于 HLA-DSA 与慢性 AMR 的发病机制有关，应限制不必要的输血，预防 HLA-DSA 出现。

治疗并存的肝损伤以及提高受者对免疫抑制剂治疗的依从性，也有助于预防 CR 发生。

2. 治疗　最关键的是在移植肝 CR 发展过程中对其进行早期诊断和治疗。在出现明显的胆管减少、中央静脉周围纤维化和闭塞性动脉病变之前，可能通过调整免疫抑制剂逆转延缓 CR（小胆管增生是 CR 出现逆转的重要依据），而晚期 CR 通常对强化免疫抑制方案无反应。

（1）早期 CR：以既往的经验，CR 对激素和淋巴细胞抗体类生物制剂治疗反应较差。但若 CR 病程不长，可能对 TAC 治疗反应良好。有研究报道，与既往使用环孢素 A 作为免疫抑制剂的研究相比，TAC 为基础的研究受者中 CR 发生率较低，提示以 TAC 为主的免疫抑制治疗方案可能对治疗 CR 有一定效果。

（2）晚期 CR：当确诊或高度怀疑为晚期 CR 时，只能再次进行肝移植。因

此，早期诊断和早期治疗才能最大程度增加移植肝长期存活的可能性。《中国肝移植免疫抑制治疗与排斥反应诊疗规范（2019版）》建议：

● 对于晚期 CR 受者，目前尚无有效治疗方法，发展至移植肝失功后需再次肝移植治疗。

第三节　移植物抗宿主病

移植物抗宿主病（graft versus host disease，GVHD）是指供者来源的免疫细胞（主要是 T 淋巴细胞）不被受者的免疫系统识别与排斥，在体内识别受者抗原而致敏，增殖分化，直接或间接对受者的组织器官造成损害而引发的一系列临床症状的总称。肝移植术后 GVHD 在 1988 年被 Burdiek 首次报道，临床病例罕见，发病率约为 0.1%~2.0%，是肝移植受者术后致死率最高的并发症之一。患有 GVHD 的肝移植受者病死率高达 75% 以上。

（一）危险因素

肝移植术后 GVHD 的具体发病机制尚未明确。供受者间的人类白细胞抗原（human leukocyte antigen，HLA）配合率过高、受者年龄大、供受者年龄差异大以及受者的免疫功能紊乱等是肝移植术后 GVHD 的重要危险因素。

1. 供受者间的 HLA 匹配率过高　匹配率越高，肝移植术后 GVHD 的发病风险越高，发病的严重程度也越重。

2. 受者年龄大　当受者年龄≥65 岁时，受者肝移植术后发生 GVHD 的风险增加 9 倍。

3. 供受者之间的年龄差异大　供者与受者的年龄差异≥40 岁时，受者肝移植术后发生 GVHD 的相对风险可增加 10 倍。

4. 受者的免疫功能紊乱　受者患有免疫缺陷疾病，术前基础状态差，术前以及术后服用免疫抑制剂等增加肝移植术后发生 GVHD 的风险。

（二）诊断

肝移植术后 GVHD 罕见，早期缺乏典型临床表现，故易被误诊为感染或药物引起的不良反应。早期明确诊断对判断病情进展、及早采取有效治疗措施、改善预后、降低病死率至关重要。

1. **临床表现** 常见的临床表现包括皮疹（发生率为92%），全血细胞减少（78%），发热（66%）和腹泻（65%）等。在发病早期，移植肝的功能可不受影响，在后期可因继发感染、多器官功能衰竭等导致肝功能异常。

（1）皮疹：肝移植术后GVHD的皮疹常发生于胸部，并逐渐扩散到躯干、颈部和手臂。类似于病毒感染和药物毒副作用引起的皮肤病变。皮疹最初主要为斑丘疹，但可发展为大疱性皮疹和脱皮。

（2）发热：无明确致病原因，体温波动于38~41℃，易被误诊为感染。

（3）消化道症状：一般迟于发热和皮疹。轻者仅为恶心、呕吐、水样腹泻，重者可出现消化道黏膜糜烂、出血，表现为呕血或便血，口腔黏膜的糜烂、出血、疼痛导致受者难以进食。由于免疫抑制剂的不良反应也可导致消化道症状，因此，以消化道症状为主要临床表现的GVHD常常容易被忽视。

（4）骨髓造血抑制：发生时间相对较晚。肝移植术后GVHD能抑制骨髓造血，早期造成白细胞及血小板减少，后期受者造血干细胞被破坏，可出现全血细胞减少，白细胞和血小板计数会迅速下降，其下降程度取决于GVHD的发病时间和个体对免疫抑制剂的反应。全血细胞减少虽然在骨髓移植后的GVHD中发生较少，但是在肝移植术后GVHD中却相对常见。全血细胞减少是受者预后不良的标志之一。因此，在发现全血细胞减少时应立即开始治疗。

（5）肝功能损害：肝脏为免疫豁免器官，移植肝缺乏宿主抗原，肝移植术后GVHD的受者早期肝功能可不受影响，晚期可因继发感染，多器官功能衰竭等，出现肝功能损害。

（6）分度：根据临床症状和体征可将肝移植术后GVHD分为4度：Ⅰ度：皮肤红疹面积<25%全身体表面积，腹泻500~1 000ml/d，持续恶心；Ⅱ度：皮肤红疹面积25%~50%，腹泻1 000~1 500ml/d，持续恶心；Ⅲ度：皮肤红疹面积>50%，腹泻>1 500ml/d；Ⅳ度：广泛红皮病伴水疱形成，严重腹痛或伴消化道出血。

（7）分类：GVHD根据发病时间可分为急性GVHD和慢性GVHD；根据免疫学特点可分为体液性GVHD和细胞学GVHD（表2-6）。临床上以细胞性GVHD多见，将其作为本章节重点讨论对象。

2. **诊断标准** 肝移植术后GVHD尚无明确统一的诊断标准。目前文献报道的诊断标准，要点可归纳为以下3点。

表 2-6　GVHD 分类

分类标准	类型
根据发病时间：以术后 100 天为界	急性 GVHD：术后 100 天内，多在 2~6 周内发病 慢性 GVHD：术后 100 天后，较为罕见，目前机制尚不明确
根据免疫学特点	体液性 GVHD：又称移植物抗宿主溶血，通常发生于术后 1~2 周。常见于 ABO 血型不合移植中，症状较轻微，主要表现为发热和溶血，具有自限性 细胞性 GVHD：供肝来源的免疫细胞（主要是 T 淋巴细胞）克隆性扩增而引起的针对受者器官组织的破坏性细胞免疫反应。通常发生于术后 2~6 周，病情严重，主要表现为皮疹、消化道症状和骨髓造血抑制，病死率高

（1）靶器官受累引起的特征性临床症状和体征，如皮疹、腹泻、血细胞减少等。

（2）累及靶器官组织学证据。

（3）排除感染或药物毒副作用等原因，靶器官或者外周血中存在供者免疫细胞的 HLA 或者 DNA 证据。

3. 辅助检查

（1）实验室检查

实验室检查包括血常规、大便常规、生化常规、皮肤活检、肠道活检、微卫星 DNA 等。

1）血常规：发生 GVHD 时，骨髓造血功能可能受到抑制，出现白细胞及血小板减少，甚至出现再生障碍性贫血表现。

2）大便常规：GVHD 的消化道症状可表现为稀水便、血水便伴有脓液，大便常规可见潜血试验阳性。大量腹泻可出现电解质紊乱。

3）生化常规：GVHD 早期生化常规缺乏特异性，肝功能可正常，血胆红素含量、碱性磷酸酶等正常。

4）皮肤活检：皮肤为肝移植后 GVHD 常见的受累器官。皮肤活检取材容易，简单易行，副作用小，是最常见的病理学检查方法。此外，嵌合体可作为 GVHD 的辅助诊断。

5）肠道活检：结肠和小肠活检是诊断肠道 GVHD 的金标准，具有特异性。但是由于是有创检测，具有一定的危险性，临床上不作为首选。

6）微卫星DNA：微卫星DNA是基因嵌合检测中非常敏感和特异的方法。结合肝移植术后出现GVHD临床表现，皮疹区组织活检提示20%以上的T细胞为供者来源，即可确诊肝移植术后GVHD。

（2）受累器官组织学检查

1）骨髓：骨髓象示骨髓严重发育不良，各系血细胞减少，出现严重再生障碍性贫血表现。

2）皮肤：可见表皮松解，大疱形成，棘细胞角化不良，上皮基底细胞层空泡变性，出现淋巴细胞浸润，出现坏死的嗜酸性角质细胞等。

3）肠道黏膜：可见黏膜下层水肿，隐窝细胞凋亡，上皮细胞坏死，供者免疫细胞浸润等。

（三）预防与治疗

1. 预防　肝移植术后发生GVHD病死率高，重在预防。基于肝移植术后发生GVHD的危险因素及病理生理过程，可采取以下相应的预防措施：

（1）尽量避免使用HLA位点匹配率过高的供肝：当HLA-A或HLA-B出现点错配≥3时，发生肝移植术后GVHD的相对风险降低到1%。活体供肝相对于遗体器官捐献供肝出现HLA匹配率高的可能性更大。因此，建议在肝移植术前完成供者和受者HLA分型检测，尤其是活体肝移植。

（2）耗竭供肝中的免疫细胞：对供肝进行预防性处理，使用抗淋巴细胞蛋白，将针对淋巴细胞表面蛋白的细胞溶解酶单克隆抗体灌注供肝，甚至体外进行放疗照射等措施清除供者淋巴细胞。

（3）术后选择合适的免疫抑制方案：肝移植术后，合理使用糖皮质激素，减少使用CNIs的剂量，如TAC和CsA等免疫抑制剂，可使得受者免疫功能得到较好保护从而排斥供者来源的免疫细胞，并减少术后GVHD的发生。

（4）选择合适的供者：将供者与受者之间的年龄差控制在40岁以内，可降低肝移植后GVHD的发病风险。

2. 治疗　目前肝移植术后GVHD的治疗尚无统一标准。因此，治疗方案大多参考骨髓移植。主要的治疗措施详见表2-7。

表 2-7　GVHD 的治疗

治疗措施	具体治疗方法
支持治疗	注意休息,避免劳累,营养支持和纠正水电解质紊乱等
大剂量糖皮质激素冲击	使用大剂量激素冲击疗法治疗肝移植后 GVHD 取得一定的临床疗效,但是同时需要警惕败血症、股骨头坏死以及多器官功能衰竭等毒副作用的发生
减少免疫抑制剂用量	目前倾向于减少或停用免疫抑制剂让受者重建自身免疫系统,以清除供者淋巴细胞及对抗可能存在的感染,但是在停药期间可能会出现急性排斥反应,需引起重视
抗 IL-2 受者单克隆抗体	在 GVHD 发病过程中,T 淋巴细胞的活化、增殖需要依赖 IL-2 和 IL-2 受者的介导。因此,能特异性结合 CD25 抗原的抗 IL-2 受者单克隆抗体可用于治疗肝移植后 GVHD,延缓病情的发展
抗感染药物的合理使用	由于骨髓抑制严重,大多数 GVHD 受者后期常出现难以控制的感染,故早期就可考虑给予广谱抗生素、抗真菌及抗病毒的药物预防感染
间充质干细胞治疗	间充质干细胞治疗在治疗大剂量激素耐药的 GVHD 方面显示出较好的治疗效果,已成功应用于治疗骨髓移植后 GVHD,亦可考虑用于治疗肝移植后 GVHD

（丛文铭　杨扬　顾劲扬　陈康辰　赵辉　韩冰）

参 考 文 献

［1］ HU B,YANG X B,SANG X T. Liver graft rejection following immune checkpoint inhibitors treatment:a review［J］. Med Oncol,2019,36(11):94.

［2］ SHAKED A,DESMARAIS M R,KOPETSKIE H,et al. Outcomes of immunosuppression minimization and withdrawal early after liver transplantation［J］. Am J Transplant, 2019,19(5):1397-1409.

［3］ JUCAUD V,SHAKED A,DESMARAIS M,et al. Prevalence and impact of de novo donor-specific antibodies during a multicenter immunosuppression withdrawal trial in adult liver transplant recipients［J］. Hepatology,2019,69(3):1273-1286.

［4］ NEUBERGER J M,BECHSTEIN W O,KUYPERS D R,et al. Practical Recommendations for Long-term Management of Modifiable Risks in Kidney and

Liver Transplant Recipients: A Guidance Report and Clinical Checklist by the Consensus on Managing Modifiable Risk in Transplantation (COMMIT) Group [J]. 2017, 101 (4S Suppl 2): S1-S56.

[5] LEE B T, FIEL M I, SCHIANO T D. Antibody-mediated rejection of the liver allograft: An update and a clinico-pathological perspective [J]. J Hepatol, 2021, 75 (5): 1203-1216.

[6] CHONG A S. Mechanisms of organ transplant injury mediated by B cells and antibodies: Implications for antibody-mediated rejection [J]. Am J Transplant, 2020, 20 Suppl 4 (Suppl 4): 23-32.

[7] International Liver Transplantation Society Consensus Statement on Immunosuppression in Liver Transplant Recipients: Erratum [J]. Transplantation, 2019, 103 (1): e37.

[8] 黄洁夫. 肝脏移植的理论与实践 [M]. 1 版. 广州: 广东科技出版社, 1998.

[9] 中华医学会器官移植学分会, 张洪涛, 李霄, 等. 中国肝脏移植免疫抑制治疗与排斥反应诊疗规范 (2019 版) [J]. 器官移植, 2021, 1 (01): 8-14+28.

[10] 王政禄, 丛文铭, 郭晖, 等. 器官移植病理学临床技术操作规范 (2019 版)——肝移植 [J]. 器官移植, 2019, 10 (3): 267-277.

第三章

肝移植受者胆道与
血管并发症

第一节　胆道并发症

胆道并发症是肝移植术后最常见的并发症之一,发生率为 5.0%~15.0%。其发生与手术操作、胆道血供及免疫学等诸多因素相关。胆道并发症可分为胆漏、胆管狭窄(包括吻合口狭窄、非吻合口狭窄)、胆管炎、胆管结石、Oddi 括约肌功能紊乱及胆道出血等,其中胆漏和胆管狭窄最为常见(表 3-1)。胆道并发症可影响移植肝功能和受者生活质量,严重者可危及生命,甚至需要再次肝移植。因此,胆道并发症的及时有效预防、早期诊断和治疗对提高移植肝存活率及受者生活质量具有重要意义,其诊疗流程如图 3-1。

表 3-1　肝移植术后主要胆道并发症

并发症	临床表现
胆漏	无症状或仅有胆汁样引流液;腹痛、发热、腹膜炎表现
胆管狭窄	黄疸、瘙痒,可继发胆管炎表现
胆管炎	腹痛、寒战、发热、黄疸

一、胆漏

胆漏是最常见的胆道并发症。一项纳入超过 11 000 例肝移植患者的多中心研究报道术后胆漏发生率为 8.2%,且活体肝移植和劈离式肝移植术后胆漏发生率高于全肝移植。胆漏可发生于吻合口、肝断面和 T 管周围,且胆漏发生后胆管狭窄发生率也明显升高。

大部分胆漏发生与技术性原因相关,可能由吻合技术不佳或吻合口缺血坏死引起,也可能与吻合口狭窄所致胆管高压、肝动脉血栓形成、供受者 ABO 血型不合及局部感染有关。胆漏按发生的时间可分为近期胆漏和远期胆漏,近期胆漏指发生在肝移植术后 3 个月内的胆漏,其中大部分发生在移植术后 1 个月内和拔除 T 管后;远期胆漏是指发生在肝移植术后 3 个月后的胆漏,比较少见。按发生部位可分为吻合口漏和非吻合口漏,以前者较为多见。

（一）临床表现

少量或引流通畅的胆漏可无明显临床表现,严重者可有如下表现:腹痛和

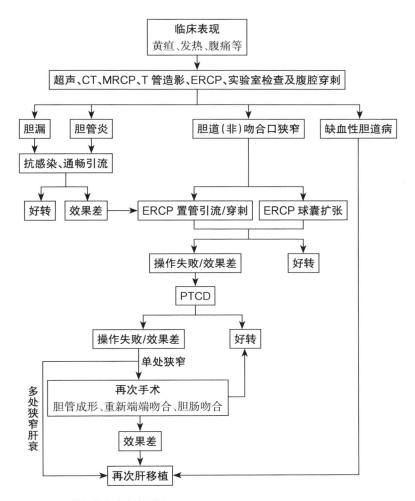

图 3-1　胆道并发症诊疗流程图

发热较为常见,重者可发生局限性或弥漫性腹膜炎,查体可发现右上腹甚至全腹的腹膜刺激征。如形成膈下局限性积液或脓肿则可表现为呃逆和胸腔积液,少数则可能引起麻痹性肠梗阻。部分受者胆汁可经腹腔引流管流出,或经腹壁切口、引流管周围间隙溢出。

(二)实验室检查

轻微胆漏的实验室检查可无明显异常,严重者可出现如下异常结果:

1. 肝功能　可出现胆红素、丙氨酸转氨酶、天冬氨酸转氨酶、碱性磷酸酶和γ-谷氨酰转移酶的升高。

2. 血常规　胆漏引起腹腔感染和腹膜炎时,可出现白细胞和中性粒细胞比例升高,还可能出现血清 C 反应蛋白和降钙素原升高。

3. 腹腔引流液胆红素定量　通常高于血清胆红素 2 倍以上。

(三)影像学检查

胆漏的影像学检查手段主要包括超声、电子计算机断层摄影(computer tomography,CT)、磁共振胰胆管成像(magnetic resonance cholangiopanceratograpy,MRCP)和胆道造影等。

1. 超声　肝移植术后最常用和便捷的影像学检查手段。胆漏的超声多表现为肝周及腹腔形态不规则的局限性液性无回声区或低回声区。合并感染时,积液内可见点状或絮状光点漂浮。诊断胆漏时需要与局部脓肿、血肿和假性动脉瘤等相鉴别。

2. CT　可清楚显示肝周、腹水及肝内外胆管情况,并帮助判断胆漏发生部位。

3. MRCP　诊断肝移植术后胆漏具有较高的灵敏度和特异度,可清楚显示肝周或肝门部积聚液体,呈现 T_1WI 低、T_2WI 高的水样信号,但胆管漏口往往难以发现。

4. 胆道造影　包括经内镜逆行胆胰管成像(endoscopic retrograde cholangiopancreatography,ERCP)、经引流管或 T 管造影和经皮穿刺肝胆道成像(percutaneous transhepatic cholangiography,PTC),是诊断胆漏的金标准,可以明确肝内外胆管的形态、直径以及胆管漏口的部位。

(四)诊断

及时诊断胆漏对于指导治疗,保护移植肝功能非常重要。移植术后腹腔引流管或腹腔穿刺发现胆汁样液体,首先应考虑胆漏的可能,行引流液胆红素定量检查可确诊。影像学检查可明确胆树结构和胆漏的发生部位及程度。胆汁在胆道系统外异常聚集并引起周围组织炎症、纤维化包裹而形成的胆汁性囊肿称为胆汁瘤(biloma)。胆汁瘤也是胆漏的常见并发症,它的出现可提示胆漏的存在。

(五)治疗

肝移植术后胆漏的治疗手段可分为非手术治疗和手术治疗。

1. 非手术治疗　胆漏的非手术治疗包括腹腔穿刺引流、胆道内置管引流和抗感染治疗。对于术中已放置 T 管者,首先确保 T 管引流通畅;对于肝周或腹腔内的胆汁积聚形成胆汁瘤者,应首先考虑超声引导下腹腔穿刺引流;对于腹腔穿刺引流失败者,或穿刺后局部全身症状未缓解者,应在抗感染治疗的基础上行 ERCP 胆道内置管引流;对于胆肠吻合术后或 ERCP 困难者,可行经皮肝穿刺肝胆管引流术(percutaneous transhepatic cholangial drainage,PTCD),必要时胆道内置管可外接低负压以改善引流效果。

2. 手术治疗　尽管 ERCP、PTCD 等有创操作存在消化道穿孔、胰腺炎和出血等风险,但仍应积极尝试,避免受者再次手术。但是经积极非手术治疗无效者或出现胆管坏死、弥漫性腹膜炎等情况时应及时行手术治疗。手术治疗方式包括胆管漏口修补、放置 T 管、重建吻合口(可将胆管端端吻合改为胆肠吻合)等。胆道缺血造成的胆漏,常规手术治疗效果较差,必要时需考虑再次肝移植。

二、胆管狭窄

根据狭窄的部位,胆管狭窄分为吻合口狭窄(anastomotic biliary strictures,AS)和非吻合口狭窄(nonanastomotic biliary strictures,NAS),其发生原因、临床表现、诊断及治疗均有明显差异。

(一) 吻合口狭窄

AS 是最常见的胆管狭窄类型,多发生于移植术后 1 年内,平均时间为 6~8 个月,是肝移植术后受者全程管理的重要挑战。AS 在全肝移植中发生率在 12.0% 左右;活体肝移植中,由于多支胆管或胆管开口纤细等原因造成胆管重建难度增加,AS 发生率可达到 20.0%。

1. 病因　AS 的病因主要包括手术操作、胆道血供及胆汁酸和胆盐相关因素等。具体如下:

(1) 手术相关因素:供受者胆管口径不匹配、吻合方式(胆管端端吻合、胆肠吻合)、吻合技术不佳(胆管吻合后扭曲或成角、胆管扭转吻合、胆管黏膜内翻过多)等是 AS 重要的手术相关原因。胆管端端吻合是目前最常用的胆道吻合手术方式,技术上较为简便,符合正常的解剖结构,成功保留了 Oddi 括约肌的功能,可防止肠液反流和胆管炎,但是相对于胆肠吻合更容易发生 AS。对于是否应在胆道内放置 T 管,目前仍有争论,而且拔除 T 管会增加胆漏的风险;目前一般只有在供受者胆管口径不匹配、胆道内径过小和移植肝功能不确定时才放置 T 管。

（2）胆道血供相关因素：胆道血供完全来自肝动脉，与受门静脉和肝动脉双重供血的肝细胞相比，胆管上皮细胞更容易出现缺血性损伤。胆管周围血管网的动脉是胆管血供唯一来源，胆道血管损伤可能导致吻合口狭窄，甚至非吻合口胆管狭窄，故在重建胆道时需重点保护胆道血供。

（3）胆汁酸和胆盐等因素：胆道内的胆汁酸和胆盐对缺血状态下的胆管内皮细胞有明显的毒性，可导致胆管上皮大量坏死脱落，形成胆泥，导致胆管炎性狭窄及梗阻。主要预防措施包括：供肝获取时应充分灌洗胆道，减少残余胆汁对受者胆管上皮细胞的毒性损伤；吻合前应充分冲洗受者胆管，清除受者胆道结石和血凝块等异物，改善胆道条件。

2. 临床表现　轻度 AS 可无明显临床表现，或仅在影像学检查中发现胆管扩张。严重 AS 可表现为梗阻性黄疸，出现皮肤巩膜黄染、皮肤瘙痒、大便颜色变浅或陶土样大便；合并胆漏时，黄疸表现可减轻或不明显。以胆管炎为主要表现时，可出现发热、腹痛和黄疸等症状。由于移植受者术后使用免疫抑制剂的原因，AS 的临床表现可能与病情严重程度不符。

3. 实验室检查　AS 的实验室检查主要依靠生化、血常规等检查。轻度 AS 可无明显实验室检查异常。AS 早期，实验室检查通常仅有反映微胆管阻塞的 γ-谷氨酰转移酶和碱性磷酸酶等指标持续升高。随着胆道阻塞的进展，血清胆红素、胆汁酸进行性增高，并可伴有不同程度的丙氨酸氨基转移酶和天门冬氨酸氨基转移酶的升高。出现胆管炎时，血常规检查可出现白细胞升高和中性粒细胞比例升高，甚至出现 C 反应蛋白及降钙素原升高。胆汁和血培养也可有阳性发现。

4. 影像学检查　影像学检查是诊断 AS 的主要手段，其主要包括：

（1）超声：可见吻合口以上的胆管扩张，吻合口局部管腔变窄。

（2）MRCP/CT：表现为吻合口部位的胆管狭窄，吻合口以上胆管呈现分布均匀的扩张，部分可见吻合口周围管壁增厚（图 3-2）。

（3）胆道造影：不仅可以明确是否存在胆道病变，了解胆树形态及狭窄程度，还可以同时进行胆道引流、胆管球囊扩张、胆管支架置入等治疗。常用的有创胆道造影方法包括 ERCP（图 3-3）和 PTC。

5. 诊断　移植术后出现胆红素进行性升高或反复胆管炎者，应考虑 AS 可能，结合实验室检查和影像学检查多可确诊。必要时行肝穿刺活检以与排斥反应相鉴别。根据《美国胃肠道内镜协会肝移植术后胆道狭窄管理指南（2023）》推荐：

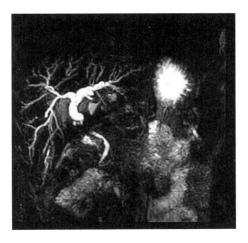

图 3-2　胆管吻合口狭窄 MRCP 表现
胆管吻合口信号中断,肝内胆管扩张。

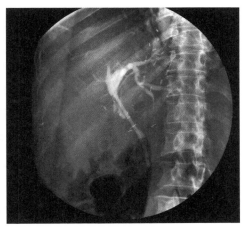

图 3-3　胆管吻合口狭窄 ERCP 表现
显示胆管吻合口狭窄,肝内胆管扩张。

● 对于怀疑有胆道狭窄的肝移植受者,推荐 MRCP 作为诊断方法。

6. 治疗　可分为非手术治疗和手术治疗。

（1）非手术治疗:ERCP 是 AS 的首选治疗手段。对于轻度狭窄可仅行球囊扩张;ERCP 下支架置入是 AS 的可靠治疗手段,置入的塑料支架应每 3~6 个月更换一次,以避免支架阻塞,并持续扩张 1~2 年。对于严重胆管狭窄、十二指肠乳头变形、胆肠吻合术后等 ERCP 操作困难者,PTCD 也是一种常用的治疗方法,通过 PTC 可行球囊扩张、胆道引流和支架置入。

（2）手术治疗:外科手术治疗通常适用于 ERCP 以及 PTCD 等介入治疗失败的受者,主要包括胆道重建、改变吻合方式(将胆管端端吻合改为胆管空肠吻合)。对于出现肝功能衰竭且无法挽回者,再次肝移植是唯一选择。

（二）非吻合口狭窄

NAS 指由于胆管血供障碍等原因所致的局限性或弥漫性胆管损伤,使得移植肝胆树出现非吻合口的节段性或弥漫性狭窄甚至消失,最终造成受累胆道弥漫性、机械性梗阻,反复出现高胆红素血症和胆道感染直至移植肝功能衰竭。NAS 比 AS 影响范围更广,危害更大,已成为导致再次肝移植及影响肝移植术后中长期疗效的主要原因之一。

1. 病因　肝移植术后 NAS 病因复杂,主要与肝动脉狭窄或血栓形成、过长的冷/热缺血时间、供受者 ABO 血型不合、巨细胞病毒感染和原发性硬化性胆管炎等因素有关。其中肝动脉狭窄或血栓形成以及冷/热缺血时间过长导致胆道缺血引起的 NAS，被称为缺血性胆道病，是再次肝移植的重要病因。边缘性供肝如老年供肝、心脏死亡供肝也会增加 NAS 发生率。此外，供肝持续低灌注也可导致胆管发生缺血性损伤。因此，在供肝获取前及获取时，保持供肝动脉灌注对降低术后 NAS 发生率非常重要。NAS 的主要病因具体如下：

（1）肝动脉血栓形成可阻断肝动脉血液供应，使胆道产生缺血性损伤，导致胆道并发症，如缺血性胆管坏死、胆管狭窄和胆漏。

（2）肝动脉吻合技术不佳、动脉壁损伤、肝动脉栓塞术后、排斥反应及缺血损伤都会影响胆道血供，进而增加 NAS 发生率。

（3）冷/热缺血时间过长也会增加 NAS 的发生率；若冷缺血时间超过 8~10h 或热缺血时间超过 20min，缺血性胆道病发生率显著升高。

（4）ABO 血型抗原存在于胆管上皮细胞，若 ABO 血型不合肝移植术后出现血型抗体介导的排斥反应，可导致胆管上皮免疫损伤，继而出现 NAS 的临床表现。

2. **临床表现** NAS 的临床表现多样，轻者可无明显临床表现，重者可表现为持续或反复出现的梗阻性黄疸、瘙痒及胆管炎表现。

3. **实验室检查** NAS 的实验室检查主要包括血常规、血生化及凝血功能等。

（1）肝功能：在 NAS 早期，通常仅有 γ-谷氨酰转移酶和碱性磷酸酶（反映微胆管梗阻）等指标持续升高，此时应警惕 NAS 发生的可能性并加行胆道影像学检查。随着 NAS 的进展，血清胆红素、胆汁酸进行性升高，并可伴有不同程度的转氨酶升高。当病情进展至胆汁性肝硬化、肝功能失代偿时，可出现低白蛋白血症和凝血功能异常。

（2）血常规：当合并有胆道感染时，可出现白细胞和中性粒细胞比例升高，C 反应蛋白和降钙素原增高；胆汁和血培养也可有阳性发现。

（3）凝血功能：当 NAS 导致移植肝功能严重受损甚至衰竭时，可出现如凝血酶原时间（prothrombin time，PT），纤维蛋白原（fibrinogen，FIB）等凝血功能指标异常。

4. **影像学检查** NAS 发生于吻合口远端至少 5mm 以远的供体侧胆管，表现为特征性的肝内外胆管多发节段性狭窄，绝大多数发生于左右肝管汇合处，部分可累及肝内各级胆管甚至末梢胆管。

（1）超声：NAS 的常用影像学检查手段。表现为胆管呈线样、不规则狭窄或管腔不显示，狭窄段管壁增厚，回声增高。通过超声造影对胆管血流灌注情况的实时观测，可发现 NAS 在肝门部胆管壁的动脉期呈无或低增强，提示胆道血供不良，这对 NAS 与 AS 的鉴别具有早期诊断价值。

（2）MRCP/CT：表现为肝门部及肝内胆管狭窄，以及肝内胆管不规则扩张，在肝门部及肝内胆管最为明显（图 3-4）。早期狭窄多发生于肝门部胆管，此后逐渐累及各级肝内胆管。典型的非吻合口狭窄在 MRCP 上可见全肝内胆管狭窄段与扩张段间隔的"串珠样"表现（图 3-5）。MRCP 还可显示伴发的肝内外胆管结石及胆泥，其准确性高于 CT 和超声。

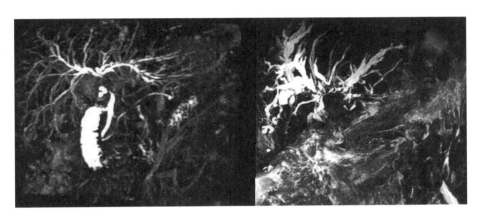

图 3-4　胆管非吻合口狭窄 MRCP 表现
肝门部及肝内胆管狭窄，肝内胆管不规则扩张。

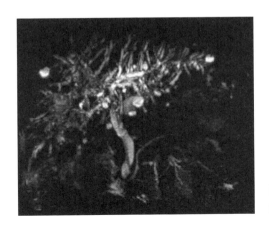

图 3-5　胆管非吻合口狭窄
狭窄段与扩张段间隔的"串珠样"表现。

5. **诊断**　MRCP 是 NAS 无创诊断的主要手段,必要时还可行 T 管造影、PTC 或 ERCP 以明确诊断。在移植肝功能异常的原因不明时,经超声或 CT 引导下进行肝穿刺活检有助于和胆管狭窄、急性排斥反应、巨细胞病毒感染等疾病相鉴别。

6. **治疗**　NAS 的治疗方案相比 AS 更为复杂且效果更不理想,应根据病因、病变范围以及临床表现综合考虑并进行个体化治疗,必要时再次肝移植。综合《美国胃肠道内镜协会肝移植术后胆道狭窄管理指南(2023)》及国内临床经验,推荐具体治疗措施如下:

- 对于轻度 NAS,若无梗阻性黄疸和胆管炎的临床表现,可予以熊去氧胆酸(推荐用法:每日 2 次,250~500mg/次)等药物治疗。
- 对于有症状者,建议将 ERCP 作为处理胆道狭窄的初始疗法,进行反复胆道清理、狭窄段扩张及支架置入加强引流,失败者建议行 PTCD。如果非手术治疗失败,应积极尝试手术治疗。
- 如 NAS 主要位于肝门部,采用切除肝门部胆管狭窄段后胆管整形并行胆肠吻合可能取得良好效果。
- 当上述治疗失败或发生胆汁性肝硬化、顽固性胆管炎,应及时考虑再移植。

三、胆管炎

胆道是肝移植术后感染的常见部位,胆道感染是造成肝移植术后受者死亡的常见原因。细菌性胆管炎多发生在胆漏、胆管狭窄、医源性胆道损伤之后;真菌性胆管炎常发生于使用广谱抗生素的免疫抑制受者;少数巨细胞病毒感染者也可表现为胆管炎。

（一）临床表现

肝移植受者胆管炎的临床表现与非移植患者一致,多起病急骤,表现为寒战、高热、腹痛、黄疸,严重者可有感染性休克和神志改变。吻合口狭窄导致胆道梗阻,或接受胆肠吻合者更易发生胆管炎。如继发胰腺炎者可出现相应临床表现。

（二）实验室检查

胆管炎的实验室检查主要依靠血常规、生化及病原体培养等。

1. **血常规**　可发现白细胞和中性粒细胞比例升高,严重时可出现白细胞减少和核左移,还可出现 C 反应蛋白和降钙素原升高。

2. 生化 转氨酶、胆酶和胆红素升高,继发胰腺炎者可出现血淀粉酶升高。

3. 胆汁培养和血培养 可为胆道感染提供病原学依据。

(三)影像学检查

胆管炎在影像学检查中以胆管壁增厚强化和周围渗出为主要表现,合并胆管周围肉芽组织形成时,可引起胆管管腔狭窄;部分可合并胆源性肝脓肿、胆汁瘤、胰腺炎等影像学表现。

(四)诊断

主要依靠临床表现及实验室检查结果。在胆道狭窄等基础上出现的腹痛、发热、黄疸应考虑胆管炎的可能性。有 T 管、鼻胆管或 PTCD 管引流时,可见胆汁性状改变,内有脓性絮状物。T 管造影及有创性胆道操作如 ERCP 及 PTCD 术后也可继发胆管炎甚至胰腺炎。对于经积极治疗无效的肝功能明显异常的胆管炎受者应注意与排斥反应相鉴别。

(五)治疗

胆管炎的治疗强调积极引流并合理使用抗生素。胆道感染菌株多为肠杆菌和肠球菌,耐药菌比例高,治疗难度大,一旦发生感染,需尽早治疗。抗生素使用原则包括:在胆汁内有足够的药物浓度,根据培养结果选择药物,避免药物对肝肾功能的损害。如继发胰腺炎应同时积极采用制酸、抑酶及引流等治疗措施。

四、胆管结石

肝移植术后胆管结石的发生率约为 5.0%~10.0%。发病机制与胆管狭窄、胆汁淤积、胆道缺血、胆道冲洗不足、反复发作的胆管炎和慢性排斥反应有关。其中,胆管狭窄是引起肝移植术后胆管结石的最常见原因,高达 40.0% 的胆管结石受者合并有胆管狭窄。

(一)临床表现

存在胆管结石的受者临床多表现为反复发作的胆管炎或梗阻性黄疸甚至胰腺炎,也有部分受者无明显症状。远期主要表现为进行性加重的不可逆黄疸。

(二)实验室检查

实验室检查可发现转氨酶、胆酶及胆红素升高;出现胆管炎时,可见白细胞和中性粒细胞比例升高,以及 C 反应蛋白和降钙素原升高;继发胰腺炎时可出现血淀粉酶升高。

（三）影像学检查

诊断胆管结石的影像学手段包括超声、MRCP、CT、胆道造影（ERCP、PTC）等。

1. **超声**　多表现为管腔内高回声或中等回声团，边界清晰，后方多伴声影。胆泥或泥沙样结石则表现为边界不清的团块状或絮状回声带，后方可不伴有声影，超声造影全程不增强。

2. **MRCP**　具有无创性，为该病的首选检查方式，其准确性高于 CT 和超声，其影像学表现为胆管内的充盈缺损。

3. **增强 CT**　显示结石及胆泥均无强化，但 CT 无法显示阴性结石。

（四）治疗

胆管结石的治疗方法有药物治疗、介入及手术治疗。

1. **药物治疗**　无症状的胆管结石或胆泥形成可口服熊去氧胆酸（推荐用法：每天 2 次，250~500mg/次）等药物保守治疗。

2. **介入治疗**　出现梗阻性黄疸者，首先尝试 ERCP 下取石。

3. **手术治疗**　若内镜治疗无效或多发、多处结石伴梗阻严重者需尽早行手术治疗，如合并部分肝萎缩，应切除萎缩肝脏。

五、其他胆道并发症

其他较少见的胆道并发症包括 Oddi 括约肌功能紊乱和胆道出血等。

1. **Oddi 括约肌功能紊乱（sphincter of oddi dysfunction，SOD）**　与胆管的去神经化相关，也可能由胆道反复炎症引起。临床表现为上腹或右上腹持续 30min 以上的疼痛，并不伴有可能导致上述症状的结构异常。该疾病分为两种亚型：胆管括约肌功能紊乱型，其淀粉酶、脂肪酶等胰酶无明显异常；胰管括约肌功能紊乱型，其胰酶显著升高。

MRCP 作为一种无创性检查手段，有助于 SOD 的鉴别诊断。ERCP 下 Oddi 括约肌测压是诊断 SOD 的金标准。除了各类解痉药物外 ERCP 下 Oddi 括约肌切开术对于 SOD 也有较好的治疗效果。

2. **胆道出血**　通常与经皮肝穿刺活检或 PTC 等医源性胆道损伤相关，其他病因包括外伤、感染性疾病等，主要依靠临床表现和生命体征变化确诊。大多数受者可能没有明显的便血现象或仅表现为黑便。少数受者表现为右上腹疼痛、黄疸和消化道出血的三联征(Quikle 三联征)。

胆道出血的治疗既需要止血,也需要处理由血凝块引起的胆道梗阻。在某些情况下,通过药物止血和纠正凝血功能,出血会自发停止;如果持续或严重出血,则需要通过介入栓塞出血血管。如果出现胆道梗阻,需要经 ERCP 清除胆道内血块以解除梗阻。对于介入栓塞止血失败者应及时考虑外科手术治疗。

第二节　血管并发症

肝移植术后血管并发症是影响移植肝脏功能和受者预后的重要危险因素之一,其发生率为 8.0%~15.0%。肝移植术后血管并发症一旦发生,势必会影响肝脏血管流入道和/或流出道的通畅,进而引起肝功能受损,甚至移植肝失功,因此,肝移植术后血管并发症必须予以重视,积极治疗。

依据病变血管的类型,肝移植术后血管并发症可以分为肝动脉相关并发症(主要包括肝动脉血栓形成、肝动脉狭窄及肝动脉假性动脉瘤)、门静脉相关并发症(主要包括门静脉血栓形成和门静脉狭窄)、肝静脉相关并发症(主要指肝静脉狭窄)及腔静脉相关并发症(主要指腔静脉狭窄)(表 3-2、表 3-3),其中肝动脉血栓形成多见于术后早期,尤为凶险。

表 3-2　肝移植术后主要动脉相关并发症

并发症	发生率	发生时间	临床表现	诊断方法	治疗
肝动脉血栓形成	2.6%~5%	早期	肝功能迅速恶化、移植肝失功、凝血功能障碍、胆道并发症	超声多普勒、增强影像学、肝动脉造影	介入治疗手术治疗再次移植
		晚期	无症状、肝功能异常、胆道并发症、肝脓肿		
肝动脉狭窄	2%~13%	早期	肝功能异常、胆道并发症		介入治疗手术治疗
		晚期	无症状、发热、肝功能异常、胆道并发症		
肝动脉假性动脉瘤	1%	早期/晚期	无症状、腹痛、失血性休克		介入治疗手术治疗

表 3-3　肝移植术后主要静脉相关并发症

并发症	发生率	发生时间	临床表现	诊断方法	治疗
门静脉血栓形成	1.8%~3%	早期	肝功能恶化、门静脉高压症、移植肝失功	超声多普勒、增强影像学、血管造影	抗凝治疗介入治疗手术治疗再次移植
		晚期	门静脉高压症、腹水、脾大、食管胃底静脉曲张破裂出血		
门静脉狭窄	2%~3%	早期/晚期	无症状、肝功能异常、门静脉高压症		介入治疗抗凝治疗
肝静脉狭窄	0.1%~11.5%	早期	布-加综合征、移植肝失功、门静脉高压症、腹水、下肢水肿		介入治疗手术治疗再次移植
		晚期	布-加综合征、腹水		
腔静脉狭窄	1%~3.6%	早期	布-加综合征、腹水、肾功能不全、下肢水肿		介入治疗手术治疗再次移植

　　肝移植术后血管并发症的预防及监测主要包括几个方面：术前明确供受者有无肝脏血管异常（血栓、狭窄、解剖变异等）；术中过硬的血管吻合技术（吻合口径、吻合张力、避免内膜损伤等）；术后在排除出血风险的前提下尽早开始抗凝治疗。推荐肝移植术后1周内每天进行1次移植肝血管超声多普勒检查，术后1周后至出院前每周2次，出院后至术后半年每月1次，术后半年后至2年内每3个月1次，术后2年以上每6个月1次。对于移植术后肝功能短期内明显恶化或超声多普勒怀疑有血管并发症的受者，应积极联合增强CT、血管造影等检查明确诊断，以免漏诊、误诊及延误治疗。

　　肝移植术后血管并发症的主要治疗措施包括：药物治疗、介入治疗、再次手术血管重建及再次肝移植。虽然外科手术在过去被认为是治疗的首选，但随着介入治疗技术的兴起和快速发展，其已成为部分血管并发症受者的优先治疗选择，不同血管并发症诊疗流程具体详见图3-6。

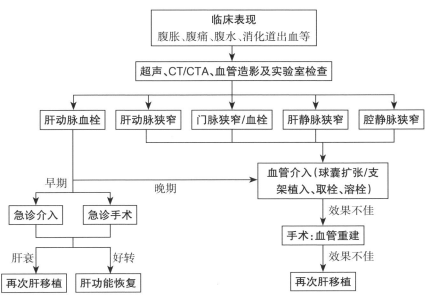

图 3-6　血管并发症诊疗流程图

一、肝动脉血栓形成

肝动脉血栓形成（hepatic artery thrombosis，HAT）是肝移植术后的严重并发症，是早期移植肝失功的重要原因之一。HAT 通常发生于移植术后 3 个月内，约占肝移植术后血管并发症的 60.0%，多发生于肝动脉吻合口处。其发生率在成人受者中为 2.6%~5.0%，儿童受者中为 9.0%~11.5%。

根据肝移植术后 HAT 发生时间的不同，可将其分为两种类型：早期 HAT（术后 1 月内）和晚期 HAT（术后 1 月后）。肝移植术后早期肝动脉主干内血栓形成会直接导致全肝和胆道的缺血性损伤，进而引起暴发性肝衰竭、感染、肝脓肿形成及严重胆道并发症等，如处理不当死亡率可高达 50%。肝移植术后晚期 HAT 死亡率低于早期，部分患者可无明显临床表现，可能是由于动脉侧支循环的形成，少数严重情况下也可导致移植肝失功。

（一）病因

HAT 危险因素众多，主要包括供受者肝动脉变异、供受者肝动脉口径不匹配、冷/热缺血时间过长、动脉内膜损伤/夹层、动脉粥样硬化、ABO 血型不合、肝动脉架桥吻合、肝动脉化疗栓塞病史、术后早期排斥反应、围手术期大量血液制品及凝血物质的使用等（表 3-4）。

表 3-4　肝移植术后 HAT 的危险因素

分类	危险因素
供者因素	肝动脉解剖变异 肝动脉粥样硬化 供者 CMV（＋）而受者 CMV（－） 供受者 ABO 血型不合
受者因素	肝动脉解剖变异 肝动脉粥样硬化 免疫或遗传因素 局部或全身感染 排斥反应 腹腔干受压 多次肝移植手术史
围手术期因素	冷/热缺血时间过长 缺血再灌注损伤
手术因素	供受者肝动脉口径不匹配 动脉吻合技术不佳 动脉内膜损伤/夹层 动脉架桥重建 输注大量血液制品或凝血物质

（二）临床表现

肝移植术后早期 HAT 一般临床症状进展迅速，主要表现为肝功能突然急剧恶化、移植肝失功、肝性脑病、难以纠正的凝血功能障碍和酸中毒、全身血流动力学不稳定和肾衰竭等多器官功能衰竭表现。术后晚期 HAT 多出现在肝移植术后 1 月至 3 月内，症状往往较轻，以肝功能异常、胆道并发症为主要表现。

（三）影像学检查

早期诊断是治疗 HAT 挽救供肝的关键。肝移植受者术后出现上述临床表现时，应考虑肝动脉血栓形成可能，需要立即行进一步影像学检查以明确，并与急性排斥反应及原发性移植肝无功能相鉴别。

1. 超声多普勒检查　是明确肝移植术后 HAT 的首选检查手段，在肝门、肝内均未探及肝动脉血流（图 3-7），高度提示 HAT。超声多普勒诊断 HAT 的准确率为 60.0%~92.0%。但是移植后早期肝脏肿胀、肝动脉内径细小（1~3mm）及术后血管痉挛均可使肝动脉显示困难，导致假阳性；而 HAT 伴肝动脉-门静脉瘘形成或 HAT 伴肝动脉侧支形成（最早于术后 2 周形成）时，又常因可检测到肝内动

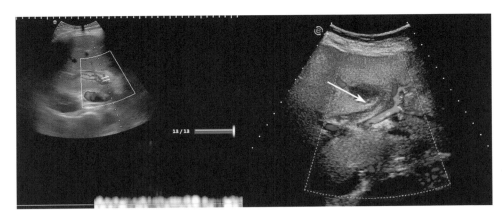

图 3-7 肝动脉血栓形成的彩色超声多普勒

超声显示肝动脉血流信号消失（如箭头所示）。

脉血流,导致假阴性结论。对于超声多普勒检查怀疑 HAT 者,应立即进一步行
超声造影或 CTA/MRA 甚至 DSA 检查以明确诊断,以免耽误治疗。

2. 数字减影血管造影（DSA） 是诊断 HAT 的金标准,可清晰地显示肝动
脉闭塞的部位、程度及侧支循环情况,必要时可同时经肝动脉内置入导管进行溶
栓治疗,但由于是有创操作,不作为检查的首选（图 3-8A）。

3. CTA/MRA 超声多普勒检查发现肝内无动脉血流信号后应立即行 CTA
（图 3-8B、图 3-8C）或 MRA 检查以排除假阳性情况。

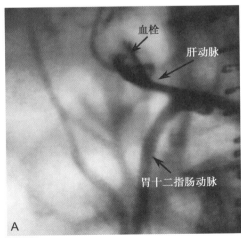
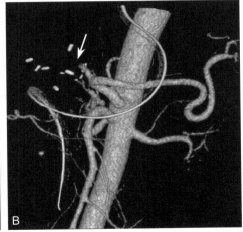

图 3-8 肝动脉 DSA 及 CTA 影像图

A. DSA 示 HAT;B、C. CTA 三维重建示 HAT（如箭头所示）。

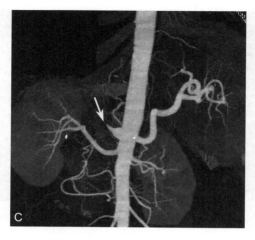

图 3-8(续)

（四）预防

血管重建是肝移植手术最关键的技术,肝动脉相较于其他肝脏血管,变异较多,管径细小,如肝动脉处理不当,吻合口处容易发生并发症。因此充分的术前供受者评估、合理的手术预案和围手术期处理方案对于预防 HAT 具有重要意义。

1. 术前　在获取供肝前,应尽可能行 CTA 检查明确肝动脉走行及变异情况。供肝获取过程中,离断肝十二指肠韧带、肝胃韧带时注意远离第一肝门以避免肝动脉和/或副肝动脉损伤;遗体器官捐献的供肝获取时建议留取髂动脉备用。肝移植受者术前应常规行超声多普勒及 CTA 检查,明确肝动脉的管径大小、通畅程度及血管壁有无病变。术中尽量选用供受者口径匹配的动脉进行吻合,可采用血管分叉处吻合以避免吻合口狭窄,同时也应注意血管过长导致吻合口扭曲,涡流形成。肝癌患者术前因行肝动脉插管化疗栓塞术(transcatheter arterial chemoembolization,TACE)治疗而存在动脉内膜增厚者,应尽量在非病变血管处进行动脉吻合。

2. 术中　对受者肝动脉等组织进行解剖游离时,尽量锐性分离,避免因电刀过多烧灼,波及邻近的肝动脉形成周围炎甚至动脉内膜损伤。如果肝动脉显露困难、分离过程中血管受损或血管本身条件差,则不应勉强行原位吻合,可选用易于游离的脾动脉或胃左动脉进行吻合。如果受者肝动脉太细,吻合后容易形成狭窄或血栓,应在显微镜下吻合以提升血管吻合效果。同时对于肝动脉细小而脾动脉粗大(特别是合并门静脉高压及脾大者),应警惕术后因脾动脉窃血而导致肝动脉灌注不足及肝动脉血栓形成。针对此情况,可以选择术中行脾动脉预防性结扎或术后行脾动脉介入栓塞。肝动脉吻合时避免用力牵拉等机械性刺激;术中过冷的冲洗液可能造成肝动脉痉挛,诱发血栓形成。同时应保证肝脏血管流出道通畅,并将中心静脉压维持在安全的较低水平,以防止继发性的肝静脉回流受阻和肝窦压力增高,从而引起肝动脉血流阻力增高。

3. 术后 从全身和局部全面评估受者的凝血功能,加强凝血酶原时间、纤维蛋白酶原水平等凝血指标监测,避免盲目使用各类血液制品。同时术后在排除出血风险的前提下尽早开始抗凝治疗。术后急性排斥反应也可导致肝血流阻力增加,及时有效处理急性排斥反应对于预防 HAT 具有重要意义。

(五)治疗

对于早期 HAT,必须立即采用放射介入经肝动脉取/溶栓术或手术治疗。随着介入治疗的发展,经肝动脉 DSA 诊断并短期内留置导管溶栓可获得良好的疗效,降低了受者再次手术或移植的风险。也有学者认为,HAT 一旦明确或高度怀疑,应立即急诊手术处理,不主张介入治疗,以免发生不可逆的肝功能损害而需再次移植。外科手术治疗方案包括动脉切开取栓、病变血管切除和动脉重建术,若动脉长度不足,可用新鲜或冻存血管"架桥"吻合。外科手术治疗的成功率为 20%~50%。上述治疗失败或移植肝失功时,应及时行再次肝移植,同时再次肝移植血管重建时应尽可能避免与原血管吻合。

对于晚期 HAT,且无明显肝功能衰竭征象时,治疗可相对保守。首先治疗胆道相关并发症(胆道狭窄、胆道感染、肝脓肿等),同时予以抗凝、溶栓、扩血管等治疗,部分受者移植肝功能可获得长期维持。若出现弥漫性胆道狭窄、胆红素进行性升高或胆汁性肝硬化及反复胆管炎,应积极考虑再次肝移植。也有研究报道对于晚期 HAT 的受者,采用高压氧进行辅助治疗可改善肝功能,为再次肝移植争取时间。

根据《肝移植围手术期血管并发症诊治专家共识(2021 版)》,关于 HAT 的诊疗建议如下:

- 早期预警、诊断和治疗是改善肝移植术后早期 HAT 结局的关键。
- 由早期外科因素引起的 HAT,治疗措施以紧急手术动脉重建为主。
- 非外科因素引起的 HAT,治疗措施以血管内介入治疗为主。
- 晚期发生的 HAT,多以药物溶栓为主。

二、肝动脉狭窄

肝动脉狭窄（hepatic artery stenosis，HAS）根据狭窄发生部位可分为肝动脉吻合口狭窄和非吻合口狭窄，其发生率为 2.0%~13.0%，多发生于肝动脉吻合口处。一旦发生肝动脉狭窄，常继发肝动脉血栓形成和/或胆道并发症。依据狭窄程度 HAS 可分为：轻度狭窄（缩窄率 <50%），中度狭窄（缩窄率 50%~75%），重度狭窄（缩窄率 >75%）。

（一）病因

HAS 病因与血管吻合技术、供受者肝动脉口径匹配程度、围手术期管理及受者既往病史相关。具体如下：

1. 血管吻合技术相关　动脉内膜损伤、吻合针距与边距参差不齐、肝动脉扭曲成角等。

2. 供受者匹配及围手术期管理相关　供受者肝动脉变异、肝动脉口径不匹配、冷缺血时间过长、血型不合、术后早期排斥反应、大量血液制品使用等。

3. 受者既往病史相关　动脉粥样硬化、肝动脉架桥、既往经肝动脉化疗及栓塞病史。

（二）临床表现

HAS 的临床表现与肝动脉血栓形成类似，但严重程度较轻，常表现为隐匿的肝功能不全或由于肝脏血液减少而引起的胆道并发症。HAS 较少导致移植肝失功，且随着侧支循环的建立，症状可能逐渐减轻。

（三）影像学诊断和血流动力学特征

诊断 HAS 常用的检查方法有超声多普勒、超声造影、CTA、MRA 和 DSA（图3-9）。

1. 超声多普勒　可见吻合口近肝门段超高速动脉血流频谱，肝内动脉呈低速低阻力型改变。

2. CTA/MRA　部分受者肝动脉血流频谱的改变是由于肝动脉结构扭曲所致，因此当超声多普勒怀疑肝动脉狭窄时，应进一步行 CTA 或 MRA 明确诊断。三维重建血管横断面及纵断面可判断狭窄部位和程度。

3. DSA　在动脉期可见肝动脉主干或分支在狭窄部位呈充盈缺损，狭窄近端可见动脉扩张，远端分支不显影或可见侧支循环。

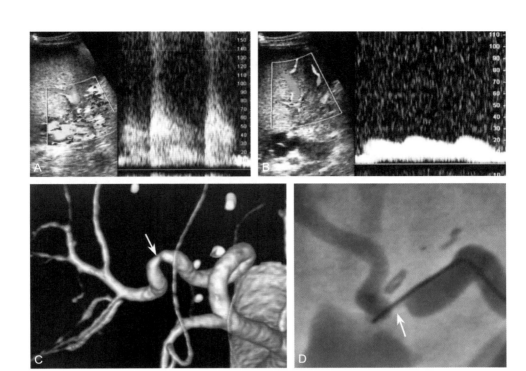

图 3-9　肝动脉狭窄影像学检查

A. 肝动脉吻合口呈高速高阻血流频谱；B. 肝内动脉血流呈低速低阻血流频谱；C. CTA 示肝动脉吻合口狭窄；D. DSA 示肝动脉吻合口狭窄（如箭头所示）。

（四）治疗

HAS 的治疗方案主要包括介入治疗和手术治疗。《肝移植围手术期血管并发症诊治专家共识（2021 版）》关于 HAS 的诊疗建议如下：

● 诊断 HAS 的常用方法是超声检查，诊断存疑时可行血管造影加以明确。
● 肝移植术后早期发生的重度 HAS 需二次手术重建肝动脉。
● 对于晚期 HAS，可选用血管内介入治疗进行处理

1. 介入治疗　介入治疗是 HAS 的首选治疗方法，可采用血管内球囊扩张术和/或支架置入术。肝移植后早期发生的 HAS 介入治疗的时机宜选择在术后 2~4 周。HAS 通常位于吻合口部位，在术后 2 周内行介入治疗容易造成血管破裂、出血等并发症，而超过 4 周介入治疗效果较差。

血管内球囊扩张术是介入治疗肝移植术后 HAS 的首选方法，适宜血管走行

较直的局限性狭窄,但单纯球囊扩张常需要反复治疗。因此,目前临床上大多联合金属支架置入术(图 3-10)治疗。血管内球囊扩张术联合应用金属支架置入术后 1 年肝动脉通畅率可达 90%~100%。行支架置入术受者术后需行抗血小板治疗,首选阿司匹林或氯吡格雷。

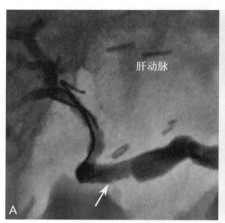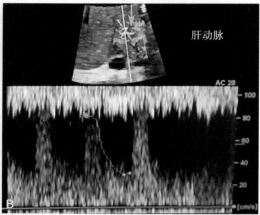

图 3-10 肝动脉狭窄支架植入后

A. 血管造影显示支架植入术后形态;B. 超声多普勒(如箭头所示)。

2. **手术治疗** 手术方式主要有肝动脉狭窄段切除后再吻合术、异体动脉架桥、自体动脉移植术、血管成形术。若 HAS 经介入或手术治疗后效果不佳,受者出现肝功能进一步恶化、合并肝动脉血栓形成或肝脓肿、严重的弥漫性胆道病变时,再次肝移植是唯一的选择。

三、肝动脉假性动脉瘤

肝移植术后肝动脉假性动脉瘤形成临床较少见,总体发生率不足 1%,然而一旦发生假性动脉瘤破裂,可导致腹腔内的致命性出血,死亡率极高。同时如未能得到及时妥善治疗则 6 个月后移植物丢失率可高达 65%。依据动脉瘤位置可以分为肝内假性动脉瘤和肝外假性动脉瘤。

(一)病因

肝内假性动脉瘤主要危险因素包括介入检查及治疗史,如肝活检、经皮穿刺肝胆道成像及置管等。肝外假性动脉瘤主要发生在肝动脉吻合口处,形成可能与吻合技术不佳、供受者肝动脉口径不匹配、肝动脉本身病变、局部感染特别是真菌感染（胆漏和肠穿孔）等相关。

（二）临床表现

肝动脉假性动脉瘤形成后,受者大多无症状,或仅有上腹部不适。假性动脉瘤破裂可导致如下严重临床表现:①腹腔内或消化道内间断性出血或突发失血性休克。早期受者表现为腹腔引流管内大量鲜血流出,血红蛋白含量降低、剧烈腹痛、发热等,如治疗不及时,受者可进一步出现休克、昏迷等表现。②肝内假性动脉瘤破裂还可能引起动静脉瘘,出现门静脉高压表现。③动脉瘤破入胆道,可引起胆道出血。

（三）影像学诊断

肝动脉假性动脉瘤形成的诊断主要依靠超声多普勒、超声造影、CTA（图 3-11）、MRA 和 DSA 检查。

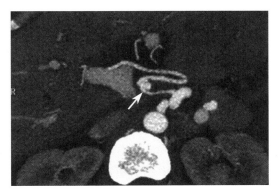

图 3-11　CTA 显示肝移植术后肝动脉假性动脉瘤（如箭头所示）

1. 超声多普勒　表现为肝门部或肝实质内搏动性囊性团块,超声多普勒可观察到团块内部有多彩涡流。巨大的假性动脉瘤,由于瘤腔内涡流速度慢,脉冲多普勒可表现为单峰低速曲线。

2. CTA/MRA　可显示假性动脉瘤的部位、大小、瘤壁钙化等情况,区分瘤腔内血栓部分与血液部分。动脉瘤破裂,增强影像学检查可观察到造影剂外泄。

3. DSA　可了解假性动脉瘤血管壁情况、动脉分支情况以及有无侧支循环。较小的假性动脉瘤多呈边缘光滑密度均一的圆形囊腔,较大的假性动脉瘤可呈分叶状边缘不规整密度不均的囊腔。DSA 是目前最精准的检查手段。

(四)治疗

肝动脉假性动脉瘤的治疗目的是预防致命性出血的发生、保持肝动脉通畅并维持移植肝功能。治疗方法主要有介入栓塞治疗、金属覆膜支架置入、载瘤动脉结扎、动脉瘤体结扎/缝扎/切除、血管重建术和再移植术,同时还应积极治疗可能存在的局部或全身感染。《肝移植围手术期血管并发症诊治专家共识(2021 版)》关于肝动脉假性动脉瘤的诊疗建议及依据动脉瘤位置的治疗方法如下:

- 血管内覆膜支架植入术是治疗肝动脉假性动脉瘤的首选方法。
- 假性动脉瘤位于肝外,可选择介入治疗或手术切除动脉瘤后重建肝动脉。
- 假性动脉瘤位于肝内且未影响肝功能,则可在密切监测下长期观察。
- 肝内假性动脉瘤合并胆道出血,处理时较为棘手,如介入治疗无效则可能需要行肝叶切除或再次肝移植。
- 当假性动脉瘤破裂时,常常需要紧急介入或手术治疗。

四、门静脉血栓形成

门静脉血栓形成(portal vein thrombosis,PVT)在肝移植术后发生率为 2.0%~3.0%,其在儿童肝移植受者中发生率相对更高,为 8.0%~10.0%。一般认为 PVT 的发生与局部门静脉血流紊乱有关。

(一)病因

成人肝移植后 PVT 主要见于术前就存在严重门静脉血栓的受者。部分受者术前因门静脉病变而阻塞形成门静脉海绵样变,移植后门静脉主干血流量不足而继发 PVT。其他危险因素还包括:血管吻合技术不佳、门静脉保留过长、吻合口狭窄扭曲、排斥反应等。

(二)临床表现

术后早期急性 PVT 导致门静脉完全梗阻者,容易因移植肝灌注不足导致肝功能恶化或延迟恢复,还可导致腹水、胃肠道淤血、消化道出血等术前门静脉高压表现复发,严重者可能导致移植肝失功等严重情况。若 PVT 仅为附壁血栓未导致门静脉管腔完全梗阻,受者可无明显临床表现,或仅出现肝功能轻度异常。随着时间的推移或血栓的进展逐渐出现明显肝功能异常、腹水、胃肠道淤血、消化道出血等典型门静脉高压症表现。随着侧支循环的建立上述临床表现可能有所缓解。

（三）影像学诊断和血流动力学特征

PVT 的诊断主要依靠超声多普勒、CTA（图 3-12）、DSA 等检查。

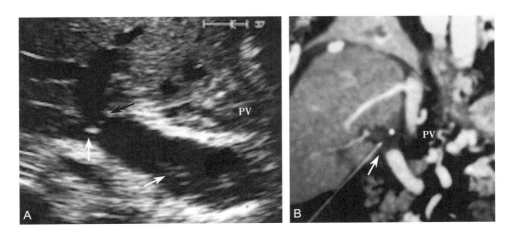

图 3-12　活体肝移植 1 周后门静脉血栓形成

PV:门静脉;A. 超声提示门静脉血栓;B. CT 提示门静脉血栓(如箭头所示)。

1. **超声多普勒**　对于 PVT 诊断灵敏度达 94%,特异度达 100%,表现为管腔内透声差,侧壁可见实质样回声,多普勒血流显像显示门静脉无血流或血流缓慢可明确诊断。

2. **CTA**　可以发现超声难以发现的扩展至肠系膜静脉的血栓,还可展示血栓的范围,在显示门静脉海绵样变和门体侧支循环形成方面也优于超声多普勒。

（四）预防

除了术后尽可能早期开始抗凝治疗外,肝移植受者术前存在门静脉血栓也是 PVT 的危险因素,因此肝移植受者术中门静脉血栓的正确处理对于预防术后 PVT 尤为关键。不同研究报道根据术前 PVT 的范围可将其分为 4 级（表 3-5）。

对于不同类型的门静脉血栓,肝移植术中采取的方法主要有以下几种:

表 3-5　肝移植术前门静脉血栓的范围

作者及年份	非复杂性 PVT		复杂性 PVT
Yerdel, 2000	1 级：PVT<50% 管腔		4 级：门静脉到远肝侧肠系膜上静脉完全栓塞
	2 级：PVT>50% 管腔，无或轻度累及肠系膜上静脉		
	3 级：门静脉到近肝侧肠系膜上静脉完全栓塞		
Jamieson, 2000	1 级：PVT 限于门静脉主干		3 级：弥漫性血栓伴粗大侧支形成
	2 级：PVT 延伸到肠系膜上静脉近肝侧		4 级：弥漫性血栓不伴粗大侧支形成
Charco, 2005	1 级：PVT 限于门静脉主干		3 级：弥漫性血栓伴粗大侧支形成
	2 级：PVT 延伸到肠系膜上静脉近肝侧且累及脾静脉与肠系膜上静脉汇合处		4 级：弥漫性血栓不伴粗大侧支形成

1. **非复杂性 PVT**　对于 Jamieson 1~2 级或 Yerdel 1~3 级血栓，可通过门静脉取栓、血栓段切除、搭桥等较为常规的方法处置。

2. **复杂性 PVT**　目前对于肝移植术中广泛 PVT 的具体处理方法仍未形成共识。已经提出的术式包括：门静脉与曲张静脉吻合、门腔静脉半转位、肾静脉-门静脉吻合和门静脉动脉化。

（五）治疗

PVT 的治疗手段包括抗凝、介入及手术治疗。根据《肝移植围手术期血管并发症诊治专家共识（2021 版）》及临床经验关于 PVT 的诊疗建议如下：

● 肝移植术后早期 PVT 常需急诊再次手术治疗；应依据不同病因及病情严重程度选择门静脉取栓、门静脉重建乃至再次肝移植。若血栓形成时间较长或缓慢形成，主要治疗由门静脉高压引起的食管胃底静脉曲张破裂出血等并发症，或考虑各种分流手术及脾切断流手术。若已经出现移植肝功能衰竭表现，则只能采取再次肝移植。

- 肝移植术后晚期 PVT 的治疗以血管内介入治疗为主,同时给予华法林等长期抗凝治疗。门静脉球囊扩张、门静脉金属支架置入和门静脉抽栓被认为是处理术后 PVT 安全、有效的方法。通过介入封堵分流血管,还可进一步增加门静脉血流量,延长移植肝及受者生存时间。
- 抗凝治疗既是术后 PVT 的常规预防措施,也适用于术中 PVT 残留的治疗以及术后 PVT 介入/手术治疗后再次 PVT 的预防。目前临床上使用的抗凝药物主要有低分子肝素、维生素 K 拮抗剂、新型的口服抗凝药物。抗凝治疗的周期个体差异较大,例如布加综合征患者可能存在遗传性易栓症,其抗凝治疗需持续终身。

五、门静脉狭窄

门静脉狭窄(portal vein stenosis,PVS)多见于门静脉吻合口,在肝移植术后少见,其发生率为 2.0%~3.0%。

(一)病因

PVS 多因吻合技术不佳、门静脉扭转、门静脉预留过长所引起,供受者门静脉口径不匹配也会引起门静脉局部狭窄。PVS 发生后局部血管腔内会形成湍流,易继发 PVT。

(二)临床表现

早期可因肝脏灌注不足仅表现为移植肝功能损害。随着狭窄程度的进展或继发门静脉血栓后可出现门静脉高压表现,如大量腹水、胃肠道淤血、脾亢及上消化道出血等。

(三)影像学诊断和血流动力学特征

PVS 的诊断主要依靠超声多普勒、CTA/MRA 和 DSA 等检查(图 3-13)。

1. 超声多普勒　可以直接探测到 PVS 部位,表现为局部血流增快而远端相对较慢,超声诊断 PVS 的形态学依据是门静脉内径减少大于 50%。血流动力学依据包括:门静脉吻合口处流速 >125cm/s;门静脉吻合口处与之前正常段流速比值 >3。此时可通过增强影像学检查进一步明确诊断。

2. CTA/MRA　可提示管腔局部狭窄伴/不伴狭窄后扩张,还可显示门静脉高压所形成的侧支循环。

3. DSA　可实时显示门静脉狭窄段位置、狭窄程度及侧支循环的血流方

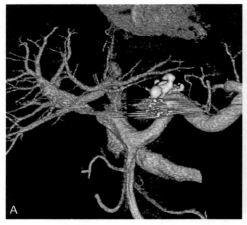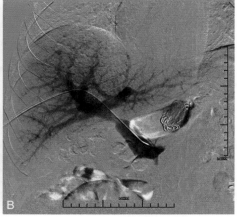

图 3-13 门静脉狭窄影像学检查

A. CTA 示门静脉吻合口狭窄;B. DSA 示门静脉吻合口狭窄。

向。既是 PVS 的诊断方法,也是治疗措施之一。但由于是有创操作,不作为检查的首选。

(四) 治疗

对于 PVS 程度较轻且无肝功能损害或明显门静脉高压表现的受者,可继续观察,暂不做处理。对于早期发现的严重狭窄或儿童受者应及时积极治疗,根据《肝移植围手术期血管并发症诊治专家共识(2021 版)》,治疗措施包括:

- 肝移植术后并发的 PVS,建议施行球囊扩张术或血管内支架植入术。经皮经门静脉造影球囊扩张是首选治疗方法。球囊扩张效果不理想者,可考虑经皮经门静脉放置金属支架。
- 对于支架植入者应予华法林等长期抗凝治疗,首选华法林或利伐沙班。
- 支架置入效果不佳时,需再次手术切除狭窄段并重建门静脉。

六、肝静脉狭窄

肝静脉狭窄在全肝移植受者较为少见,发生率仅为 0.1%~11.5%。与经典术式相比,背驮式肝移植发生肝静脉狭窄比例更高;与遗体器官捐献肝移植相比,活体肝移植肝静脉狭窄更易发生。

（一）病因

肝静脉狭窄多因血管吻合技术欠佳、重建肝静脉回流通道口径不匹配、术中静脉壁损伤、移植肝压迫静脉回流通道和肝上下腔静脉残留过长等引起。

（二）临床表现

术后早期肝静脉狭窄程度相对较轻时,受者多无明显症状。若肝静脉狭窄导致严重流出道梗阻,容易导致大片肝坏死,除出现肝大、肝功能异常、腹水等急性布-加综合征表现外等还可能导致肝功能延迟恢复或移植肝失功等严重情况。

（三）影像学诊断和血流动力学特征

肝静脉狭窄的诊断主要依靠超声多普勒,其余手段包括超声造影、CTA 和DSA。当超声多普勒提示肝脏肿大、肝静脉流速减低、大量腹水时应进一步行CTA 等增强影像学检查以明确诊断。

（四）治疗

肝静脉狭窄的治疗原则是尽量保持肝静脉流出道的通畅以维持移植肝的正常功能。对于轻度肝静脉狭窄且无明显临床表现者可暂密切观察。根据《肝移植围手术期血管并发症诊治专家共识（2021 版)》,关于肝静脉狭窄的诊疗建议如下:

- 肝静脉狭窄伴肝静脉血栓形成者应加强抗凝治疗。
- 症状较轻的受者建议首选球囊扩张或肝静脉支架植入术。
- 术后早期如出现急性布加综合征表现或明确中、重度肝静脉狭窄的受者,应立即实施手术治疗,切除狭窄段并重建肝静脉。
- 反复介入或手术治疗效果不佳或伴有移植肝失功者应考虑再次肝移植。

七、腔静脉狭窄

肝移植术后腔静脉狭窄较为少见,主要发生在肝后下腔静脉或肝上/肝下段腔静脉吻合口,发生率为 1.0%~3.6%。与经典式肝移植相比,背驮式肝移植更容易发生腔静脉狭窄。虽然其发生率较低,但如果处理不及时后果极为严重,甚至造成受者死亡。

（一）病因

术后早期腔静脉狭窄多数与手术因素相关,如移植肝过大直接压迫腔静脉,吻合时受者或供者肝后下腔静脉保留过多,缝合时对位不良或腔静脉吻合口扭曲、成角等;也可能与术后腹内压过高、移植肝过度肿胀、腔静脉旁血肿或积液压迫等有关。术后晚期腔静脉狭窄可能与吻合口内膜增生、纤维化或移植肝生长压迫等原因有关。

（二）临床表现

早期主要表现为腹痛、腹胀、肝功能恶化,进而出现肾功能不全、肝大、腹水等急性布-加综合征的表现,严重者可导致移植肝失功。晚期表现主要与狭窄部位、程度以及是否形成侧支循环有关。肝上腔静脉狭窄可出现典型布-加综合征的表现,肝后和肝下腔静脉狭窄可无明显症状或仅有下肢静脉曲张、水肿、皮肤色素沉着及慢性溃疡等,已形成侧支循环的受者的上述症状可能较轻。

（三）影像学诊断和血流动力学特征

腔静脉狭窄的诊断主要依靠超声多普勒和 CTA、DSA 等检查。

1. **超声多普勒**　表现为腔静脉狭窄处血流速度加快,呈湍流改变。若同时伴有腔静脉血栓形成,表现为有回声的腔内血栓伴血流信号的消失。当超声多普勒提示布-加综合征可能时,要进一步行增强影像学检查明确腔静脉情况,同时排除门静脉、肝静脉相关并发症等可能。

2. **CTA**　除可明确腔静脉狭窄部位、程度外还可显示可能同时存在的腹腔内脏器淤血肿大和静脉曲张相关表现。

3. **DSA**　肝移植术后 DSA 是显示腔静脉解剖及其病变的精准检查方法。

（四）预防和治疗

根据《肝移植围手术期血管并发症诊治专家共识(2021 版)》及临床经验,关于腔静脉狭窄的诊疗建议如下:

● **肝移植术中预防**:由于早期腔静脉狭窄主要因吻合技术不当引起,因此国内外学者对腔静脉吻合方式进行了一系列改进,如受者左中右三支肝静脉共同开口与供肝肝上下腔静脉吻合;供、受者腔静脉端侧吻合、侧侧吻合(全口、半口、腔静脉成形等)可以有效减少其发生。

- **肝移植术后早期**:腔静脉狭窄受者首选血管内介入治疗,如介入治疗效果不佳应积极再次手术治疗,以避免移植肝失功等严重情况的发生。
- **肝移植术后晚期**:腔静脉狭窄受者首选介入球囊扩张和支架植入,对于已经发生肝功能失代偿者,只能行再次肝移植治疗。

(杨家印 郎韧 陈峻 吕少诚)

参 考 文 献

[1] APARÍCIO D P D S,OTOCH J P,MONTERO E F S,et al. Endoscopic approach for management of biliary strictures in liver transplant recipients:A systematic review and meta-analysis [J]. United European Gastroenterol J,2017,5 (6):827-845.

[2] KOKSAL A S,EMINLER A T,PARLAK E,et al. Management of biliary anastomotic strictures after liver transplantation [J]. Transplant Rev (Orlando),2017,31 (3): 207-217.

[3] MANAY P,SETH A,JACKSON K,et al. Biliary complications after liver transplantation in the United States:changing trends and economic implications[J]. Transplantation,2023,107 (5):e127-e138.

[4] ELKOMOS B E,ABDELAAL A. Do we need to use a stent in biliary reconstruction to decrease the incidence of biliary complications in liver transplantation? a systematic review and meta-analysis [J]. J Gastrointest Surg,2023,27 (1):180-196.

[5] YANG Y,ZHAO J C,YAN L N,et al. Risk factors associated with early and late HAT after adult liver transplantation [J]. World J Gastroenterol,2014,20 (30): 10545-10552.

[6] ASTARC OGLU I,EGELI T,GULCU A,et al. Vascular complications after liver transplantation. Exp Clin Transplant,2023,21 (6):504-511.

[7] GHEORGHE G,DIACONU C C,BUNGAU S,et al. Biliary and vascular complications after liver transplantation-from diagnosis to treatment [J]. Medicina (Kaunas), 2023,59 (5):850.

[8] KUTLUTURK K,SAHIN T T,KARAKAS S,et al. Early hepatic artery thrombosis after pediatric living donor liver transplantation [J]. Transplant Proc,2019,51 (4):

1162-1168.

［9］中华医学会器官移植学分会,唐缨,杨木蕾,等.中国器官移植超声影像学诊疗技术规范（2019 版）［J］.器官移植,2019,10（01）:16-31.

［10］SANADA Y,KATANO T,HIRATA Y,et al. Interventional radiology treatment for vascular and biliary complications following pediatric living donor liver transplantation - a retrospective study［J］. Transpl Int,2018,31（11）:1216-1222.

第四章

肝移植受者感染性并发症

第一节　概述

感染是肝移植术后常见的并发症,也是受者死亡的主要原因之一。由于接受免疫抑制治疗,肝移植受者容易感染各种不同类型的病原体。文献报道肝移植术后感染发生率在30.0%~70.0%,而感染导致的死亡占肝移植受者全因死亡的62.5%。也正是由于免疫抑制在内的多种危险因素,长期存活的受者感染发生率较健康人群更高。

肝移植术后感染具有临床表现不典型、进展快、致死率高等特点,与供者因素、受者术前病情、手术并发症和免疫抑制方案等因素有关。因此,全面了解肝移植术后感染的分类、病原学特点、流行病学特征及临床表现,有助于感染的预防、诊断和治疗,从而提高肝移植受者的生活质量和长期生存率。

一、分类

(一)按时间分类

肝移植术后感染可以在任何时间发生,按时间分类,可分为早期、中期、晚期,了解这些不同时间点的感染分类有助于临床医生更好地监测和处理肝移植受者的感染风险,改善受者预后。

1. **早期感染**　早期感染指移植术后的1个月内发生的感染。通常与移植前受者或供者因素以及移植后早期并发症相关,供者来源的感染(donor-derived infection)多见于此期。常见病原体为肠杆菌科细菌及屎肠球菌,真菌以假丝酵母菌及霉菌多见。常见的早期感染包括手术切口感染、肺炎及尿路感染等。

2. **中期感染**　中期感染通常在移植术后的第2~6个月内。以机会性感染为主,由潜伏在受者自身、血液制品及供者器官的病原菌再次活化导致感染。病原体包括真菌、病毒等,真菌以曲霉菌、隐球菌、耶氏肺孢子菌感染多见。

3. **晚期感染**　晚期感染指肝移植术后6个月以后或更长时间内发生的感染。感染的类型主要取决于移植肝功能和免疫抑制方案等。晚期感染比较少见,仍以机会性感染为主,由结核分枝杆菌、EB病毒(Epstein-Barr virus)、乙型肝炎病毒及丙型肝炎病毒等再激活而引发的感染也在此时期增多。

（二）按部位分类

肝移植术后感染根据发生部位分为肺部感染、腹腔感染、血流感染、中枢神经系统感染以及尿路感染等，少部分肝移植受者可罹患皮肤软组织感染。近年来应用的器官移植后手术部位感染（surgical site infection，SSI）指发生在手术切口组织、手术器官或腔隙的感染，SSI 是实体器官移植受者术后早期感染的主要形式，也是导致实体器官移植术后受者住院时间延长及死亡的重要原因，其发生率为 3.0%~53.0%。具体见本章第二节。

（三）按病原体分类

肝移植术后感染按致病病原体分为细菌感染、真菌感染、病毒感染、寄生虫感染及其他特殊病原体感染。

1. 细菌感染　细菌感染是最常见的感染类型之一，常见细菌有大肠埃希菌、金黄色葡萄球菌、链球菌等。细菌感染可以涉及不同的器官和系统，包括呼吸道、尿路、血液和手术切口等。

2. 真菌感染　真菌感染在肝移植受者中也比较常见，特别是在接受免疫抑制治疗的情况下。常见的真菌包括念珠菌属（Candida）和曲霉菌属（Aspergillus）等，其感染通常涉及呼吸道、消化道、皮肤和黏膜等部位。

3. 病毒感染　肝移植术后，受者可能会受到不同类型的病毒感染威胁，包括病毒性肝炎（如丙型肝炎、乙型肝炎）、巨细胞病毒感染、水痘-带状疱疹病毒感染等。

4. 寄生虫感染　寄生虫感染在疫区较为常见，尤其是接受器官移植的受者可能会受到寄生虫感染的威胁。常见的寄生虫感染包括原虫病（如弓形虫病）、肺吸虫感染等。

5. 特殊病原体感染　除了上述主要类型的感染，还有其他一些少见的感染，包括疟疾、螺旋体感染、立克次体感染等。

肝移植术后感染受多种因素影响，需要根据严重程度、感染部位和病原体进行综合诊断和治疗。免疫抑制药物的使用也增加了感染风险，因此需密切监测受者免疫状态，采取有效预防措施，及时发现早期感染，避免感染加重。感染发生后，应快速鉴定病原体，结合药敏试验，及时应用抗感染药物，有效控制感染，提升移植疗效。

二、危险因素和预防原则

肝移植术后感染并发症的危险因素很多，鉴定感染的危险因素，有助于术后采取最佳策略来预防感染。肝移植术后感染严重威胁受者生命，影响生活质量。因此，合理的预防措施至关重要。感染的预防原则主要包括以下几个方面。

（一）供者来源感染

指供肝中存在可传播给受者的任何类型感染。病毒、细菌、真菌以及寄生虫等多种病原体皆可通过供肝传播。无论是活体捐献还是公民逝世后自愿捐献的供肝，都会经过筛查以避免将某些感染传递给移植受者。尽管如此，从供者到受者的感染传播仍可能发生。为了防止供者来源的感染，需全面评估供者是否存在活动性感染或潜在感染，结合感染病原体种类及严重程度、移植的紧迫性、有无可替代肝源和供者意愿审慎决定其供肝是否可用。对于供者已知感染病原体，应立即进行药敏试验，采取有效的治疗措施控制感染，同时应对肝移植受者进行针对性预防用药。

（二）受者术前感染

移植前应评估确定移植受者发生移植后感染的风险，并制定个性化的预防策略。评估的重点是暴露史、既往感染、血清学检测、病原体定植模式和疫苗接种。术前应尽早对受者的体液、组织进行病原菌培养及药敏试验，根据感染部位、感染病原体和药敏结果，合理使用抗感染药物，尽可能控制感染。终末期肝病患者常合并腹腔感染、肺部感染及尿路感染等，应充分重视这些部位的感染情况，全面评估，合理进行抗感染治疗。另一方面应常规筛查受者巨细胞病毒、乙型肝炎病毒及丙型肝炎病毒等，及时行预防性处理。

（三）术中规范处理

术中规范处理有至关重要的作用，有助于降低感染风险，提高手术安全性和成功率，降低医疗成本。遵循无菌技术操作原则，避免术野和胆源性污染，缩短无肝期和手术时间，减少术中出血和输血是术中规范处理的重要原则。

（四）脏器功能保护

脏器功能保护是预防感染的重要环节。通过对患者进行全面评估，优化脏器功能，采取适当的预防措施以及严格的感染控制措施，可以显著降低感染的风险，提高治疗成功率。主要措施包括术前对患者的脏器（包括肝、肾、心脏及肺等)功能进行详细评估,尽力优化患者的基础健康状况,包括管理慢性疾病,控制高血压、糖尿病等。术中尽可能减少对脏器的直接损伤,避免不必要的组织损伤等。

（五）免疫抑制剂

在免疫抑制的情况下,感染的体征和症状通常会减弱,诊断可能更难以明确。免疫抑制治疗的剂量、类型和持续时间对受者感染风险具有决定性作用。根据《中国肝癌肝移植临床实践指南（2021版）》术后免疫抑制剂使用原则包括:①采用个体化治疗方案,根据每位移植受者的具体情况进行个性化设计;②在保障移植肝功能正常的前提下,免疫抑制药物使用应采用剂量最小化、联合使用的方式,以最低的有效血药浓度达到抗排斥目的;③监测受者的免疫状态,根据需要进行调整,以确保足够的免疫抑制以防止器官排斥,但又不过度削弱免疫系统。

（六）术后加速康复理念

近年来随着肝移植技术的不断成熟和围手术期管理的不断优化,术后加速康复（enhanced recovery after surgery,ERAS）相关路径逐步运用于肝移植手术。通过术前评估、术中以及术后管理,可以有效降低肝移植术后感染的风险,改善预后。主要的ERAS管理有以下几个方面:①重视气道管理:通过多种手段湿化气道,协助咳嗽排痰,若满足条件应及时撤除呼吸机,降低呼吸机相关性肺炎的发病风险;②重视引流管护理:根据病情及早拔除胸/腹腔引流管、动静脉导管、导尿管等各种侵入性管道,减少感染来源;③强调消化道管理:术前行肠道准备,尽早行肠内营养,保护胃肠黏膜屏障功能,降低肠道菌群易位的发生率,情况允许应早日下床活动以促进胃肠道功能恢复。

三、诊断

肝移植术后感染的诊断主要基于临床表现、血清学检测、影像学检查、病原学检测以及组织病理学检查。近年来随着医学检验技术的发展,高通量测序、免疫荧光和蛋白质谱等新技术应用于临床,提高了肝移植术后感染的病原体检出率。肝移植术后感染并发症的主要诊断方法如图4-1。

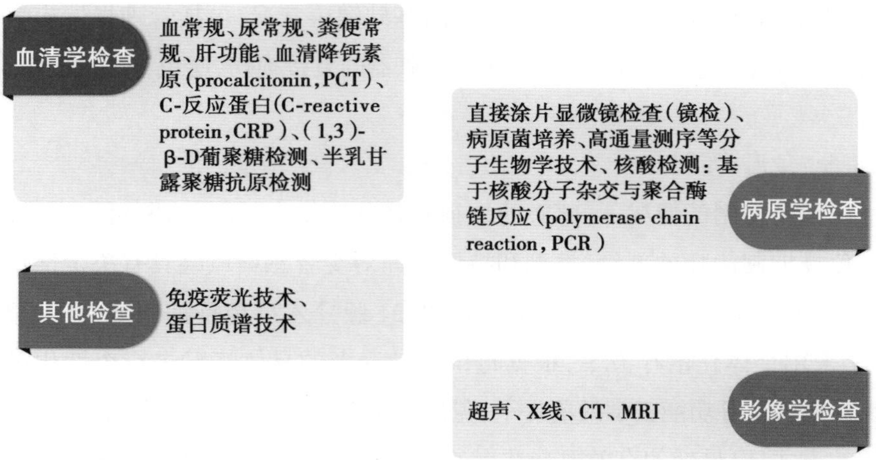

图 4-1 肝移植术后感染并发症的主要诊断方法

血清学、病原学、影像学等检查。

第二节　各器官系统感染的诊治原则

肝移植受者术后感染可发生在身体的各个部位,其中以肺部感染、腹腔感染和血流感染最为常见。本节将总结肝移植受者术后肺部、腹腔、血液系统以及神经系统感染的诊断和治疗原则,为医务工作者提供肝移植受者术后感染的诊疗指南。

一、肺部感染

（一）概述

因长期处于免疫抑制状态,肝移植受者肺部感染的风险高,是肝移植术后的常见并发症,发生率为 7.3%~32.3%。肺部感染是肝移植受者术后 1 个月内死亡的主要原因之一,其中以细菌感染最常见,病死率也最高;术后 2~3 个月,病毒感染率显著增加;术后 4~6 个月,真菌、寄生虫以及部分罕见细菌类型成为主要的感染源。针对肝移植受者的肺部感染,需做到积极预防、及时诊断、合理治疗及控制感染,降低受者的病死率。

（二）肺部感染的常见病原体类型及影像学特征

肺部感染的常见病原体类型包括细菌、病毒、真菌及特殊病原体,感染不同病原体的肝移植受者胸部 CT 影像学表现存在差异。

1. **细菌性肺炎**　病原体以金黄色葡萄球菌、溶血葡萄球菌、鲍曼不动杆菌多见。感染细菌性肺炎的肝移植受者主要表现为术后新近出现的咳嗽、咳痰、发热及呼吸困难等。胸部 CT 典型表现为早期可见肺纹理增粗、肺叶模糊；随着病情进展，肺泡内充满炎性渗出物，表现为浸润影或实变影，典型者可见支气管充气征；消散期炎症逐渐吸收，吸收较快的出现假空洞现象。

2. **病毒性肺炎**　病原体以巨细胞病毒最为多见。感染病毒性肺炎的肝移植受者往往出现发热、干咳、气促等症状，常伴有肌肉酸痛、乏力。胸部 CT 常表现为双肺弥漫的磨玻璃样阴影。近年来新型冠状病毒肺炎（COVID-19）在全球广泛流行，肝移植受者新型冠状病毒感染病例值得关注。新型冠状病毒感染的临床表现多样，呼吸系统症状相对常见，影像学表现为两肺的多发性斑片阴影、间质性改变，病情进展可发展为大片的磨玻璃样阴影，甚至肺实变。

3. **真菌性肺炎**　病原体以侵袭性肺曲霉菌或念珠菌常见。感染真菌性肺炎的患者常见临床表现包括发热、咳嗽、呼吸困难和胸痛等，可伴有咯血。其肺部体征与细菌性肺炎患者相似。侵袭性肺曲霉病患者胸部 CT 常表现为肺底部结节影及结节周围的"光晕征"、肺部空洞影及空洞内的典型"新月征"；念珠菌肺炎患者常表现为肺部多发结节，其次为实变，常分布于支气管血管周围。

4. **特殊病原体肺炎**　病原体包括军团菌、奴卡菌、结核分枝杆菌和李斯特菌等。特殊病原体肺炎患者临床表现不典型，主要有乏力、畏寒、寒战、发热、咳嗽、呼吸困难和胸痛等症状。CT 检查常表现为两上肺的尖后段、下叶背段以及下叶后基底段出现局限性斑片状阴影或呈粟粒状阴影，大小不一，密度不均，分布不均。

（三）防治措施

肝移植术后肺部感染可能会对受者康复造成严重影响，因此采取合适的预防和治疗措施非常重要。具体防治措施包括：①定期行胸部 CT 检查，术后 1 个月为肺部感染的高危时期，常以混合感染形式发生，胸部 CT 扫描能准确显示病症的范围及特征。术后稳定期受者，也建议定期进行胸部 CT 检查，能及时发现一些潜伏性感染，如结核、奴卡菌感染等。②术后早期应重视气道管理，鼓励患者咳痰，可根据供受者术前情况预防性应用抗感染药物，并根据病原学依据及时调整。③有效控制术后疼痛，有助于患者术后活动、咳嗽排痰及小气道功能的恢复。④肝移植术后由于免疫抑制剂的使用造成受者免疫功能低下,需及时调整免疫抑制剂量。对于危重的肺部感染受者,为挽救生命可暂停免疫抑制剂的使用。

二、腹腔感染

（一）概述

腹腔是肝移植术后常见的感染部位之一,且大多发生在移植后 1 个月内。研究表明,腹腔感染的总体发生率为 18.0%~37.0%,其中切口感染 9.0%~21.5%,胆管炎 6.0%~18.0%,腹膜炎 6.3%~9.0%,腹腔内脓肿 4.0%~12.9%。空腔脏器穿孔和胆道并发症(如胆漏、胆道梗阻、胆管炎等)是造成继发性腹膜炎的常见原因。临床表现有发热、腹痛、腹部肿胀、恶心和呕吐等。因此,做到积极预防、及时诊断、合理治疗能降低感染率及受者死亡率。

（二）腹腔感染的常见病原体类型及影像学特征

腹腔感染常表现为混合感染,肠杆菌、肠球菌和金黄色葡萄球菌等是腹腔感染的主要致病菌。腹部 CT 是诊断腹部感染的常用检查手段。CT 能及时发现腹腔感染的部位,如胆漏、腹腔脏器穿孔等,也可以帮助诊断腹腔内脓肿、腹膜炎、胆管炎等。如发生急性化脓性胆管炎时,CT 表现为胆管明显增粗,管壁广泛性增厚,胆管梗阻端可见"靶征""环征""新月征"。当发生腹膜炎时,CT 多可见肝脾周围少量弧形液性低密度影、腹壁腹膜增厚、网膜浑浊密度增高等。

（三）防治措施

肝移植术后腹腔感染是一种严重的并发症,但通过采取适当的预防和治疗措施,可以降低感染的风险。具体预防措施包括:①术前充分的评估患者病情,减少术中出血,缩短低体温时间;②术后采取积极复苏、多脏器功能支持及充分引流等综合治疗措施;③采用腹部 CT 及超声监测移植肝形态、肝内外胆管及血管通畅情况,监测肝周、腹/盆腔有无积液及积液量等,重点观察局灶性病变大小、形态、位置、数目、与周围组织关系和血流情况;④临床诊断为腹腔感染时,尽早使用广谱抗生素经验性抗感染治疗;⑤取腹腔穿刺液进行常规生化检查、微生物培养和药敏试验,必要时行高通量测序技术检测,根据培养结果和药敏试验结果调整抗生素的使用。

三、血流感染

（一）概述

血流感染主要发生在肝移植术后 30 天内。一项历时 10 年纳入 704 例肝移植受者的研究发现血流感染发生率为 37.0%，总病死率为 16.0%，而发生脓毒症休克时，病死率高达 50.0%。留置中心导管是血流感染的常见原因之一，血流感染也可继发于腹腔感染、肺部感染、尿路感染和切口感染，其中以腹腔感染最为常见。

（二）常见病原体类型

肝移植术后血流感染病原体主要有大肠埃希菌、肺炎克雷伯菌、铜绿假单胞菌、鲍曼不动杆菌、金黄色葡萄球菌及肠球菌等。

（三）实验室检查

当怀疑肝移植受者存在血流感染时，应及时进行血常规、血生化检查，同时检测免疫球蛋白（IgG、IgA、IgM）和炎症因子水平（如 C3、C4，IL-6、IL-8、IL-10 及 CRP 等），并进行需氧菌和厌氧菌血培养。对于非典型病原体或呼吸道病毒特异性抗体滴度的测定，应采集间隔 2~4 周的急性期及恢复期的双份血清标本进行对比。

（四）防治措施

血流感染的预防措施主要包括早期拔除创伤性内置物（动静脉导管、引流管等）、积极治疗原发病、去除诱发因素、严格无菌操作等。在治疗方面，获取病原微生物检测标本后，应立即给予经验性抗感染治疗，同时根据患者病情变化及微生物培养结果，及时调整抗感染药物。

四、中枢神经系统感染

（一）概述

肝移植术后中枢神经系统感染的预后差、病死率高，常见病原体包括真菌、细菌和病毒等，可引起脑炎或脑膜炎，临床症状包括全身感染症状、颅内压增高症状、意识和精神状态改变和其他伴随症状。降低免疫抑制强度，并对感染进行及时、准确的诊断和早期治疗是改善预后的关键。

（二）常见病原体类型及影像学特征

1. **细菌感染** 常见的病原体包括肺炎链球菌、脑膜炎球菌等。临床表现以发热、脑膜刺激征、头痛、癫痫及意识障碍等症状为主。当细菌感染导致脑脓肿时,早期 MRI 上可见 T_2WI 上异质性高信号,晚期脓肿形成后可见核心区 T_1WI 低信号,T_2WI 高信号,脓肿壁为 T_1WI 高信号,T_2WI 低信号,常伴周围水肿,增强后信号增高。脓肿中心常表现为 DWI 高信号、ADC 低信号。

2. **病毒感染** 常见病原体为人类疱疹病毒 6 型(human herpes virus 6, HHV-6)等。HHV-6 是一种嗜神经病毒,因此脑炎是 HHV-6 感染的重要临床表现。常表现为发热和精神状态改变;典型特征包括头痛、癫痫发作和局灶性神经系统体征。MRI 是诊断病毒性脑炎的首选方法,可表现为脑表面线样强化、脑实质病变内淡薄斑片状强化等。

3. **真菌感染** 主要病原体包括隐球菌及毛霉菌,以隐球菌感染最为多见,常见于糖尿病和免疫力低下患者。颅内真菌感染多呈慢性或亚急性病程,发病隐匿,早期临床表现不明显,后期出现高颅压和神经定位体征。肝移植术后颅内隐球菌感染影像学检查可表现为凝胶状假性囊肿和隐球菌瘤。凝胶状假性囊肿在 MRI 的 T_2WI 和 FLAIR 图像上可表现为点状高信号,呈现"肥皂泡样"表现,常累及双侧基底节、小脑、丘脑和中脑齿状核,增强扫描常无明显强化(不累及脑实质)。隐球菌瘤则常表现为实性结节,伴或不伴水肿,MRI 提示 T_2WI 高信号,可出现环状或结节样强化,脉络丛肉芽肿性炎是其特征性诊断依据。

4. **结核分枝杆菌感染** 病原体为结核分枝杆菌。临床表现以发热、畏寒、乏力、意识障碍及脑膜刺激征阳性伴颅内压增高等征象为主。头颅 MRI 常表现为大脑基底池脑膜增厚,合并簇状分布的脑膜结节,增强扫描结节呈环形强化等征象(图 4-2)。

(三) 防治措施

肝移植术后怀疑神经系统感染应立即完善头颅增强 MRI、CT 等,同时送检脑脊液。经验性抗感染药物治疗是早期治疗的常规方法,对中枢神经系统感染的治疗应选择易于通过血脑屏障的抗感染药物。在发生 HHV-6 脑炎或 HHV-6 相关综合征时应使用更昔洛韦、膦甲酸钠或西多福韦进行抗病毒治疗,并根据受者病情进展速度、严重程度、感染范围及合并症情况,进行个体化治疗。监测和调整免疫抑制药物剂量,在保证能控制病情的前提下,做到免疫抑制剂量最小化。

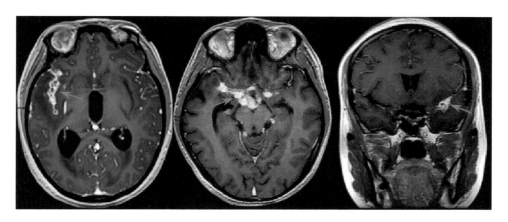

图 4-2　结核性脑膜炎 MRI 图像

红色箭头为病灶区域。

第三节　细菌感染

一、流行病学及临床特点

细菌感染是肝移植术后最常见的感染类型,分析肝移植术后细菌感染的流行病学特点,对建立各移植单位抗细菌感染防治体系标准至关重要。近年来多重耐药菌感染,尤其是多重耐药革兰氏阴性菌感染,已成为肝移植术后早期最主要的死亡原因,这也是目前在世界范围内引起高度重视的公共卫生问题之一。

肝移植术后细菌感染的主要临床特点为:①大部分肝移植受者会发生细菌感染,受者发生严重细菌感染后常伴有其他病原体感染,如真菌、病毒等;②细菌感染主要发生于术后 2 周内,肺部是最为常见的感染部位,其次是腹腔和胆道,常见感染部位、临床表现及危险因素见表 4-1;③肝移植术后多重或泛耐药的鲍曼不动杆菌、铜绿假单胞菌及肺炎克雷伯菌易引起移植术后严重感染,并易造成院内流行,且治疗效果差,死亡率高。南京医科大学第一附属医院发表的一项纳入 187 例肝移植受者的回顾性研究报道有 39 例肝移植后发生多重耐药菌感染,其中 9 例死亡与其直接相关。

表 4-1 肝移植后细菌常见感染部位、临床表现及危险因素

感染部位	临床表现	危险因素
肺部感染	咳嗽、咳痰、发热，伴或不伴呼吸困难	气管插管、呼吸机使用、胸腔积液、肺水肿、肺不张、痰液黏稠以及误吸等
腹腔感染	切口感染、腹膜炎、胆管炎及腹腔脓肿	术前存在腹水、低蛋白血症、手术时间长、术后腹水引流不通畅、胆漏、胆管狭窄及肠道菌群易位和留置 T 管等
血流感染	突发寒战、高热	深静脉导管留置时间较长

二、危险因素

充分认识肝移植术后细菌感染的危险因素对于细菌感染的预防和诊疗具有重要意义。肝移植后细菌感染的危险因素包括供者因素和受者因素（表 4-2）。

表 4-2 肝移植后细菌感染的危险因素

供者	受者		
	术前	术中	术后
潜在感染	急性肝衰竭	手术时间 >8h	血液净化治疗
供受者白细胞抗原不匹配	肺部感染	行胆管空肠 ROUX-Y 吻合术	动静脉导管、导尿管留置
ICU 治疗时间长	再次肝移植	无肝期 >90min	出血、胆漏
边缘性供肝（如脂肪变性、冷热缺血时间长等）	气管插管或使用呼吸机	输注红细胞 >4 单位	使用广谱抗生素或抗真菌治疗时间过长
HBV/HCV（+）	MELD>30	术中出血 >2 000ml	胃肠外营养时间过长
溺水	糖尿病	低体温	再次手术、ERCP
腹膜透析者	肝肾综合征	过度补液	误吸
脑室转流者	肝性脑病	门静脉血栓	呼吸机使用 >72h
—	重度腹水	血管架桥	抗排斥治疗

注：MELD，终末期肝病模型。

三、常见病原菌感染

肝移植术后，患者可能会面临多种细菌感染的风险。肺炎克雷伯菌、铜绿假单胞菌及鲍曼不动杆菌是引起院内感染的重要条件致病菌；阴沟肠杆菌、屎

肠球菌是存在于人和动物肠道内的正常菌群,但移植手术后的不规范管理会导致细菌易位,使其变成致病菌;金黄色葡萄球菌是临床常见的致病菌,由于长期应用广谱 β-内酰胺类抗生素,耐甲氧西林金黄色葡萄球菌(methicillin resistant Staphylococcus aureus,MRSA)在临床感染中越来越常见(表 4-3)。

表 4-3 肝移植术后常见病原菌感染部位及特点

细菌类型	主要感染部位	感染特点
肺炎克雷伯菌	呼吸道、腹腔	可导致肺炎、腹膜炎、菌血症等,长期使用碳青霉烯类抗生素易出现泛耐药菌
铜绿假单胞菌	下呼吸道	易定植,易变异,ESBLs、AmpC 酶耐药比例高,易引起菌血症
阴沟肠杆菌	腹腔、胆道	常多重耐药,对大多数 β-内酰胺类、第三代头孢菌素类等抗生素耐药
鲍曼不动杆菌	呼吸道、腹腔	泛耐药性,碳青霉烯类耐药率高,对硫酸黏菌素、替加环素敏感
肠球菌属	肺部、胆道	含有低分子青霉素结合蛋白,与多种抗菌药物亲和力低,天然耐药,耐万古霉素肠球菌
金黄色葡萄球菌	肺部、血液	耐甲氧西林金黄色葡萄球菌感染多见,与长期大量使用广谱 β-内酰胺类抗生素有关

注:ESBLs,超广谱 β-内酰胺酶;AmpC 酶,AmpCβ 内酰胺酶。

四、特殊病原菌感染

肝移植术后感染的特殊病原菌主要有军团菌属、奴卡菌属、结核分枝杆菌和李斯特菌属等。

军团菌属已被报道拥有超过 30 种亚类,其中 70.0%~90.0% 致病菌为嗜肺军团菌。军团菌肺炎是成人肝移植的罕见并发症,但它仍然是导致实体器官移植受者术后发生重症肺炎和死亡的重要病原菌。军团菌属以空气传播为主,其主要临床表现为军团菌肺炎、空洞性肺炎、脑膜炎以及全身非特异性症状。

奴卡菌属是生活环境中广泛存在的腐生菌,有 12 种以上亚类。美国的一项多中心研究纳入 5 126 例实体器官移植病例,其中共有 35 例发生了奴卡菌感染,肺移植最多(3.5%),其次是心脏移植(2.5%),肠道移植(1.3%),肾脏移植(0.2%),肝移植(0.1%);一项1840例肝移植受者的研究中,只有2例(0.1%)患有奴卡菌感染。奴卡菌感染通常以直接接触或空气传播,可以出现肺炎、脑脓肿、骨髓炎和神经感染等症状。

结核分枝杆菌是兼性胞内寄生菌,不产生内、外毒素,其致病性可能与细菌在组织细胞内大量繁殖引起的炎症反应有关。一些移植中心数据显示,肝移植受者的结核病发病率为0.5%~2.3%。肝移植受者结核分枝杆菌以移植物传播为主,主要的感染方式是潜伏感染的激活,其临床表现主要为肺结核、腹腔结核播散及脊柱结核。

李斯特菌是免疫功能低下人群的常见病原体,然而,肝移植后李斯特菌感染的报道很少见,这归因于肝移植后预防性使用甲氧苄啶-磺胺甲噁唑。李斯特菌主要通过消化道传播,其主要表现包括菌血症、脑膜炎、心内膜炎、腹膜炎、肝炎等,联合使用抗生素治疗总体预后较好(表4-4)。

表4-4 特殊病原菌的感染特点

细菌类型	菌属	主要感染部位	感染特点
军团菌属	革兰氏阴性菌	肺部	空气传播为主,伴水样腹泻,移植受者更易发生肺部空洞,严重者可有谵妄等精神症状,并发生呼吸衰竭及休克
奴卡菌属	革兰氏阴性菌	肺部	直接接触或空气传播,表现以肺部感染为主,易发生血行性中枢神经系统播散
结核分枝杆菌	革兰氏阳性菌	肺部为主,亦可见于胸腹腔、脊柱	主要通过移植物传播,院内交叉传播及院外获得,易发生全身播散,并可发生移植肝结核
李斯特菌属	革兰氏阳性菌	消化道	主要通过污染食物传播,易引起菌血症和脑膜炎

五、防治原则

细菌感染是肝移植术后受者死亡的常见原因之一,因此,肝移植术后感染的预防和治疗尤为重要。免疫抑制剂的应用显著减少了移植人群的排斥反应,但同时增加了机会性感染的风险,有效的抗菌预防措施能显著降低受者机会性感染的发生率。肝移植术后感染总体防治原则包括尽早发现并解除病因、最小化免疫抑制剂用量、重视 ERAS 理念和正确应用抗菌药物。

（一）发现并解除病因

根据《中国实体器官移植供者来源感染防控专家共识（2018 版）》建议，肝移植术后受者出现感染症状，应尽早进行病史询问、临床评估、体格检查，进一步完善相关实验室检查，明确病因并解除病因，主要检查手段如下：

1. 超声 及时发现肝动脉栓塞、门静脉血栓形成、肝脓肿、胆道狭窄、胆漏、腹水、胸腔积液等情况；超声造影可以了解肝脏实质灌注情况。

2. CT 及时发现消化道穿孔、梗阻等，评估手术指征。

3. 引流液病原学检查 出现胆漏时对腹水或引流液行病原学检查以明确是否合并感染。

4. 介入 及时明确病灶位置，采用介入溶栓或支架置入等治疗肝动脉栓塞；MRCP 诊断肝移植术后胆漏具有较高的灵敏度和特异度，可清楚显示肝周或肝门部积聚液体；ERCP、经引流管或 T 管造影和 PTC 可以明确肝内外胆管的形态、直径以及胆管漏口的部位并及时引流。

5. 纤维支气管镜 当肺部感染时可通过纤维支气管镜观察肺叶、段及亚段支气管病变情况，根据痰液培养及药敏结果调整抗生素，通过吸痰改善气道阻塞。

（二）个体化免疫抑制剂方案的应用

肝移植术后需个体化评估受者免疫抑制剂的代谢水平和免疫耐受状态。通过 ImmuKnow 技术可以在体外检测移植物血凝素刺激后 CD4+ T 淋巴细胞三磷酸腺苷（adenosinetriphosphate，ATP）量的变化，从而反映移植受者的免疫功能。ImmuKnow 检测和免疫细胞分型可以定量评估受者的免疫功能和免疫耐受状况，进而指导免疫抑制剂的用量。此外，将免疫功能检测和受者肝穿刺结果结合，可以在保证移植肝功能正常的前提下做到免疫抑制剂量最小化。

（三）重视 ERAS 理念及实践

重视 ERAS 理念是移植术后感染防治的重要原则，《中国加速康复外科临床实践指南（2021 版）》强调这一优化路径应贯穿于住院前、术前、术中、术后、出院后的完整诊疗过程，以提高移植病人围手术期的安全性，降低术后感染发生率。

- **术前**：个性化宣教；筛查病人营养状态、心肺功能及基础疾病；改善病人生理及心理状态，提高对手术应激的反应能力；VTE 高危人群预防性抗血栓治疗等。
- **术中**：预防性应用抗生素；合理的麻醉方法及镇痛策略以减轻对心肺功能的影响；动态监测全程血糖水平并及时调整药物用量，将血糖控制在合适范围有助于切口尽早恢复。
- **术后**：注重气道管理，尽早拔除气管插管；早期下床活动；早期渐进的肠内营养有利于肝功能的恢复，促进蛋白质的合成；保持各引流管通畅，尽早拔除各种侵入性管道，恢复胸/腹腔的密闭性以减少导管相关性感染。

（四）抗感染药物的选择及应用策略

肝移植术后受者如出现感染症状，应根据临床情况，及早选用经验性抗感染药物，防止感染进展。肝移植术后应当常规应用广谱抗菌药物预防感染，而当发生感染时，应选用有 β-内酰胺酶抑制药的广谱抗感染药物。对诊断明确的特异性病原体，选择高度敏感的抗生素治疗。针对拟诊受者，即无明显临床症状但实验室检查高度提示有感染可能的受者，可采取抢先性抗感染治疗。

肝移植后常见多重耐药菌感染，如产超广谱 β-内酰胺酶肠杆菌、耐碳青霉烯类肠杆菌、耐碳青霉烯类铜绿假单胞菌等，可参考《中国实体器官移植手术部位感染管理专家共识（2022 版）》并结合受者实际情况，合理用药（表 4-5）。此外，嗜麦芽窄食单胞菌、洋葱伯克霍尔德菌等由于对碳青霉烯类天然耐药，可选择头孢哌酮舒巴坦或替加环素治疗。铜绿假单胞菌、鲍曼不动杆菌、大肠埃希菌及大多数葡萄球菌属等，可选择新一代碳青霉烯类抗生素——厄他培南，其耐药率低，可以作为移植前的预防用药，但其抗菌谱比亚胺培南窄，对非发酵菌属无效。多重耐药革兰氏阴性杆菌可选择硫酸黏菌素治疗。

表 4-5　肝移植术后常见多重耐药菌感染药物治疗方案

[引用自：中国实体器官移植手术部位感染管理专家共识（2022 版）]

病原体	首选治疗方案	备选治疗方案
产超广谱 β-内酰胺酶肠杆菌	高危患者：碳青霉烯类；低危患者：β-内酰胺/β-内酰胺酶抑制剂合剂（如头孢哌酮-舒巴坦和哌拉西林-他唑巴坦）	低危患者：头霉素类（头孢美唑、头孢西丁或头孢米诺）

病原体	首选治疗方案	备选治疗方案
耐碳青霉烯类肠杆菌	头孢他啶-阿维巴坦(产金属酶时联合氨曲南),或替加环素单药/联合,或以多黏菌素为基础的联合治疗	联合使用以下两种或以上药物:大剂量、延长输注碳青霉烯类(最低抑菌浓度≤8mg/L)、磷霉素、氨基糖苷类、喹诺酮类、或头孢地尔*、依拉环素*、美罗培南-法硼巴坦*、亚胺培南-西司他丁/雷利巴坦*
耐碳青霉烯类铜绿假单胞菌	头孢他啶-阿维巴坦(产金属酶时联合氨曲南)、以多黏菌素为基础的联合治疗、以抗铜绿假单胞菌β-内酰胺酶类为基础的联合治疗	以环丙沙星为基础的联合治疗、头孢地尔*、头孢洛扎-他唑巴坦*、亚胺培南-西司他丁/雷利巴坦*
耐碳青霉烯类鲍曼不动杆菌	以多黏菌素为基础的联合治疗、以替加环素为基础的联合治疗、以舒巴坦及其合剂为基础的联合治疗	三药联合:头孢哌酮-舒巴坦+替加环素+碳青霉烯类(不包括厄他培南);头孢哌酮-舒巴坦+多西环素+碳青霉烯类(不包括厄他培南);亚胺培南+利福平+多黏菌素或妥布霉素,或头孢地尔*
耐甲氧西林金黄色葡萄球菌	万古霉素、利奈唑胺、达托霉素、替考拉宁	替加环素、头孢洛林*、特拉万星*
耐万古霉素肠球菌	利奈唑胺、达托霉素	对青霉素类敏感:青霉素类复合制剂(如大剂量氨苄西林-他唑巴坦、氨苄西林-舒巴坦等),替考拉宁(限 VanB 基因型),替加环素

注:表中用药方案需基于药敏试验结果;高危患者指由病原体引起脓毒症的患者;低危患者指病原体引起局部感染的患者。

* 该药在中国尚未上市。

第四节　病毒感染

一、肝炎病毒感染

根据《中国肝移植乙型肝炎防治指南（2016版）》，肝移植术后乙型肝炎复发（hepatitis B recurrence after liver transplantation）是指移植术前存在明确乙型肝炎病毒（hepatitis B virus，HBV）感染的受者，肝移植术后再次出现乙型肝炎表面抗原（hepatitis B surface antigen，HBsAg）和/或HBV DNA持续阳性，同时出现无其他原因解释的肝功能异常或肝脏病理改变；肝移植术后新发HBV感染（de novo hepatitis B virus infection）是指受者肝移植术前不存在HBV感染，肝移植术后出现HBsAg和/或HBV DNA阳性。

据中国肝移植注册系统（China Liver Transplant Registry，CLTR）发布的2019—2021年国家肝移植质量报告统计资料，肝移植受者中病毒性肝炎相关肝病患者占70.7%，其中复发和新发HBV相关肝病患者占65.7%。对于肝移植受者而言，既往有HBV感染或者供者有HBV感染，如未采取有效预防措施，肝移植术后HBV感染率超过90%。移植术后导致HBV复发或新发感染的危险因素繁多，主要为受者体内残余HBV、供肝携带HBV、输血或血液制品存在HBV污染、术后与HBV感染人群接触、免疫抑制剂的应用、HBV基因突变导致耐药从而影响抗病毒药物的效果、受者对抗病毒治疗的依从性不佳等。

丙型肝炎相关性肝病肝移植受者虽然只占肝移植总数的2.4%，但在直接抗病毒药物（direct-acting antiviral，DAA）问世之前，丙型肝炎病毒（hepatitis C virus，HCV）相关肝移植患者的再感染率极高，肝移植术后第1年HCV再感染率为50%，术后5年可达100%。肝移植术后丙型肝炎病毒感染主要有以下两大危险因素：受者在肝移植术前未彻底清除体内的HCV和供者为HCV携带者。

（一）HBV感染

1. 临床表现　HBV感染引起的临床病程多样，可为无症状HBsAg携带状态，也可以引起急、慢性肝炎，肝硬化或诱发肝癌。病情严重者可因急性重型肝炎迅速死亡。肝移植术后乙型肝炎的临床表现可分为两种：

（1）暴发型：起病急，肝功能迅速恶化，主要表现为黄疸进行性加重，AST和

ALT 先升后降,胆红素升高,且以直接胆红素为主,而后呈现胆酶分离;乙型肝炎病毒血清标志物〔HBsAg 及乙型肝炎 e 抗原(hepatitis B e antigen,HBeAg)〕阳性,HBV DNA 阳性,从肝功能恶化到死亡一般不超过 1 个月。

（2）迁延型:多在肝移植 6 个月后复发,临床症状轻,肝功能恶化缓慢,不易与排斥反应和药物不良反应鉴别,若不及时治疗可转为暴发型。

2. 实验室检查 肝移植术后乙型肝炎复发或新发 HBV 感染的诊断需依据实验室检查结果,相关指标作为评估 HBV 感染状态和肝脏损伤的依据,主要包括血液 HBV 病毒学检查(包括 HBV 感染状态、乙型肝炎病毒 DNA 拷贝数)、免疫学检查和肝功能检查。

（1）血液 HBV 病毒学检查:当 HBV DNA 载量 >10IU/ml 时,则说明 HBV 发生复制/HBV 感染,其检测值越高,传染性越强,是评价抗 HBV 治疗效果的最重要依据。

（2）血液 HBV 免疫学检查:乙型肝炎五项也称为"乙肝两对半",依次为乙型肝炎表面抗原(HBsAg)、乙型肝炎表面抗体(hepatitis B surface antibody,HBsAb/抗-HBs)、乙型肝炎 e 抗原(HBeAg)、乙型肝炎 e 抗体(hepatitis B e antibody,HBeAb/抗-HBe)、乙型肝炎核心抗体(hepatitis B core antibody,HBcAb/抗-HBc)。"乙肝两对半"是临床中诊断乙型肝炎最常用的血清学检查。

- ● HBsAg:阳性往往提示有完整的病毒颗粒存在,是 HBV 感染的标志。
- ● 抗-HBs:提示人对乙肝有了抵抗力,是体内对乙肝病毒的免疫和保护性抗体。
- ● HBeAg:阳性表明患者处于高感染、低应答期,是 HBV 复制和具有传染性的标志,也是 HBV 急性感染的早期标志。
- ● 抗-HBe:提示 HBV 复制减弱或停止以及传染性降低。
- ● 抗-HBc:乙型肝炎核心抗体 IgM 阳性提示急性期或慢性肝炎急性发作;IgG 出现较晚,终身可检测,其阳性可提示有 HBV 感染史。

（3）辅助检查:肝移植术后需常规监测肝损伤和肝功能相关的实验室指标,这些指标也是判断 HBV 感染导致肝脏损伤的依据,主要包括:丙氨酸转氨酶、天冬氨酸转氨酶、γ-谷氨酰转移酶、总胆红素、白蛋白、血细胞计数和血浆凝血酶原时间等。HBV 感染的组织学活动程度分级和纤维化分期,可采用 METAVIR 和 Laennec 评分系统。肝组织坏死、纤维化可借助网状纤维和 Masson 三色染色评估。肝组织内的 HBV 可通过 HBsAg、HBcAg 免疫组织化学染色或 HBV DNA 原位杂交检测。肝纤维化程度可以采肝脏瞬时弹性成像、点剪切波弹性成像、二维剪切波弹性成像以及磁共振弹性成像检查等方法评估供肝的纤维化程度。

3. 诊断　关于肝移植术后 HBV 感染的诊断,有下列任何一项阳性即可诊断为肝移植术后 HBV 感染:血清 HBsAg 和/或 HBeAg 阳性;肝组织 HBsAg 和/或 HBeAg 阳性;血清 HBV DNA 载量 >10IU/ml。

4. 预防措施　HBV 相关终末期肝病是我国最常见的肝移植适应证,中国肝癌肝移植受者 90% 以上与 HBV 感染相关。尽管绝大多数受者在术前已经开始接受抗病毒治疗,但由于 HBV 尚不能从机体内彻底清除,因此,术后终身抗 HBV 治疗是必须的。对于术前非 HBV 感染受者,尤其是抗-HBs 阴性受者,若接受抗-HBc 阳性供肝,则建议术后早期开始使用抗 HBV 药物。

目前国际上公认的肝移植术后预防性抗 HBV 方案为:核苷(酸)类似物(nucleoside and nucleotide analogs,Nas)联合乙型肝炎免疫球蛋白(hepatitis B immunoglobulin,HBIG),此方案的有效率达 90.0%~95.0%。《中国肝移植乙型肝炎防治指南(2016 年版)》推荐的首选方案为:

> ● 临床上通常采用恩替卡韦(或替诺福韦、丙酚替诺福韦)。如果术前未使用抗乙肝病毒治疗,建议术前 4 周开始使用恩替卡韦(或替诺福韦、丙酚替诺福韦),术中给予大剂量 HBIG(4 000~10 000IU),术后长期使用恩替卡韦(或替诺福韦、丙酚替诺福韦)。

研究显示,肝移植 3 周后,HBIG 的给药方式从静脉输注换成肌内注射(每周或每两周肌内注射 500~1 000IU)是一种安全、有效、方便且易于接受的方式。随着恩替卡韦、替诺福韦等具有高耐药屏障的新型抗 HBV 药物的广泛使用,HBIG 在肝移植术后长期使用的必要性正在减弱。

目前,国内外许多肝移植中心都在进行乙型肝炎相关性肝病肝移植术后 HBV 疫苗接种的研究,希望通过诱导受者自身产生足够的高滴度内源性保护性抗体(即抗-HBs)以替代 HBIG。然而这类研究尚处于探索阶段,疫苗接种的总体成功率还较低。文献所报道的接种标准可归纳如下:

- 肝移植术后至少 12 个月(在肝移植术后 12 个月以内,因免疫抑制剂剂量较大,免疫抑制程度重,受者接种的疫苗很难产生免疫应答)
- 无乙型肝炎复发(即血清 HBsAg 阴性且 HBV DNA 阴性)
- 肝功能正常或基本正常(指标升高程度不超过正常值 2 倍)
- 接种时无排斥反应发生

5. 治疗　肝移植术后乙型肝炎复发通常见于停药或耐药这两种情况,偶见新发乙型肝炎。

(1)对停药复发者的治疗:恢复原来使用的抗病毒药物,或换用另一种高耐药屏障的抗病毒药物。待 HBV DNA 降至检测线以下且 HBsAg 接近正常时,可输注大剂量的乙型肝炎免疫球蛋白(2 000~2 500IU/天),连续 5~7 天,之后再根据抗-HBs 滴度酌情调整给药间隔时间。该治疗方案通常能使抗-HBs 滴度保持在目标范围内。

(2)对 HBV 耐药者的治疗:有条件者需要进行 HBV 耐药基因的检测,根据检测结果选用敏感药物。如无条件检测耐药基因者,则应在恩替卡韦(entecavir,ETV)、替诺福韦(tenofovir,TDF)/丙酚替诺福韦(tenofovir alafenamide fumarate,TAF)之间选择或联合用药。加用乙型肝炎免疫球蛋白的时机及方案同上。

(3)对新发 HBV 感染者的治疗:对于非乙型肝炎相关性肝病肝移植的受者,如术后新发 HBV 感染,其治疗方案首选 ETV 或 TDF/TAF,加用乙型肝炎免疫球蛋白的时机及方案同上。

6. 随访

(1)治疗过程中随访:抗病毒治疗过程中的定期监测是为了监测抗病毒治疗的疗效、耐药情况和不良反应,以及 HCC 发生,同时,监测受者依从性也是治疗的关键。

随访内容主要包括血常规,生物化学指标,病毒学和血清学标志物,HBV DNA 定量、HBsAg、HBeAg、抗-HBe,肝脏无创纤维化检测[肝硬度值(liver stiffness measurement;LSM)测定](每 3~6 个月检测 1 次);腹部超声和 AFP 水平(每 6 个月 1 次,肝硬化者每 3 个月 1 次);血肌酐水平、血磷水平、肾小管功能指标等(应用影响肾功能或骨代谢药物时每 6~12 个月检测 1 次)。

应用聚乙二醇干扰素 α(Peg-IFN-α)的患者:治疗的第 1 个月血常规检查每 1~2 周 1 次,稳定后血常规、生物化学指标检查每个月 1 次;甲状腺功能指标和血糖、HBV DNA 定量、HBsAg、HBeAg、抗-HBe 检测每 3 个月 1 次;LSM 测定每 6 个月 1 次,腹部超声和甲胎蛋白检测等无肝硬化者每 6 个月 1 次,肝硬化者每 3 个月 1 次,必要时做增强 CT 或增强 MRI 以早期发现 HCC。

同时还需要密切关注患者治疗依从性问题:包括用药剂量、使用方法、是否有漏用药物或自行停药等情况,确保患者已经了解随意停药可能导致的风险,提高患者依从性。

(2)抗病毒治疗结束后的随访:主要目的是评估抗病毒治疗的长期疗效,监测疾病进展,以及 HCC 的发生。因此,不论患者在抗病毒治疗过程中是否获得应答,在停药后前 3 个月内应每月检测一次生物化学指标、乙型肝炎血清病毒学标志物和 HBV DNA 定量;之后每 3 个月检测 1 次,1 年后每 6 个月检测 1 次。无肝硬化的患者需每 6 个月行 1 次腹部超声和 AFP 检测等;肝硬化患者需每 3 个月检测 1 次,必要时做增强 CT 或增强 MRI 以早期发现 HCC。

(二)HCV 感染

1. 临床表现 肝移植术后 HCV 再感染的临床表现较轻,几乎都会迁延为移植后慢性肝炎、肝硬化或肝衰竭,部分受者可进展为肝癌。

2. 辅助检查 丙型肝炎的主要检查方法包括血清生化检测、丙型肝炎抗体(抗-HCV)检测、丙型肝炎病毒 RNA(HCV RNA)检测以及肝脏病理学检查。血清 ALT 水平升高提示肝脏炎症反应;抗-HCV 检测是诊断丙型肝炎的最重要手段;HCV RNA 检测是检测血液中丙型肝炎病毒的实际存在情况,其灵敏度高;肝脏病理组织学检查对于丙型肝炎的诊断、衡量肝脏炎症和纤维化程度、评估药物疗效等均非常重要。

3. 诊断 当血清中检测到抗-HCV 和 HCV RNA 载量时,即可确诊。测定 HCV 基因型对选择抗 HCV 的治疗方案有指导意义。

4. 预防 对于终末期丙型肝炎肝硬化受者抗病毒治疗时间尚未明确,且不同的指南有所差别。对于 Child-Puph 评分是 B 级或 C 级的受者,预估等待时间较短,通常认为应先进行肝移植,在移植术后再进行抗病毒治疗。若预估等待时间超过 6 个月,可在移植前开始抗 HCV 治疗。

5. 治疗 根据《器官移植术后丙型肝炎病毒感染诊疗规范(2019 版)》,目前针对丙型肝炎的抗病毒治疗可以在肝移植前后的任何阶段进行,其治愈率可达到 98.6%。抗丙型肝炎治疗的常规疗程为 3 个月,对个别应答不佳者可延长疗程至 6 个月。主要治疗药物为:来迪派韦索磷布韦片、索磷布韦维帕他韦片、艾尔巴韦格拉瑞韦片。

6. 随访　在治疗过程中应定期监测血常规、生物化学指标和 HCV RNA,以及不良反应等。建议基线、治疗 4 周、治疗结束时、结束后 12 周评估肝肾功能、HCV RNA。未治疗或治疗失败的患者,以无创诊断方式每年复查 1 次、评价肝纤维化的进展情况。对于有进展期肝纤维化或肝硬化基础的患者,无论是否获得持续病毒学应答(sustained virologic response,SVR),每 3~6 个月复查 1 次腹部超声和 AFP。

二、巨细胞病毒感染

巨细胞病毒(cytomegalovirus,CMV)是条件致病病毒,可在机体内长期潜伏、等待时机,其感染人群范围较广,可通过多种途径传播,包括围生期垂直传播(母乳)、性接触(精液)、密切接触传播(口咽分泌物)和输血,还可以通过骨髓和实体器官移植进行医源性传播。在没有预防性抗病毒治疗的情况下,CMV 感染占整个病毒感染的 21.9%,肝移植后 CMV 的感染率为 25.0%~85.0%,而其中 18.0%~29.0% 的受者会发展为 CMV 病,其发病时间主要在移植术后的 1~3 个月内。肝移植术后 CMV 感染的危险因素包括供者血清学阳性而受者血清学阴性(D+/R-)、免疫抑制治疗和艾滋病毒感染等。

(一) 临床表现

肝移植术后 CMV 所致的常见临床疾病按其临床表现可以分为两种类型,CMV 病毒血症和 CMV 病。CMV 病毒血症往往无明显临床症状或表现,而 CMV 病有临床症状,包括 CMV 综合征(如发热、骨髓抑制、皮疹)和 CMV 侵袭肺脏、肝脏、胃肠道等引起的相应组织病变。CMV 感染对肝移植受者除了有 CMV 综合征及器官侵袭病变直接影响外,还存在间接影响,引起急性或慢性排斥反应、加速丙型肝炎的复发和其他机会感染如卡氏肺孢子虫、曲霉菌和白念珠菌感染等风险增加。

(二) 辅助检查

1. 实验室检查　CMV-IgM 和 CMV-pp65 抗原检测可作为 CMV 感染的快速诊断方法。实时荧光定量多聚核苷酸链式反应(real-time quantitative polymerase chain reaction,RT-qPCR)技术检测 CMV DNA 可明确 CMV 感染。也可行感染部位穿刺活检,如发现含有核内或胞质包涵体的巨细胞,即高度提示巨细胞病毒感染,但该方法特异性不高;也可对呼吸道肺泡灌洗液行高通量二代测序(next-

generation sequencing, NGS），筛查病原体。

（1）CMV-IgM/IgG 检查：CMV-IgM 阳性见于 CMV 感染急性期，是诊断 CMV 是否为活动性感染或近期感染的有效指标；CMV-IgG 阳性见于 CMV 感染慢性期，感染 2 周后至数年内持续阳性。

（2）CMV-pp65 检查：CMV-pp65 阳性见于 CMV 活动性感染，可通过间接免疫荧法检测，在临床症状出现前即可检测到，并且可作为 CMV 疗效观察指标。

（3）CMV DNA/RNA 检查：通过 RT-PCR 检测外周血、胆汁 CMV DNA/RNA 可明确 CMV 感染，与血清或血浆相比，全血样本灵敏度更高（表 4-6）。

（4）组织病理学检查：在感染部位穿刺活检，发现典型核内或胞质 CMV 包涵体的巨细胞，有助于 CMV 诊断。

（5）NGS 测序：针对可疑 CMV 肺炎感染，可获取肺泡灌洗液，采用 NGS 辅助诊断 CMV 肺炎。

表 4-6　CMV 相关实验室检查

CMV 聚合酶链反应检测（PCR）
外周血 CMV-核酸定量检测
临床诊断 CMV 感染或带毒状态（病毒复制 >10^3copies/ml 为阳性）
胆汁 CMV DNA 检测
诊断隐匿性胆道感染的重要手段
CMV 抗原检测
外周血白细胞 pp65 抗原负荷量的半定量试验
敏感度较高，样本处理要求高，在白细胞减少的受者中应用受限
CMV 血清抗体检测
CMV-IgG
1. 阳性仅提示既往隐性或显性 CMV 感染史，对临床 CMV 病的诊断价值不大
2. 移植前供者（D）及受者（R）血清 CMV-IgG 情况评估术后发生 CMV 病的风险程度依次为：$D^+/R^->D^+/R^+>D^-/R^+>D^-/R^-$
CMV-IgM
近期感染 CMV 的回顾性指标，有助于临床回顾性诊断
CMV 培养
体液病毒培养阳性
仅提示 CMV 在该部位发生过感染，不代表 CMV 病或 CMV 活动性感染
血清学抗体检测阴性 + 病毒培养阳性
提示 CMV 原发性感染

病理学活组织检查

典型的 CMV 包涵体

怀疑 CMV 病,但外周血 CMV DNA 阴性时(如某些胃肠道 CMV 病)、怀疑其他病理学改变(如移植物排斥反应)或者其他病原体,尤其是常规抗 CMV 治疗无效时,需要进行病理学活检

2. **影像学检查**　巨细胞病毒肺炎典型 CT 表现为双肺弥漫性毛玻璃阴影,可伴有双肺多发粟粒样小结节影(图 4-3)。

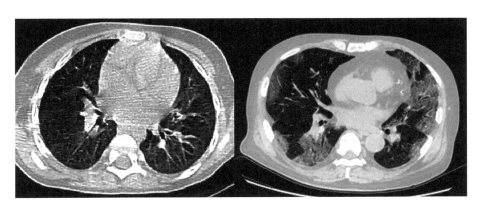

图 4-3　CMV 肺炎的影像学表现

双肺弥漫性毛玻璃阴影,多发粟粒样小结节。

(三)诊断

实验室检查是诊断实体器官移植术后 CMV 感染的主要依据。目前临床应用较为广泛的是 CMV-IgG、CMV-IgM 和 CMV DNA 检测。移植术后受者血清 CMV-IgM 阳性或 CMV-pp65 阳性即可诊断 CMV 感染。

(四)预防

CMV 感染的监控是肝移植术后管理的重要内容,需在术后立即启动。对巨细胞病毒再激活风险增加(如 CMV D$^+$/R$^-$、D$^+$/R$^+$ 或 D$^-$/R$^+$)的受者,移植后 3 个月内预防性使用抗病毒药物。最常用的药物是更昔洛韦和缬更昔洛韦,肾移植受者还可选择伐昔洛韦。心、肺移植受者可选择免疫球蛋白(IVIg、CMVIg)联合抗病毒药物使用,肝移植受者谨慎使用缬更昔洛韦。

(五)治疗

1. **CMV 病毒血症的治疗**　指受者定期进行实验室检验,监测 CMV 病毒血

症,当检测到病毒复制(血清中有 CMV DNA 或 CMV 抗原)时,立即开始抗病毒治疗。推荐药物为口服缬更昔洛韦或静脉滴注更昔洛韦,不推荐口服更昔洛韦、伐昔洛韦、膦甲酸钠与西多福韦。

2. CMV 病的治疗　一线抗病毒方案为静脉滴注更昔洛韦,待症状好转后可减半剂量或改口服,中重度患者可酌情减少免疫抑制剂用量(表 4-7)。巨细胞病毒免疫球蛋白的疗效尚存在争议。

表 4-7　CMV 治疗方案

治疗方案	给药方式	给药剂量	特点
更昔洛韦 (GCV)	口服	预防剂量:1 000mg,每天 3 次	抗 CMV 一线预防用药; 仅用于预防,不推荐用于治疗
	静脉滴注	预防剂量:5mg/kg,每天 1 次 治疗剂量:5mg/kg,每天 2 次	抗 CMV 一线预防用药,用于预防、抢先治疗和 CMV 病治疗
缬更昔洛韦 (VGCV)	口服	预防剂量:900mg,每天 1 次 治疗剂量:900mg,每天 2 次	抗 CMV 一线用药; 用药期间监测血常规和肝功能
伐昔洛韦 (VACV)	口服	2.0g,每天 1 次	仅用于肾移植,不推荐用于抢先治疗
膦甲酸钠 (FOS 或 PFA)	静脉滴注	60mg/kg,每 8h 一次或 90mg/kg,每天一次	二线治疗药物,不推荐用于预防和抢先治疗; 肾毒性大; 用于 UL97 突变型 GCV 耐药的 CMV 病治疗
西多福韦 (Cidofovir)	静脉滴注	诱导治疗:5mg/kg,每周 1 次,共 2 周; 维持治疗:5mg/kg,每周 1 次,2 个疗程后改为每 2 周 1 次	抗 CMV 三线治疗药物,不推荐用于预防和抢先治疗; 肾毒性大; 用于 UL97 突变型 GCV 耐药的 CMV 病治疗

三、EB 病毒感染

EB 病毒(Epstein-Barr virus,EBV)主要感染人类口咽部的上皮细胞和 B 淋巴细胞,与鼻咽癌、移植后淋巴增殖性疾病(post-transplant lymphoproliferative disorder,PTLD)、淋巴瘤、传染性单核细胞增多症等密切相关。患者和病毒携带者都是本病的传染源。EB 病毒可长期潜伏在人体淋巴组织中,当机体免疫功能低下时被激活,尤其对于成年肝移植受者,EB病毒感染的形式多数是体内EB病毒的激活,而不是外源性感染。

（一）临床表现

EB病毒感染可无任何临床症状,也可表现为发热、乏力、渗出性咽炎、淋巴结肿大、肝脾大等。实验室检查可见白细胞、淋巴细胞增多,特别是单核细胞和异型淋巴细胞增多,同时伴有转氨酶及胆红素升高,以胆红素水平升高更常见。

（二）辅助检查

1. 实验室检查　EB病毒感染的实验室检查主要包括血清学抗体检测,组织病原检测、病毒核酸检测、血常规及骨髓检测等（表4-8）。

表4-8　实验室检查

血清学抗体检测
EBV 特异性抗体
1. 如早期抗原（early antigen,EA）、病毒衣壳抗原（viral capsid antigen,VCA）-IgA、VCA-IgM、VCA-IgG 等;
2. 可用于判断移植前供、受者 EBV 血清学状态,以评估 PTLD 的发生风险。
组织病原检测
原位杂交方法
1. 如 EB 病毒编码的小 RNA（EBV-encoded small RNA,EBER）原位杂交等;
2. 直接检查病变组织或细胞中 EB 病毒感染情况,具有较高的灵敏度和特异度。EBER 原位杂交检测 EBV 感染细胞更敏感。
病毒核酸检测
荧光定量聚合酶链反应 PCR
1. 监测 EB 病毒 DNA 载量;
2. 对于 EB 病毒相关的 PTLD 诊断、了解疾病状态及疗效判断具有指导意义。
血常规及骨髓检测
异形淋巴细胞及单个核样淋巴细胞、外周血细胞等
1. 外周血中异形淋巴细胞及单个核样淋巴细胞增多对诊断传染性单核细胞增多症样 PTLD 有重要意义;
2. PTLD 累及骨髓时可出现外周血细胞减少（少数受者白细胞数增多）。

2. 影像学检查　EB病毒感染可涉及全身多个部位,可根据需要采用CT、PET-CT、MRI、消化道内镜等检查（表4-9）。

表 4-9　影像学检查

影像学评估

颈、胸、腹及盆腔 CT 扫描

用于明确病变范围

正电子发射计算机体层显像仪（PET-CT）检查

进一步明确病变的范围及性质

头颅 MRI

如有头痛、局灶神经系统异常表现或视力改变者应尽早检测

消化道内镜检查

如有消化道出血、持续腹泻、原因不明的腹痛、消瘦等症状，应及时检查

（三）诊断

EBV 感染的诊断主要依靠实验室检查及相应的临床表现。

（四）治疗

目前 EB 病毒感染尚无特效药物治疗，抢先治疗策略包括减/停免疫抑制剂（reduction in immunosuppression，RIS）、抗病毒治疗及过继免疫疗法。EB 病毒相关 PTLD 的最佳治疗方法尚未确定，RIS 作为一线治疗方法，可使部分早期病变、病灶局限的病例获得完全缓解，但多数仍需要联合其他治疗方法，包括局部治疗（手术切除、局部放疗）和多种系统治疗（抗 B 细胞单克隆抗体、细胞毒性化疗方案、抗病毒药物、过继免疫疗法）。参考《中国肝癌肝移植临床实践指南（2021版）》等，结合临床经验及大量文献，有关 EB 病毒相关 PTLD 的最佳治疗，本书作如下推荐。

- RIS 作为一线治疗方法，可使部分早期病变、病灶局限的病例获得完全缓解，但多数仍需要联合其他治疗方法，尤其对已发展至淋巴瘤的病例，需积极进行包括局部治疗（手术切除、放射治疗等）和多种系统治疗（利妥昔单抗、化疗等）在内的手段（表 4-10）。
- 在 RIS 的初始阶段，应至少减少 CNIs（CsA 或 TAC）剂量的 50% 和停用抗代谢药物（硫唑嘌呤或 MPA 类药物）。RIS 会增加移植器官发生排斥反应的风险。
- 治疗反应通常在减少免疫抑制治疗后 2~4 周内出现，观察时间一般不超过 4 周，如受者未获得完全缓解，应进行其他治疗。
- 对于不能减少免疫抑制剂剂量或进展迅速的病例，应即刻施行其他治疗。

表 4-10　EB 病毒治疗方案

方案	作用靶点	优点	缺点
减/停免疫抑制剂	T 细胞	早期病变高反应率；有抢先治疗作用	需要时间；对侵袭性病变效果差；器官排斥风险
手术与放射治疗	B 细胞	快速缓解症状	仅限于早期（Ⅰ期）疾病或姑息治疗
化疗	B 细胞	高反应率	治疗相关毒性副作用较强
利妥昔单抗（RTX）	B 细胞	高反应率；毒性相对小；用于抢先治疗	仅用于 $CD20^+$ PTLD；可致特异性副作用（进展性多发性白质脑病、低免疫球蛋白血症、病毒激活）
抗病毒	EB 病毒	与病毒胸腺苷激酶诱导剂联合	单方治疗无疗效（EB 病毒 PTLD 中缺乏病毒胸腺嘧啶激酶表达）；仅用于 EB 病毒阳性病例中
过继免疫疗法	EB 病毒特异性 T 细胞	对难治性 PTLD 可能有效；迅速发展的领域	仅用于 EB 病毒相关病例；耗时长、成本高；仅适用于 T 细胞来源的 PTLD

（五）预防与随访

移植术后 EBV 感染重在预防，对 PTLD 发生高风险人群（尤其是 EBV D^+/R^-），需进行 EBV 病毒载量监测，监测策略详见表 4-11。

表 4-11　EBV 病毒载量监测策略

监测频率

术后 1 个月内：每周 1 次

术后 2~6 个月内：每个月 1 次

术后第 9、12 个月：各 1 次

急性排斥反应治疗后：增加 1 次

术后 1 年以后：不再需要常规检测

在疾病完全缓解后，仍应常规进行随访。前半年，EB 病毒载量可每 1~2 周监测 1 次，以评估病毒复制水平；影像学检查可每 2~3 个月监测 1 次，半年后可适当延长监测时间,以评估累计脏器情况。

四、人类细小病毒 B19 感染

(一) 概述

人类细小病毒 B19(human parvovirus B19,HPV B19)对移植肝有直接细胞毒作用,肝移植术后 HPV B19 感染可能源自以下 3 种途径:①受者来源,受者处于亚临床感染状态,术后免疫功能降低,HPV B19 再燃;②供者来源,供者处于 HPV B19 活跃期;③血液和/或血液制品来源。

(二) 临床表现

对于免疫功能正常者,HPV B19 感染多无症状或症状轻微,肝移植受者感染 HPV B19 后,临床表现多为发热伴进行性贫血,可导致肝移植受者术后纯红细胞再生障碍性贫血(pure red cell aplasia,PRCA),由于严重贫血而出现乏力、极度倦怠甚至呼吸困难等症状。

(三) 诊断方法

1. 组织病理学检查　骨髓穿刺活检发现红细胞生成突然停止,网织红细胞数量下降,重度贫血,红系增生明显降低,粒系及巨核系比例正常。

2. 免疫学检查　HPV B19-IgM 在感染初期即可出现,持续约 2~3 个月。

(四) 诊断标准

HPV B19 感染主要通过实验室检查和影像学检查确诊。

(五) 治疗

HPV B19 感染尚无特效抗病毒药物,目前主要治疗措施为大剂量静脉注射免疫球蛋白(intravenous immunoglobin,IVIg)冲击治疗,400mg/(kg·d),连续应用 5~10 天。同时根据受者免疫功能调整免疫抑制方案,通常将他克莫司减量,或者更换他克莫司为环孢素,但调整免疫抑制方案时需平衡发生排斥反应的风险;积极补充造血原料,给予吸氧、输血等对症支持治疗。肝移植术后感染诊治流程见图 4-4。

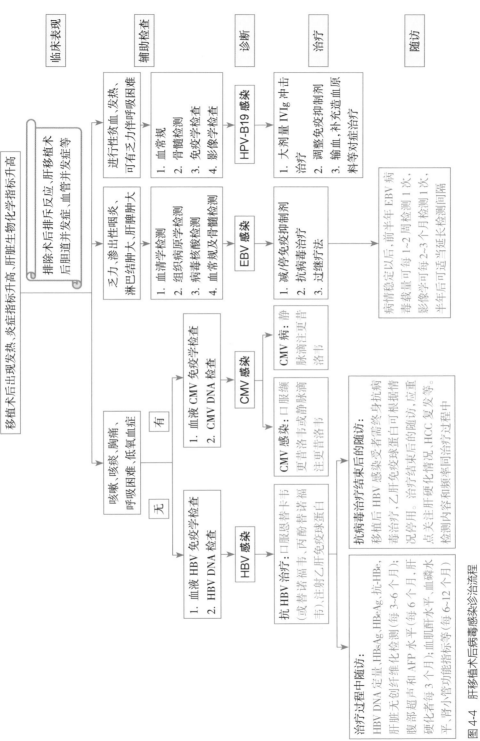

图 4-4 肝移植术后病毒感染诊治流程

注:HBV,乙型肝炎病毒;CMV,巨细胞病毒;EBV,Epstein-Barr 病毒;HPV-B19,人类细小病毒 B19;IVIg,静脉注射免疫球蛋白;HBsAg,乙型肝炎表面抗原;抗-HBe,乙型肝炎 e 抗体;AFP,甲胎蛋白;HCC,肝细胞肝癌。

第五节 真菌感染

真菌感染可发生在肝移植术后任何时期，主要集中在移植术后 2 个月内。肝移植术后常见真菌感染的病原体包括假丝酵母菌属、曲霉菌属、隐球菌属等。根据 2019 年中华医学会器官移植学分会制定的《器官移植受者侵袭性真菌病临床诊疗技术规范》，我国肝移植术后真菌感染发生率为 18.8%，其中白假丝酵母菌感染占 55.2%，非白假丝酵母菌占 26.4%，曲霉菌占 18.4%，另有少部分隐球菌及耶氏肺孢子菌。不同部位感染的菌属略有不同，呼吸系统、泌尿系统、消化系统及血液系统以假丝酵母菌较为常见，而中枢神经系统以曲霉菌感染更为常见。肝移植术后真菌感染死亡率明显高于细菌和病毒感染。

一、假丝酵母菌感染

（一）概述

在年龄较大、免疫抑制状态、糖皮质激素和广谱抗菌药物治疗、中心静脉导管置入、肠外营养、长时间重症监护、中性粒细胞减少症、糖尿病及肾衰竭等情况下，肝移植受者易感染假丝酵母菌，常见的感染部位有肺部、腹腔以及血液等，其中绝大多数为白假丝酵母菌感染。

（二）临床表现

假丝酵母菌感染包括浅表皮肤黏膜感染和侵袭性感染。特定解剖部位的假丝酵母菌皮肤黏膜感染可出现相应的临床症状和体征，口腔和/或食管表现为局部疼痛、吞咽困难等，腹腔表现为腹部不适、腹水等，肺部表现为咳嗽、咳痰、胸闷、呼吸困难等。

侵袭性假丝酵母菌病是由假丝酵母菌属的真菌侵入人体组织、血液，并在其中生长繁殖导致组织损伤、器官功能障碍引起的一种疾病。这种感染通常发生在免疫系统受损或抵抗力低下的个体身上，如重病患者、免疫抑制患者、接受器官移植的受者或长期使用抗生素的人。临床可仅表现为实验室感染指标异常，如白细胞计数升高，也可出现感染性休克，严重者可表现为发热、低血压、少尿和多器官功能障碍。

（三）辅助检查

1. 实验室检查

（1）病原学检验：通常在无菌部位培养到假丝酵母菌，或者组织活检标本通过组织化学或细胞化学方法检获假丝酵母菌细胞或假菌丝，可明确诊断。

（2）NGS检测：支气管肺泡灌洗液（bronchoalveolar lavage fluid，BALF）高通量测序。

（3）特殊检验：1,3-β-D-葡聚糖检测试验（G试验），对于念珠菌血症，该试验是首选检查方法。G试验阳性提示有感染可能性，但阳性率及特异性不高。BALF高通量测序具有相对较高的灵敏度和特异度。

2. 影像学检查　常无特异性表现，肺炎时可表现为双肺多发结节、斑片状或融合性实变区（图4-5）、磨玻璃样渗出影及光晕征。

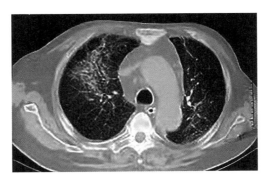

图4-5　假丝酵母菌肺炎CT表现（结节、斑片状或融合性实变）

（四）诊断

假丝酵母菌感染的早期诊断和治疗对于降低受者病死率非常重要，其诊断金标准是无菌培养液中培养出假丝酵母或病理组织中观察到病原体。

（五）治疗与预防

三唑类、棘白菌素类以及多烯类可用于治疗假丝酵母菌感染。对于轻度口咽假丝酵母菌病，可以考虑使用制霉菌素进行局部涂抹治疗，而对于中重度感染，建议采用全身性的三唑类药物，如氟康唑等。针对食管假丝酵母菌病，可以口服或静脉滴注氟康唑进行治疗。对于泌尿生殖系统的假丝酵母菌病，如果出现症状，可考虑口服或静脉滴注氟康唑治疗。假丝酵母菌引起的肺炎情况下，治疗方案包括口服或静脉滴注氟康唑。《器官移植受者侵袭性真菌病临床诊疗技术规范（2019版）》推荐，对具有1~2个危险因素的受者需要推荐预防性抗假丝酵母菌治疗。

● 治疗方案：口服氟康唑400mg/d，对无法口服药物的受者采用静脉给药，但如果非白假丝酵母菌感染率较高或受者不耐受氟康唑，应予以棘白菌素类药物或两性霉素B脂质体。假丝酵母菌预防应持续2~4周，或持续至危险因素消失。

二、曲霉病

（一）概述

曲霉病（aspergillosis）是由曲霉菌引起的一种感染性疾病。曲霉菌属于丝状真菌，广泛分布于自然界，是一种常见的条件致病性真菌。肝移植术后曲霉菌感染的危险因素包括免疫抑制、围手术期肾功能损伤、长期高胆红素血症、长时间使用广谱抗菌药物、多次手术等。侵袭性曲霉菌的常见感染途径决定了肺炎是肝移植术后曲霉感染的最常见临床表现。

（二）临床表现

曲霉菌最常侵犯支气管和肺，也可累及鼻窦、外耳道、眼、骨骼、中枢神经系统、心内膜等少见部位，病情严重者可出现血流感染。常见感染部位与临床表现如下：

1. 肺曲霉病（pulmonary aspergillosis）和曲霉菌性支气管炎　可出现发热、咳嗽、咳痰、咯血、胸闷等临床表现。

2. 急性鼻窦炎（acute sinusitis）或急性暴发性鼻窦炎（acute fulminant sinusitis）　可出现发热、乏力、头面部疼痛及视力减退、复视和视力丧失甚至昏迷等症状。鼻腔有颗粒状、浆液性或血性分泌物，鼻甲和鼻中隔上可见深色的痂皮，甚至出现鼻中隔和腭部穿孔的症状。此外，还可能存在突眼，眼球活动障碍。

3. 中枢神经系统曲霉菌感染　早期可无明显临床症状，随着病情进展可能出现低热、头痛等症状。

4. 其他　偶有报道累及椎体、心内膜、冠脉的个案，若累及椎体则出现明显疼痛症状，累及冠脉则表现为心肌梗死的临床表现。

（三）辅助检查

1. 实验室检查

（1）组织病理学检查：具有较高的检出率。镜检可发现典型的曲霉菌菌丝或球形体（非酵母菌的丝状真菌），有助于确诊。

（2）病原学检查：免疫荧光染色可清晰显示曲霉菌菌丝，且可以快速获得结果。G 试验及 GM 试验（曲霉菌特异性抗原检测，曲霉半乳甘露聚糖检测）的特异性较低，血培养的阳性率有限。

（3）其他检查：近年来，高通量测序方法的应用也有助于曲霉菌感染的诊断。可疑感染组织活检标本、体液以及支气管肺泡灌洗液（BALF）均可进行高通量测序检查。

2. 影像学检查

（1）肺曲霉病：胸部 CT 检查可显示密度增高的、边界清晰的病变，伴随或不伴晕轮征，可能出现空气新月征、空洞、楔形或大叶性实变（图 4-6）。如临床怀疑病灶靠近大血管，推荐使用增强 CT。当结节病灶位于大血管附近时，需要更频繁的监测。

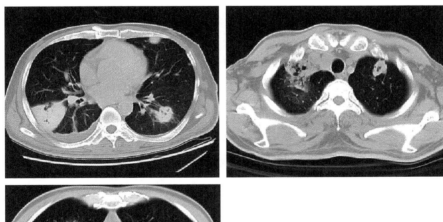

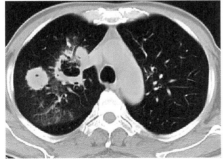

图 4-6　肺曲霉病影像学表现
病灶致密，边界清楚，部分病灶呈现空洞、楔形或大叶性表现。

（2）曲霉菌性鼻窦炎：早期局部 CT 表现为鼻窦黏膜增厚，通常无气-液平面。晚期可进展至骨质破坏。

（3）中枢神经系统曲霉菌感染：影像学上呈局灶性病变，MRI 或 CT 可见脑膜强化。

（4）曲霉菌性支气管炎：在支气管镜下可见气管及支气管溃疡、结节、假膜、斑块或焦痂。

（四）诊断

曲霉病通常通过病变器官的活检标本和组织病理学检查来诊断。支气管肺泡灌洗液 GM 试验是实体器官移植术后曲霉感染首选的检测手段。支气管肺泡灌洗液 GM 试验联合胸部 CT 和培养结果是诊断曲霉感染的推荐手段，标准化的支气管肺泡灌洗液中曲霉 PCR 阳性联合胸部 CT 和培养结果也可以诊断侵袭性曲霉感染。至于中枢神经系统曲霉感染的诊断，仍需联合脑脊液培养结合典型的头颅 CT 或 MR 影像结果。

（五）治疗

治疗肺曲霉病需早期治疗，避免出现严重并发症，可根据受者的具体情况来制定个性化的治疗方案。

1. 调整免疫抑制剂　抗曲霉菌治疗的过程中，应减/停免疫抑制剂。三唑类药物与环孢素 A、他克莫司和西罗莫司存在相互作用，通常在开始治疗时即要将免疫抑制剂用量减少至 1/3，且必须密切监测免疫抑制剂浓度并及时调整免疫抑制剂用量。

2. 抗真菌治疗　肝移植术后曲霉菌感染应尽早开始抗真菌治疗，首选三唑类药物伏立康唑。对于存在伏立康唑毒副作用或伏立康唑不耐受的受者可给予泊沙康唑，建议使用较新的片剂制剂或静脉制剂。两性霉素 B 是三唑类药物无法给药时的选择。如受者对三唑类药物治疗效果不明显，需进行唑类药物浓度的监测。病情严重者，在保证伏立康唑有效浓度基础上，加用棘白菌素类药物治疗。

3. 手术治疗　抗真菌治疗至少持续 3 个月，必要时可行手术治疗、支气管镜清除坏死组织，减少曲霉菌定植。

4. 伴有其他器官的曲霉病治疗　中枢神经系统感染应首选易于通过血脑屏障的伏立康唑。感染性心内膜炎受者需早期手术干预并联合抗真菌治疗，以防止发生栓塞并发症和瓣膜功能失代偿。在手术置换感染受累瓣膜后,应考虑进行终身抗真菌治疗。曲霉菌感染导致的骨髓炎和关节炎受者,建议进行手术干预联合伏立康唑治疗。

三、隐球菌病

(一) 概述

隐球菌是一种在土壤、树木和鸟粪中存在的真菌。肝移植受者感染来源主要包括吸入酵母或孢子形式的隐球菌,或来源于供者。隐球菌病是典型的迟发感染,发病中位时间为移植术后 16~21 个月。使用免疫抑制剂与淋巴细胞抗体(如阿仑单抗和抗胸腺细胞球蛋白)是隐球菌感染的重要危险因素。

(二) 临床表现

肝移植受者的隐球菌病的临床症状无特异性,不同感染部位临床表现不同,常见感染部位为脑、肺等。隐球菌性脑膜炎可出现发热、头痛、畏光、颈项强直、精神状态改变等,累及中枢神经系统者易导致菌血症;肺部感染的临床表现多样,可表现为从无症状定植到重症肺炎伴呼吸衰竭,症状包括发热、畏寒、咳嗽、盗汗、呼吸困难和体重减轻等;皮肤隐球菌病多数病变位于下肢,可表现为蜂窝织炎、丘疹、结节或溃疡性病变;全身结缔软组织、前列腺、肝脏、肾脏、骨骼和关节等器官偶有累及。

(三) 辅助检查

1. **实验室检查**　脑脊液、血液、尿液、BALF 或其他组织涂片、培养和苏木精-伊红(hematoxylin-eosin,HE)染色等检查。使用 HE 染色时可见新型隐球菌呈淡红色,为圆形或卵圆形,单芽,厚壁,可见有折光性的胶质样荚膜(图 4-7),其中墨汁染色阳性是其特征性诊断依据。如怀疑受者有中枢神经系统感染者必须行腰椎穿刺检查。脑脊液和血清中隐球菌荚膜抗原(乳胶凝集试验)的检测是诊断的首选方法。即使脑脊液隐球菌抗原结果阴性也不能完全排除隐球菌感染。

2. **影像学检查**　肺部隐球菌病影像学表现通常是孤立的单个或多个结节,也可表现为肿块性病变、肺叶实变或积液(图 4-8)。而隐球菌引起的脑膜炎通常无明显影像学改变。

(四) 诊断

从临床标本中鉴定出隐球菌的病原体可以确立隐球菌病的诊断。

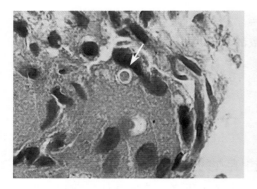

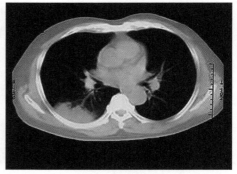

图 4-7　隐球菌病病理学表现
圆形,单芽,厚壁,胶质样荚膜(如箭头所示)。

图 4-8　隐球菌病影像学表现
肿块性病变。

（五）治疗

肝移植术后隐球菌病的治疗重点是确定感染的部位和程度,明确是局灶性感染还是侵袭性感染,以及是否累及中枢神经系统,从而决定抗真菌药物的选择和治疗持续时间。药物治疗常分为以下 3 个阶段:

（1）诱导治疗:两性霉素 B 脂质体 0.7~1.0mg/（kg·d）或者联用氟胞嘧啶100mg/（kg·d）,疗程为 2 周。联合使用唑类药物时,必须密切监测免疫抑制剂的血药浓度,及时调整剂量。

（2）巩固治疗:氟康唑 400~800mg/d,疗程为 8 周。

（3）维持治疗:氟康唑 200mg/d,疗程为 6~12 个月。

局灶性肺部感染或无症状患者偶然发现的肺部感染采用氟康唑 400mg/d 治疗,疗程为 6~12 个月。

四、耶氏肺孢子菌肺炎

（一）概述

耶氏肺孢子菌,原名卡氏肺孢子虫,通过空气传播,是肝移植受者的一种机会性感染源。实体器官移植受者发生感染的风险约为 5.0%~15.0%。发生耶氏肺孢子菌肺炎的风险在肝移植术后的前 6 个月最高。其发病的危险因素有糖皮质激素治疗、淋巴细胞抗体治疗、高龄等。

（二）临床表现

临床表现取决于受者现有或潜在的疾病、免疫抑制状态以及感染的持续时间等因素。耶氏肺孢子菌肺炎（Pneumocystis jiroveci pneumonia）的主要表现为发热、咳嗽，多为干咳，痰量不多，部分患者以高热为主，重症患者可伴有进展迅速的、严重的呼吸困难及低氧血症，出现呼吸衰竭。

（三）辅助检查

1. 实验室检查

（1）高通量测序：耶氏肺孢子菌肺炎可通过 BALF、痰、经支气管或开放性肺活检获得的样本来进一步确定，对活检样本进行高通量测序是目前有效的诊断手段。

（2）病原学检查：呼吸道标本涂片进行六胺银染色可见囊内小体或孢子和滋养体可以确诊。而任何单一呼吸道标本的阴性涂片均不能用来排除耶氏肺孢子菌感染。

2. 影像学检查　耶氏肺孢子菌肺炎典型的胸部 CT 显示弥漫性间质性病变。早期耶氏肺孢子菌肺炎表现为细密的、双侧的、肺门周围的弥漫性浸润，继而进展为间质性肺炎，常常从肺门区域浸润扩散到根尖或基底部（图 4-9）。不典型的影像学表现为结节、单侧浸润、胸腔积液、气胸、淋巴结肿大或肺叶实变。

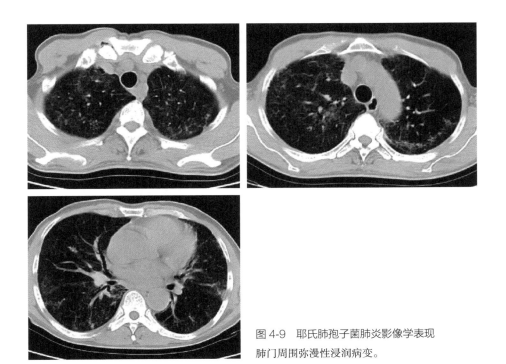

图 4-9　耶氏肺孢子菌肺炎影像学表现
肺门周围弥漫性浸润病变。

（四）诊断

耶氏肺孢子菌极难培养，需通过临床症状和影像学检查进行诊断，并通过病理进行确认。

（五）治疗

治疗耶氏肺孢子菌肺炎的关键是早期诊断和治疗。如出现呼吸困难、持续咳嗽、发热等，应尽早进行详细的临床评估和实验室检查，以确诊并制定适当的治疗方案。主要治疗措施如下：

1. **复方磺胺甲噁唑片**　推荐剂量为每次磺胺甲噁唑 18.75~25mg/kg，甲氧苄啶 3.75~5mg/kg，每日 4 次。对于高危受者，如使用大剂量糖皮质激素的受者，建议每日 1~2 片（每片 400mg/800mg）的预防用药。

2. **糖皮质激素**　糖皮质激素治疗耶氏肺孢子菌肺炎的最佳剂量尚未确定，但建议成人每次使用 40~60mg 波尼松（强的松），每日 2~3 次，持续 5~7 天，然后逐渐减量，以避免病情反复。糖皮质激素对重症患者有一定效果，尤其对于动脉氧分压低于 70mmHg（1mmHg=0.133kPa）的受者，糖皮质激素治疗应尽早考虑，以获得最大效益。

3. **其他药物治疗**　在严重感染中，可以考虑喷他脒或阿托伐醌。而棘白菌素仅对囊虫阶段有效。治疗后，受者需要定期随访和监测，以确保感染已得到控制，避免感染的再次发生。

第六节　寄生虫感染

由于术后需要长期应用免疫抑制剂，肝移植受者可能会面临寄生虫感染问题。一旦感染，将对受者构成致命威胁。

在中国，最常见的寄生虫感染包括血吸虫、杜氏利什曼原虫和弓形虫等。肝移植受者感染寄生虫的途径有 4 种：①受者体内已休眠的寄生虫重新激活；②移植器官来自带有寄生虫感染的供者；③寄生虫的寄生阶段通过输血传播；④移植后新感染寄生虫。

寄生虫感染大多情况下是地方性疾病。因此，对于移植手术后新发的寄生虫感染，寄生虫病高发地区的旅行史是重要危险因素。而对于那些已经患有寄生虫感染，而在接受移植手术后再次出现感染的受者来说，免疫抑制剂的使用是主要的危险因素。

一、血吸虫

（一）概述

血吸虫是吸虫纲复殖目裂体科血吸虫属寄生虫,又称裂体吸虫。血吸虫是寄生在血管中的一类吸虫,寄生于人体的血吸虫主要有曼氏、埃及及日本血吸虫 3 种,在中国流行的是日本血吸虫。血吸虫病是世界第二大寄生虫病,全球范围内每年造成约 20 000 人死亡。人们常因为接触淡水中的血吸虫尾蚴而感染。肝移植术后因为免疫受到抑制,所以易感染血吸虫,血吸虫感染一般预后良好。

（二）临床表现

急性血吸虫病往往是人们在短期内接触含有大量尾蚴的水体所致,常发生于对血吸虫无免疫力的初次感染者,亦可发生于再次感染大量尾蚴的慢性甚至晚期血吸虫病患者。急性血吸虫病的主要症状以发热为主,还可以出现食欲减退、恶心呕吐、腹泻、脓血便等消化道症状;9% 以上患者伴有肝脏肿大,压痛明显;肺部表现大多轻微,主要为干咳、少痰。

（三）辅助检查

1. 实验室检查

（1）血常规检查:急性期患者外周血嗜酸性粒细胞显著增多为其主要特点。白细胞总数多为（10~30）× 10^9/L,嗜酸性粒细胞一般占 20%~40%。

（2）粪便检查:从粪便中检出虫卵或孵出毛蚴为确诊本病的依据。一般采用改良加藤厚涂片法、尼龙绢集卵孵化法,需反复多次检查以提高检出率。一般急性期检出率较高。

（3）肝功能试验:急性期患者血清 γ 球蛋白增高、ALT 轻度增高。

（4）免疫学检查:此方法对血吸虫病的诊断具有较高的灵敏度和特异度。可采用单抗斑点酶联免疫吸附试验检测急血吸虫病患者血清循环抗原,间接血凝试验、酶联免疫吸附试验、环卵沉淀试验等检测抗体。

2. 影像学检查

（1）超声检查:可判断肝纤维化的程度,确定肝、脾、门静脉大小及有无腹水,并可定位行肝穿刺活检。

（2）CT检查：可显示晚期患者肝包膜增厚、钙化及肝纤维化等特异性图像，重度纤维化可表现为龟背样图像。CT检查也有助于肝血吸虫病的影像学分型诊断。

（四）诊断

根据WS 261-2006血吸虫病诊断标准，血吸虫病诊断依据流行病学史、临床表现及实验室检查结果。

诊断依据：发病前2周至3个月有疫水接触史，同时临床出现以发热、肝脏肿大及周围血液嗜酸性粒细胞增多，伴有肝区压痛、脾大、咳嗽、腹胀及腹泻等症状的受者可诊断为急性血吸虫病的疑似病例。若满足疑似病例条件后，经实验室检查满足以下5种试验至少一种反应阳性：①间接红细胞凝集试验；②酶联免疫吸附试验；③胶体染料试纸条法试验；④环卵沉淀试验；⑤斑点金免疫渗滤试验或吡喹酮试验性治疗阳性的受者为急性血吸虫病的临床诊断病例。若满足疑似病例条件时，经粪检找到血吸虫虫卵或毛蚴的受者为急性血吸虫病的确诊病例。

（五）治疗

1. 支持对症治疗　包括补充维生素、液体、钾等，维持水电解质平衡；高热或中毒症状严重者，可加用糖皮质激素，以增进退热效果和改善病情；并发感染者，及时使用抗生素等。

2. 病原治疗　吡喹酮剂量：成人120mg/kg体重，儿童140mg/kg体重，6天疗法，每天总剂量分3次服。其中二分之一剂量在第1、2天分服完，另二分之一在第3~6天分服完。吡喹酮治疗见效快，轻型病人在服药1个疗程后2~4天内，体温即可降至正常；中型或重型病人需治疗1周或更长时间，体温才降至正常。约50%的病人于服药后当天可发生伴有寒战、高热等类赫克斯海默反应，体温可比治前升高1℃左右，出现体温"反跳"现象。对经一个疗程治疗后仍不退热者，如无其他原因，可在停药2周后重复1个疗程。对未经治疗体温已降至正常的急性血吸虫病人，可按慢性血吸虫病疗法调整吡喹酮用量。

二、利什曼原虫

（一）概述

利什曼病是以沙蝇为传播媒介的一种寄生虫病，每年约有50万个新发病例和 5 000 个死亡病例。该病潜伏期很长,肝移植术后潜伏感染重新激活和新感染的情况均存在。大多数免疫能力正常的患者感染后常无明显症状,而免疫功能低下的患者则症状较为明显。我国的利什曼病以内脏利什曼病为主。

（二）临床表现

内脏利什曼病可表现为缓慢发展的病程,潜伏期 10 天~1 年不等,可出现长期不规则发热伴畏寒、寒战,肝脾大,渐进性贫血,淋巴结肿大及消耗症状;面部、四肢及腹部皮肤颜色变深,故名"黑热病"。少数病例起病时,可突然出现畏寒、发热,体重迅速下降,易出现溶血性贫血、急性肾功能不全和黏膜出血等并发症。如内脏利什曼病未经治疗,病死率超过 90%。

（三）辅助检查

1. 血常规检查　首先通过血常规及血清蛋白检查确认受者有无贫血及三系下降。骨髓象提示白细胞毒性变、巨核细胞成熟障碍、缺铁性贫血,而外周血多克隆性丙种球蛋白显著升高则为其特征性的实验室检查特点之一。

2. 病原学检查　骨髓、淋巴结和脾脏穿刺液镜检仍是内脏利什曼病最可靠的确诊方法。通过吉姆萨染色可见细胞质呈淡蓝色,细胞核和动基体呈紫色的无鞭毛体。脾脏穿刺液诊断价值最高(特异度和灵敏度均 >90%),其次为骨髓(灵敏度 53%~86%)和淋巴结(灵敏度 53%~65%)。皮肤病灶镜检或培养灵敏度较低(15%~70%),结合免疫荧光技术可提高检出率。

3. 免疫学检查　血清学检查是目前诊断利什曼病,尤其是内脏利什曼病的重要方法,其中以基于 rK39 抗原的快速检测应用最为广泛。乳胶凝集试验(latex agglutination test)检测尿中原虫抗原特异性较好。

（四）诊断

有流行病史,同时临床表现为长期不规则发热、脾脏进行性肿大、肝脏轻度或中度肿大、白细胞计数降低、贫血、血小板减少或有鼻出血及齿龈出血等症状的受者为利什曼病的疑似病例。在前者的基础上,推荐对疑似病例患者进行血清学检查,血清学检查阳性的患者为临床诊断病例。在疑似病例的基础上,可直接进行病原学检查,发现利什曼原虫即为确诊病例。血清学检查阴性的疑似病例,推荐进行病原学检查,若病原学阳性,亦可确诊利什曼病。

（五）治疗

对于全身性的利什曼原虫感染,全身性应用抗利什曼原虫药物是唯一的选择,必要时可以考虑脾切除以缓解病情。对于脾功能亢进严重、确有必要行脾切除的患者,在充分评估手术风险与脾切除获益之后可以行脾切除。

《中国利什曼原虫感染诊断和治疗专家共识》对利什曼病的治疗方案推荐如下:

- 葡萄糖酸锑钠六日疗法:成人总量 120~150mg 锑/kg,儿童总量 200~240mg 锑/kg,平分 6 次,每日肌内或静脉注射一次,6 天为一疗程。在治疗过程中,如病人出现高热、鼻衄、呼吸加速或剧烈咳嗽和脾区疼痛等副反应,可停止注射数日,待症状缓解后再继续注射,药物总量可与先前注射的合并计算。如果白细胞计数突然减少,粒细胞降至 20% 以下,可考虑为白细胞缺乏症,应立即停药,进行对症治疗,待恢复后再使用锑剂治疗利什曼病。
- 葡萄糖酸锑钠三周疗法:此法适用于体质差或病情较重的患者。成人总量 135mg 锑/kg,儿童总量 200mg 锑/kg,平分 6 次,每周肌内或静脉注射 2 次,三周完毕一疗程。

三、弓形虫

(一) 概述

弓形虫病是一种在全世界范围内广泛分布的机会性人畜共患病,猫是最终宿主。北美和欧洲人的血液检查中发现抗弓形虫抗体的比例较高,在中国,弓形虫携带或感染相对少见。肝移植术后弓形虫感染可以通过移植器官传播,也可以是再激活和新获得感染。

(二) 临床表现

免疫功能受损者在发生急性感染或潜伏感染的激活时,淋巴结病变多不明显,而易出现中枢神经系统受累等全身播散性感染。

1. 中枢神经系统病变 可表现为脑炎、脑膜炎或脑膜脑炎、脊髓炎、癫痫发作、精神障碍。亚急性或急性起病,可有发热、头痛、喷射样呕吐、不同程度的意识障碍、运动障碍、感觉异常、癫痫、视力障碍、失语等。脑膜刺激征可阳性,并可出现定位体征。

2. 肺部弓形虫病 多为间质性肺炎改变表现。

3. 眼部弓形虫病 主要表现为视网膜脉络膜炎,可反复发生。急性炎症期主要表现为眼痛、视物模糊、畏光和流泪。炎症缓解后局部留下瘢痕,常累及黄斑,出现盲点、视力下降,可并发视网膜脱落、脉络膜新生血管形成、青光眼。

（三）辅助检查

弓形虫检查包括病原学检查以及免疫学检查。其中,病原学检查以直接涂片为主,这种方式对诊断弓形虫具有重要的意义。除了进行病原学检查以外,还可以进行免疫学检查,即针对弓形虫的抗体的检测。如果弓形虫抗体 IgM 阳性,提示近期感染,如果 IgG 阳性提示既往感染。另外,还可以检测血清和体液中的弓形虫循环抗原。若检出血清中存在 0.4μg/ml 的抗原,则属于弓形虫急性感染的可靠指标。

（四）诊断

如有视网膜脉络膜炎、脑积水、小头畸形、眼球过小或脑钙化者,应考虑本病的可能,确诊则必须找到病原体或血清学试验阳性。

（五）治疗

主要为相应的支持疗法和病原治疗。可给予胸腺肽等药物加强免疫功能,对眼弓形虫病和弓形虫脑炎等可应用肾上腺皮质激素以防治脑水肿。

四、总体预防原则

免疫抑制药物的应用削弱了肝移植受者的免疫系统功能,使得受者更容易感染寄生虫,对受者健康构成威胁。预防原则主要包括以下 3 个方面:

1. 预防寄生虫病再激活　密切监测、早期发现、及时治疗。

2. 预防供者来源的寄生虫感染和输血传播　需要医务工作者谨慎筛查供者血液,尽量避免使用患有寄生虫病的供肝和血液制品,对于可控性的寄生虫携带供肝和血液制品,术后应给予相应的药物预防寄生虫病的发作。

3. 预防寄生虫新发感染

（1）遵守卫生规则,避免食用未煮熟的贝类、海鲜和肉类等,以减少肺吸虫、弓形虫、猪肉绦虫等的感染。

（2）避免蚊子、沙蝇、蜱和其他节肢动物的叮咬,以减少罹患疟疾和利什曼病等风险。

（3）避免赤脚涉湖泊淡水,以减少血吸虫感染的风险。

这些预防原则可根据具体的寄生虫感染和地理区域的不同而有所调整。

寄生虫感染高风险的肝移植受者应定期接受检查,以确保及时处理潜在的寄生虫感染。

(吴忠均　卢倩　钟林　沈恬　黄佐天　范铁艳　阙伟涛)

参 考 文 献

[1] DELMAN A M,AMMANN A M,SHAH S A. The current status of virus-positive liver transplantation[J]. Curr Opin Organ Transplant,2021,26(2):160-167.

[2] 李钢,药晨,石炳毅,等. 器官移植术后乙型肝炎病毒感染诊疗规范(2019版)[J]. 器官移植,2019,10(03)243-248.

[3] 李钢,药晨,石炳毅,等. 器官移植术后丙型肝炎病毒感染诊疗规范(2019版)[J]. 器官移植,2019,10(03):249-252.

[4] TIMSIT J F,SONNEVILLE R,KALIL A C,et al. Diagnostic and therapeutic approach to infectious diseases in solid organ transplant recipients[J]. Intensive Care Med,2019,45(5):573-591.

[5] ZHONG L,MEN T Y,LI H,et al. Multidrug-resistant gram-negative bacterial infections after liver transplantation - spectrum and risk factors[J]. J Infect,2012,64(3):299-310.

[6] MEN T Y,WANG J N,LI H,et al. Prevalence of multidrug-resistant gram-negative bacilli producing extended-spectrum β-lactamases(ESBLs)and ESBL genes in solid organ transplant recipients[J]. Transpl Infect Dis,2013,15(1):14-21.

[7] PHAN T L,LAUTENSCHLAGER I,RAZONABLE R R,et al. HHV-6 in liver transplantation:a literature review[J]. Liver Int,2018,38(2):210-223.

[8] ANESI J A,BLUMBERG E A,ABBO L M. Perioperative antibiotic prophylaxis to prevent surgical site infections in solid organ transplantation[J]. Transplantation,2018,102(1):21-34.

[9] 中华医学会器官移植学分会. 器官移植供者来源性感染诊疗技术规范(2019版)[J]. 器官移植,2019,10(04):369-375.

[10] TE H,DOUCETTE K. Viral hepatitis:guidelines by the American society of transplantation infectious disease community of practice[J]. Clin Transplant,2019,33(9):e13514.

第五章

肝移植受者肾损伤

第一节 概述

肾损伤是肝移植术后的常见并发症,根据肾损伤发生时间的不同,临床上分为急性肾损伤(acute kidney injury,AKI)和慢性肾脏病(chronic kidney disease,CKD),发生率分别为17.0%~95.0%和17.1%~80.0%。随着肝移植术后时间的延长,肾损伤发生率逐渐升高,且易进展为终末期肾病(end-stage renal disease,ESRD),需行肾脏替代治疗(renal replacement treatment,RRT)或肾移植。肝移植术后1年,ESRD发生率为5.0%~8.0%,肝移植术后5年和10年ESRD发生率分别达到18.0%和25.0%。肾损伤会导致肝移植受者住院频率增高、住院时间延长、费用增加,还可能引起感染、高血压、营养不良、贫血、电解质紊乱、骨质疏松等并发症,对受者生活质量和长期生存产生极大影响,进展为ESRD后甚至需行肾移植。2014年梅奥医学中心的一项研究显示,肝移植术后第25年,9.0%受者因ESRD行肾移植。由此可见,肾损伤是肝移植术后中长期管理的重大挑战。

针对肝移植术后肾损伤,预防的重要性大于治疗。及早识别危险因素,降低术后肾损伤发生率,有助于提高受者生活质量及长期生存率。影响术后肾损伤的危险因素众多,包括术前因素、术中和术后因素等(表5-1)。

表5-1 影响肝移植术后肾损伤的危险因素

术前因素	术中因素	术后因素
ABO血型不相容	术中低血压、低MAP	EAD或PNF
高龄	术中失血过多,红细胞输注	ICU治疗天数长
DCD供肝	术中使用冷沉淀药物	呼吸机支持时间长
热缺血时间过长	术中使用大剂量利尿剂	氨基糖苷类药物
冷缺血时间过长	麻醉/手术时间过长	CNIs过度暴露
小体积移植物/低GRWR	无肝期时间长	核苷(酸)类似物
供肝脂肪变性	术中少尿	碘造影剂
肝肾综合征	术中酸中毒	脓毒血症
酒精性肝病	SvO_2降低	
乙型肝炎	术后24h内使用不限氯液体	
高MELD/MELD-Na分值	使用6% HES	

术前因素	术中因素	术后因素
高 Child-Pugh 评分		
低蛋白血症		
贫血		
低钠血症		
肝性脑病		
高血压		
糖尿病		
感染		

注:GRWR,移植物受者体重比率;DCD,心脏死亡供者;MELD,终末期肝病模型;BUN,血尿素氮;MAP,平均动脉压;SvO$_2$,混合静脉血氧饱和度;HES,羟乙基淀粉;EAD,早期移植物功能不全;PNF,原发性移植物无功能;ICU,加强监护病房;CNIs,钙调磷酸酶抑制剂。

一旦出现肾损伤,应及时去除危险因素,调整免疫抑制方案,必要时行肾脏替代治疗等。针对肝移植受者肾损伤的管理应覆盖肝移植术前、术中及术后各个环节,国内外都对此发布了相应的指南和专家共识,为肝移植术后肾损伤的管理提供建议以指导临床实践。

第二节　急性肾损伤

一、诊断与分级

急性肾损伤(AKI)是肝移植术后的常见并发症之一,与多种危险因素相关,易导致受者的临床结局恶化。肝移植术后 AKI 平均发生率为 60.0%(17.0%~95.0%),有 71.0%~82.3% 的 AKI 出现在肝移植术后前 3 天。受者术后一旦发生 AKI,其中立即需要 RRT 支持的比例高达 8.0%~17.1%,有 12.0%~80.0% 可进展为急性肾衰竭。肝移植术后早期(72h 内)AKI 显著降低移植物短期和长期存活率,病死率达 15.0%~25.9%,其中需 RRT 干预的受者病死率更是高达 54.5%。目前,国际上仍沿用 2012 年改善全球肾脏病预后组织(Kidney Disease Improving Global Outcomes,KDIGO)提出的定义和分级标准作为 AKI 诊断、治疗、预防和研究的基础。参考 KDIGO 制订的《KDIGO 急性肾损伤临床实践指南(2012 版)》

（以下简称 KDIGO 指南），凡符合以下任意一条，即可诊断 AKI：

- 48h 内血清肌酐（Scr）绝对值升高≥26.5μmol/L（0.3mg/dl）。
- 7d 内，Scr 升高≥基础值的 1.5 倍。
- 尿量 <0.5ml/（kg·h），超过 6h 以上。

肝移植受者一旦发生 AKI，可出现尿量减少、水肿、呼吸困难、恶心、呕吐等临床表现（图 5-1），具体症状与分级有关。

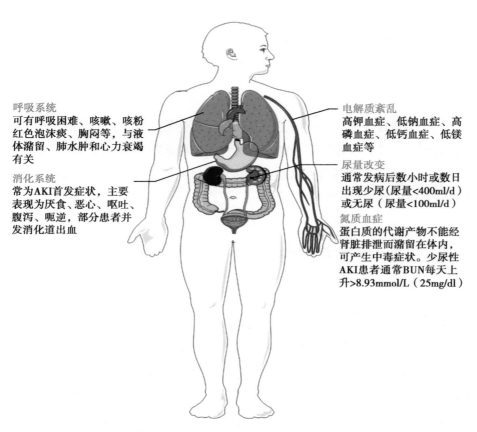

呼吸系统
可有呼吸困难、咳嗽、咳粉红色泡沫痰、胸闷等，与液体潴留、肺水肿和心力衰竭有关

消化系统
常为AKI首发症状，主要表现为厌食、恶心、呕吐、腹泻、呃逆，部分患者并发消化道出血

电解质紊乱
高钾血症、低钠血症、高磷血症、低钙血症、低镁血症等

尿量改变
通常发病后数小时或数日出现少尿（尿量<400ml/d）或无尿（尿量<100ml/d）

氮质血症
蛋白质的代谢产物不能经肾脏排泄而潴留在体内，可产生中毒症状。少尿性AKI患者通常BUN每天上升>8.93mmol/L（25mg/dl）

图 5-1　肝移植术后 AKI 的常见临床表现

肝移植术后 AKI 的分级具有重要临床指导意义，《中国肝移植受者肾损伤管理临床实践指南（2023 版）》中指出，AKI 分级越高，病死率也随之增加。AKI 分级标准临床上目前参考 KDIGO 指南（表 5-2）。

表 5-2 急性肾损伤分级标准

分级	血清肌酐	尿量
1 级	1.5~1.9 倍基线值,或升高值≥26.5μmol/L	连续 6~12h<0.5ml/(kg·h)
2 级	2.0~2.9 倍基线值	连续 12h 以上 <0.5ml/(kg·h)
3 级	≥3.0 倍基线值,或升高值≥353.6μmol/L,或者开始行肾脏替代治疗,或年龄≤18 岁者估算肾小球滤过率≤35ml/(min·1.73m^2)	连续 24h 以上 <0.3ml/(kg·h) 或者无尿 12h

注:其中如 Scr 和尿量变化所属分级不相符,应采用较高的分级。

二、预防与治疗

　　肝移植受者术后 AKI 的发生通常是由围手术期多种因素综合导致,明确其危险因素对于防治 AKI 至关重要。术前因素可分为供者因素和受者因素。受者因素包括年龄≥50 岁、围手术期低蛋白血症等。供者因素包括心脏死亡供者来源供肝、供肝冷缺血时间过长等。术中因素包括麻醉诱导期和无肝期血流动力学不稳定、应用两种及以上的血管活性药物等。术后因素包括严重感染、抗感染药物的肾毒性等(表 5-3)。

表 5-3 肝移植后 AKI 危险因素

供者因素	受者因素	术中因素	术后因素
心脏死亡供者来源供肝; 供肝冷缺血时间过长; 脂肪变性供肝; 高龄	年龄≥50 岁; 营养状态差; 高 BMI; 血清总胆红素 >68.4μmol/L; MELD 评分 >21; 肝肾综合征; GFR<60ml/(min·1.73m^2) 或 Scr>132.0μmol/L; 肝硬化失代偿; 代谢病; 肿瘤	无肝期血流动力学不稳定; 应用两种以上血管活性药物; 大量出血和输血; 少尿; 大剂量使用利尿剂; 大剂量使用不限氯液体或羟乙基淀粉; 手术时间过长; 无肝期时间过长	严重感染; 抗感染药物的肾毒性; 移植肝功能不全、移植肝无功能; CNIs 等免疫抑制剂; 核苷类抗 HBV 药物; 血容量不足; 大量出血和输血; 再次手术; 器官衰竭

对肝移植术后 AKI 的危险因素进行早期识别和干预,有助于降低 AKI 的发生率。按危险因素出现的时期可将肝移植术后 AKI 的预防和治疗分为三个阶段:

(一)术前预防和术式选择

术前针对移植后 AKI 的预防,注意要点如下:

依据肝移植前患者肾损伤的不同分级,选择实施单独肝移植、肝肾联合移植或后期再行肾移植。事实上,自 MELD 评分被用于指导肝脏分配后,高 MELD 患者具有移植优先权,这部分患者往往合并肾功能不全,因此肝肾联合移植的数量已大幅增加。参考《中国肝移植受者肾损伤管理临床实践指南(2023 版)》,对于合并 ESRD 的等待肝移植受者,首选肝肾联合移植。然而,肾源的紧张以及高 MELD 评分患者围手术期相对较高的死亡率,给肝移植全过程管理带来了挑战。《中国肝移植受者肾损伤管理临床实践指南(2023 版)》及 KIDGO 指南指出:

- 临床怀疑低血容量受者应予扩容治疗。
- 及时识别和早期治疗细菌感染。
- 若患者在 AKI 分级上有所进展,应按照 AKI 2 级和 3 级进行治疗,并早期应用血管活性药物。
- 肝硬化相关并发症可引起并进一步加重肾损伤,应早期积极治疗。
- 移植等待期间避免使用肾毒性药物,合理使用利尿剂,以增加肾脏灌注压及肾脏血流,必要时行肾脏替代治疗。

(二)术中预防

肝移植手术操作复杂、耗时长、创伤大,除外科操作相关因素外,术中管理也对术后 AKI 的发生有着重要影响。术中应采取"血管活性药物为主、输液为辅"的策略来维持平均动脉压 >60mmHg,避免麻醉诱导期和无肝期血流动力学不稳定。采用低中心静脉压技术可以减少术中出血。术中合理应用凝血药物、规范输血等方式,科学调控受者凝血功能。对于液体种类的选择,应采取"胶体为主、晶体为辅"的方法,重视术中容量监测与管理。维持肾脏的有效灌注压是术中保护肾脏功能的关键。术中需持续监测尿量,当尿量 <0.5ml/(kg·h)时,应采取积极措施维护肾脏功能。参考《成人肝移植围术期麻醉管理专家共识(2020 版)》,术中保护肾脏功能的要点如下:

- 适当补充液体和白蛋白,及时纠正贫血,维持适当的容量状态和胶体渗透压。
- 合理应用特利加压素,增加肾灌注压。
- 适当使用利尿剂,应严格控制用量及滴速,加强监测。
- 必要时积极行术中肾脏替代治疗。

(三)术后预防和治疗

对于 AKI 发生高风险的肝移植受者,术后应密切关注脉压变异度等功能性血流动力学指标,并动态监测血清肌酐(serum creatinine,Scr)、尿量和尿常规等。同时,应尽可能停用所有肾毒性药物,避免使用造影剂。

免疫抑制剂的使用是肝移植受者特有的危险因素。各种免疫抑制剂对肾功能的影响不一,优化免疫抑制方案是肝移植术后 AKI 防治的重要内容。对存在术后 AKI 高风险的肝移植受者,起始免疫抑制方案建议为巴利昔单克隆抗体诱导免疫抑制,使用 MPA 类药物联合 CNIs 减量或 CNIs 推迟并减量方案,有助于预防 AKI 的发生。对肝移植术后已发生 AKI 的受者,参考《中国肝移植受者肾损伤管理临床实践指南(2023 版)》,应在 AKI 分级基础上,遵循分级管理原则:

- 对发生或疑似 AKI 1 级受者,以非创伤性诊断方法为主,尽早停用肾毒性药物。
- 当进展至 AKI 2 或 3 级时,调整相关药物剂量,由肾脏病专科医师参与治疗,并考虑行 RRT。
- 若需行 RRT,建立血管通路时应尽量避免锁骨下静脉置管。

第三节　慢性肾脏病

一、诊断与分期

慢性肾脏病(CKD)是肝移植术后常见并发症之一,大部分存活超过 6 个月的肝移植受者会出现不同程度的肾功能损伤。肝移植术后 CKD 的发生率为 17.0%~80.0%。合并 CKD 会导致受者死亡风险增加,2010 年美国一项纳入了 798 例肝移植受者的多中心前瞻性研究表明,术后 1 年,合并 CKD 受者死亡风险是非 CKD 受者的 4.48 倍。随着随访时间延长，肾损伤相关病死率逐年升高，CKD 的严重程度也与肝移植受者生存率密切相关，2010 年美国一项纳入了 572 例肝移植受者的回顾性研究表明，合并中度肾功能不全、重度肾功能不全及 ESRD 的肝移植受者 5 年生存率分别为 84.0%、68.0% 及 49.0%。预防肝移植术后 CKD 的发生与进展，有助于提高受者预后，也是肝移植受者长期管理的重要内容。

参考 KDIGO 指南，当出现下列任意一项肾损伤指标，且持续时间超过 3 个月，即可诊断为 CKD。

- 白蛋白尿，即尿白蛋白排泄率≥30mg/24h，或尿白蛋白与 Cr 比值（urinal albumin to creatinine，UACR）≥30mg/g（3mg/mmol）。
- GFR<60ml/（min·1.73m^2）。
- 尿沉渣检测异常。
- 肾小管功能紊乱导致的电解质及其他异常。
- 组织学检查异常。
- 影像学所见结构异常。
- 肾移植病史。

CKD 往往起病隐匿，受者长期处于无症状阶段，当疾病进展时，症状涉及全身多个系统，可出现高血压、蛋白尿及四肢水肿等临床表现（图 5-2）。

参考 2016 美国器官移植协会《等待肝移植受者的肾功能保护》的循证建议，估算的肾小球滤过率（estimated glomerular filtration rate，eGFR）是评估肾损伤程度的重要指标。国际上对此已有几种主要计算方式（表 5-4）。

然而，在 eGFR 的计算中，由于 Scr 水平易受多种因素影响，仅基于 Scr 评估肾功能（CKD-EPI-肌酐、MDRD-4 和 MDRD-6）易出现偏差，但其一致性优于测定肾小球滤过率（measured glomerular filtration rate，mGFR）。近年来国内诸多研究结果显示，基于胱抑素 C 的计算公式能更准确地估算受者 GFR，可作为术后早期发现 CKD 的有效手段。

CKD 的病程受到诸多因素的影响，当出现 GFR 下降时，提示 CKD 进行性发展，不同病程对应的治疗方法也不同。参考 KDIGO 指南，目前推荐使用基于 GFR 的肾功能分期标准（表 5-5）。

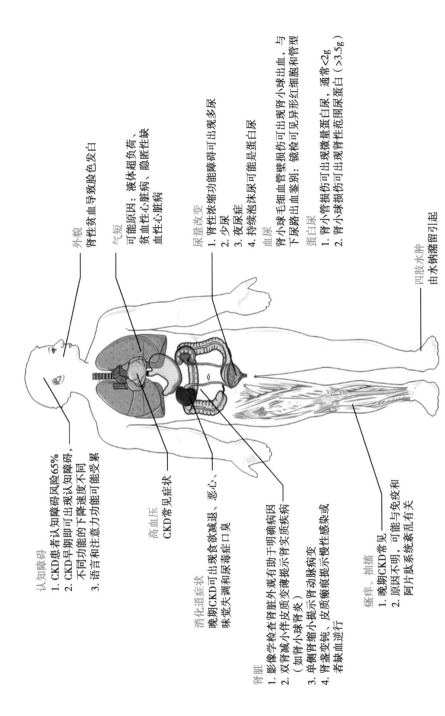

认知障碍
1. CKD患者认知障碍风险65%
2. CKD早期即可出现认知障碍，
   不同功能的下降速度不同
3. 语言和注意力功能可能受累

高血压
CKD常见症状

消化道症状
晚期CKD可出现食欲减退、恶心、
味觉失调和尿毒症口臭

肾脏
1. 影像学检查肾脏外观有助于明确病因
2. 双肾减小伴皮质变薄提示肾实质性疾病
   （如肾小球肾炎）
3. 单侧肾缩小提示肾动脉病变
4. 肾盂变钝、皮质瘢痕提示慢性感染或
   者膀胱输尿管返流

瘙痒、抽搐
1. 晚期CKD常见
2. 原因不明，可能与免疫和
   阿片肽系统紊乱有关

外貌
肾性贫血导致脸色苍白

气短
可能原因：液体超负荷、
贫血性心脏病、隐匿性缺
血性心脏病

尿量改变
1. 肾性浓缩功能障碍可出现多尿
2. 少尿
3. 夜尿症
4. 持续泡沫尿可能是蛋白尿

血尿
肾小球毛细血管壁损伤可出现肾小球出血，与
下尿路出血鉴别：镜检可见异形红细胞和管型

蛋白尿
1. 肾小管损伤可出现微量蛋白尿，通常<2g
2. 肾小球损伤可出现肾性范围尿蛋白（>3.5g）

四肢水肿
由水钠潴留引起

图 5-2 肝移植术后 CKD 的常见临床表现

表 5-4　常用的 GFR 计算方式

项目	指标	名称	公式
eGFR	肌酐	MDRD-4	$175 \times (\text{Scr}) - 1.154 \times (\text{年龄}) - 0.203 \times (0.742\ \text{女性}) \times (1.212\ \text{非裔美国人})$
		MDRD-6	$198 \times [\text{Scr}(\text{mg/dl})] - 0.858 \times (\text{年龄}) - 0.167\ 8 \times (0.822\ \text{女性}) \times (1.178\ \text{黑种人})$
		2009 CKD-EPI-肌酐	$141 \times \min(\text{Scr}/\kappa, 1)\ \alpha \times \max(\text{Scr}/\kappa, 1) - 1.209 \times 0.993\ \text{年龄} \times (1.018\ \text{女性}) \times (1.159\ \text{黑种人})$
	胱抑素 C	2012 CKD-EPI-胱抑素 C	$133 \times \min(\text{SCysC}/0.8, 1) - 0.499 \times \max(\text{SCysC}/0.8, 1) - 1.328 \times 0.996(\text{年龄}) \times (0.932\ \text{女性})$
		2012 CKD-EPI-肌酐-胱抑素 C	$135 \times \min(\text{Scr}/\kappa, 1)\ \alpha \times \max(\text{Scr}/\kappa, 1) - 0.601 \times \min(\text{SCysC}/0.8, 1) - 0.375 \times \max(\text{SCysC}/0.8, 1) - 0.711 \times 0.995(\text{年龄}) \times (0.969\ \text{女性}) \times (1.08\ \text{黑人})$
mGFR	放射性核素：碘酞酸盐	碘酞酸盐清除率（单位时间内清除标志物的血浆体积）UV/P 注：$U=$ 标志物尿液浓度，$V=$ 尿流率（尿量），$P=$ 血浆平均浓度	
	放射性核素：碘海醇	血液标本需要在皮下注射非放射性标记的碘海醇后被收集，结果是通过液相色谱-串联质谱法得到的	

注：SCysC，血清胱抑素 C（单位：mg/L）；女性 κ 为 0.7；男性 κ 为 0.9；女性 α 为 0.329；男性 α 为 0.411；min 指二者中的最小值；max 指二者中的最大值；mGFR，测定肾小球滤过率，指单位时间内从肾小球滤过的血浆容量（ml/min）——通常采用只经肾小球滤过而无肾小管分泌的放射性药物，静脉注射后，它不与血浆蛋白结合，首次随血液循环通过肾小球时 95% 以上被滤过，根据放射性药物被清除的速度和数量计算 mGFR。

表 5-5　基于 GFR 的慢性肾脏病分期

分期	GFR/($\text{ml} \cdot \text{min}^{-1} \cdot 1.73^{-1} \text{m}^{-2}$)	描述
G1 期	≥90	正常或偏高
G2 期	60~89	轻度下降 *
G3a 期	45~59	轻中度下降
G3b 期	30~44	中重度下降
G4 期	15~29	重度下降
G5 期	<15	肾衰竭

注：* 相对于年轻成人水平。

其中,当病情进展至 GFR<15ml/(min·1.73m^2),则称其为 G5 期,即 ESRD。及时明确 CKD 分期,制定相应治疗方案,对防止 CKD 进展有重要意义。

除了明确分期,在诊断 CKD 过程中,还需重视以下几点:①寻找引起 CKD 进展的可逆因素,包括肾前性、肾后性、血管性及混合性因素;②注意有无并发症,包括感染、心血管并发症、肾性贫血、营养不良、肾性骨病、尿毒症脑病、高钾血症及代谢性酸中毒等;③明确 CKD 的原发疾病,必要时可考虑肾活检以明确诊断。

二、预防与治疗

肝移植术后 CKD 的危险因素贯穿整个肝移植过程,可以根据时期的不同分为术前、围手术期及术后三类因素。术前因素包括低 GFR 及肝肾综合征等;围手术期因素包括 ICU 住院时间延长及乳酸堆积等;术后因素主要包括 CNIs 的长期或高浓度暴露及新发或未缓解的高血压等(表 5-6)。

表 5-6　肝移植后 CKD 危险因素

术前因素	围手术期因素	术后因素
HBV/HCV 感染	Dindo-Clavien 评分≥3 分	免疫抑制方案(主要为 CNIs 的长
低 GFR	ICU 住院时间 >5 天	期暴露及 CNIs 高浓度)
肝肾综合征	ICU 24h 血清乳酸水平	新发或未缓解的高血压
蛋白尿	≥2.5mmol/L	糖尿病
糖尿病	使用巴利昔单抗	代谢综合征
高血压	发生 AKI	肝移植术前已合并而术后未缓解
Child-Pugh 高分级	术后接受 RRT	的肝肾综合征及糖尿病
高 MELD/MELD-Na 评分		
高龄		

注:GFR,肾小球滤过率;MELD,终末期肝病模型。

重视并早期干预肝移植术后 CKD 的各种危险因素,有助于减缓 CKD 进程。参考《中国肝移植受者肾损伤管理专家共识(2017 版)》,高血压、糖尿病和高脂血症等代谢疾病是肝移植术后 CKD 进展的危险因素,应积极治疗。此外,还应及时调整常用的经肾代谢或具有潜在肾毒性药物剂量。针对不同肾功能需及时调整免疫抑制方案(表 5-7)。

表 5-7　肝移植术后肾功能与免疫抑制方案调整推荐意见

肾功能情况	免疫抑制剂推荐意见
GFR<90ml/（min·1.73m²）或伴有 CKD 高危因素	给予低剂量 CNIs 药物（他克莫司血药谷浓度 <5ng/ml）联合足量 MPA 类药物
GFR<60ml/（min·1.73m²）或肾活组织病理学检查提示 CNIs 慢性毒性反应	CNIs 减量不少于 50% 或撤除，同时联合使用足量 MPA 类药物

注：GFR，肾小球滤过率；CKD，慢性肾脏病；CNIs，钙调磷酸酶抑制剂；MPA，霉酚酸。

使用低浓度 TAC 联合足量 MPA 类药物，可有效减轻肾损伤，降低 CKD 的发生风险。参考《肝移植受者雷帕霉素靶蛋白抑制剂临床应用中国专家共识（2023 版）》，对于因 CNIs 引起肾功能不全的肝移植受者，使用 mTORi 联合低剂量 CNIs 有助于降低 CKD 的发生率。

对于已发生 CKD 至 ESRD 期的受者，应对血压、尿蛋白及血脂等加强监测和管理，以减缓 CKD 的进展，可参考 KDIGO 指南中对肝移植受者相关的 CKD 管理推荐意见（表 5-8）。

若受者病情进展至 ESRD，则需转诊至肾脏病专科进行 RRT 或肾移植。尽管目前 RRT 技术已经取得了长足进步，但对于并发 ESRD 的受者，建议及时进行肾移植。与仅仅依赖 RRT 相比，肾移植能够显著降低受者死亡率。

表 5-8　KDIGO 指南关于肝移植受者术后 CKD 管理的推荐意见

管理事项		推荐意见
高血压	24h 尿蛋白 <30mg	血压应控制在 140/90mmHg 以下；
	24h 尿蛋白 ≥30mg	血压应控制在 130/80mmHg 以下；
	24h 尿蛋白 30~300mg	同时患有糖尿病，应使用 ACEI 或 ARB 类药物；
	24h 尿蛋白 >300mg	应使用 ACEI 或 ARB 类药物
饮食	无相关禁忌证 GFR<30ml/（min·1.73m²）	每天钠摄入量应降低至 <90mmol（<2g）；伴有糖尿病或者无糖尿病受者都应将蛋白质摄入量降低至 0.8g/（kg·d），有 CKD 风险的成年受者尽量避免高蛋白饮食［>1.3g/（kg·d）］，低蛋白饮食应在营养不良和有营养不良风险的受者中禁用

管理事项	推荐意见	
酸中毒	患有 CKD 和血清碳酸氢盐浓度 <22mmol/L	除非有禁忌证,应口服碳酸氢盐补充剂保持血清碳酸氢盐在正常范围内(22~26mmol/L)。
诊断性影像学检查	所有 GFR<60ml/(min·1.73m²)的受者在进行涉及静脉注射碘化放射显影剂的可选检查时都应按照 AKI 的 KDIGO 指南进行管理: 1. 避免高渗透剂; 2. 尽量使用低放射性的显影剂; 3. 在检查过程的前后都尽量避免具有肾毒性的药物; 4. 在整个过程都保证尽量充足的生理盐水; 5. 检查结束 48~96h 后行 GFR 测量; 6. 除非没有可替代的显影剂,对 GFR<15ml/(min·1.73m²)的受者尽量避免钆类显影剂; 7. GFR<30ml/(min·1.73m²)受者如需要使用钆类显影剂,应选用大环螯合物制剂	
转诊肾内科	按照下列内容将 CKD 受者转诊至肾内科行血液透析等治疗: 1. 出现 AKI 或者 GFR 急剧下降; 2. GFR<30ml/(min·1.73m²); 3. 持续显著的白蛋白尿[ACR≥300mg/24h,或者 PCR≥500mg/g(≥50mg/mmol),或者 24h 白蛋白排泄率≥500mg/2h]; 4. 尿液红细胞管型,或高分辨视野下多于 20 个红细胞,持续且难以解释; 5. CKD 进展[eGFR 较基线下降 25% 或者 eGFR 每年持续性下降 5ml/(min·1.73m²)]; 6. 使用 4 种及以上降压药难以控制的高血压和 CKD; 7. 持续性的高钾血症; 8. 复发性或广泛性肾病; 9. 遗传性肾病	

注:ACEI,血管紧张素转化酶抑制剂;ARB,血管紧张素Ⅱ受体拮阻滞剂;CKD,慢性肾脏病;GFR,肾小球滤过率;ACR,尿白蛋白肌酐比;PCR,尿蛋白肌酐比。

第四节　随访与监测

移植术后的随访非常重要,因为它有助于及早发现、诊断和治疗肝移植术后的肾损伤,从而减轻其带来的危害,最终改善肝移植受者的长期生活质量,并提高其生存率。

一、随访流程

完整的门诊随访病历资料有助于动态评估受者的肾功能和整体情况。肝移植术后肾损伤的随访工作主要包括以下方面：

1. 受者自我评估。

2. 临床医生进行病史采集和体格检查。

3. 完善相关检验检查。

4. 病情分析及疾病诊断。

5. 治疗方案调整。

6. 健康宣教。

针对肝移植受者肾损伤相关疾病特征,推荐的随访流程详见图 5-3。

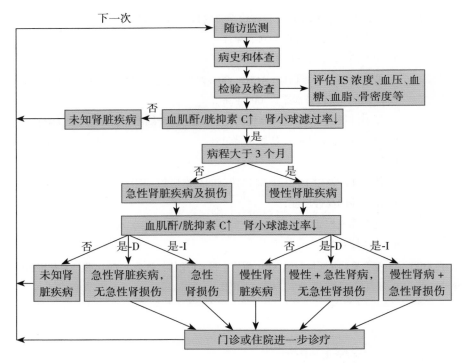

图 5-3　肝移植受者肾损伤随访检测流程

注:是-D,血肌酐变化符合 AKD 标准但未达到 AKI 标准;是-I,血肌酐变化达到 AKI 标准。AKD 标准为 3 个月内肾小球滤过率(GFR)<60ml/(min·1.73m²),或 GFR 降低≥35%,或 Scr 增加 >50%。

二、监测项目与方案

建议在移植后的最初两年内,严格、密集地随访及监测受者的肾功能。随后,可以适当延长随访的间隔时间,但至少应保证每半年进行一次。

随访监测手段包括受者自我评估和医院监测项目。

1. 自我评估

（1）体重变化、腹泻情况。

（2）浮肿情况、食欲。

（3）体力、精神状态。

（4）血压、血糖。

（5）尿量、尿色。

2. 医院监测项目

（1）血常规、尿常规。

（2）肝肾功能、免疫抑制剂血药谷浓度及电解质。

（3）血糖、血脂。

（4）肾脏超声、肾脏 CT 及骨密度检测。

（5）放射性同位素肾图、肾脏穿刺活检。

综合国内外专家临床经验和相关文献,肝移植术后肾功能监测具体方案建议如下(表 5-9)。需要注意的是,当受者存在多种肾损伤危险因素时,监测应当更为密集。

表 5-9　肝移植受者随访表——肾损伤监测方案

监测时间段	血、尿常规检查	肝肾功能电解质血糖血脂	免疫抑制剂药物浓度	肾脏彩超	骨密度检查	尿沉渣分析	胱抑素 C	中性粒细胞明胶酶相关脂质运载蛋白	放射性核素肾图	肾脏 CT	肾穿刺
术后第 1~3 个月	周	½	½			当尿常规出现异常需进一步明确时	临床怀疑肾功能损伤,需准确评估 GFR 变化时	临床疑存在急性损伤时,但早期肾功能检测无明显阳性提示	当需要进一步评估肾功能,存在肾损伤风险,并征得受者或委托人同意	当需要进一步评估肾功能,存在肾损伤风险,并征得受者或委托人同意	原因不明肾功能不全,经评估认为需要穿刺或组织学检查的情况,并征得受者或委托人同意
术后第 4~6 个月	½	½	½	③	⑥						
术后第 7~24 个月	①	①	①	③	⑥						
术后第 24 个月后	③	③	③	⑥	⑥						

周:每周 1 次;½:每 2 周 1 次;①:每个月 1 次;③:每 3 个月 1 次;⑥:每 6 个月 1 次

注:GFR,肾小球滤过率;CT,电子计算机断层扫描。

（明英姿　鲁迪　蔡金贞　成柯）

参 考 文 献

［1］邓攀,赵于军,王强,等.肝移植术后并发急性肾损伤的诊疗进展［J］.中华移植杂志(电子版),2020,14(01):44-48.

［2］郑树森,沈恬,徐骁,等.中国肝移植受者肾损伤管理专家共识(2017版)［J］.中华移植杂志(电子版),2017,11(03):130-137.

［3］杨璐,姚永兴.成人肝脏移植围术期麻醉管理专家共识［J］.临床麻醉学杂志,2020,36(05):499-506.

［4］ALLEN A M,KIM W R,THERNEAU T M,et al. Chronic kidney disease and associated mortality after liver transplantation—a time-dependent analysis using measured glomerular filtration rate［J］. J Hepatol,2014,61(2):286-292.

［5］ANGELI P,GINES P,WONG F,et al. Diagnosis and management of acute kidney injury in patients with cirrhosis:revised consensus recommendations of the International Club of Ascites［J］. J Hepatol,2015,62(4):968-974.

［6］CHENG Y,XUE F S,WAN L. Assessing association between intraoperative fluid balance and the risk of acute kidney injury after liver transplantation:Methodological issues［J］. Transplantation,2020,104(10):e303.

［7］SIMONETTO D A,GINES P,KAMATH P S. Hepatorenal syndrome:pathophysiology,diagnosis,and management［J］. BMJ,2020,370:m2687.

［8］HANNON V,KOTHARI R P,ZHANG L,et al. The association between vena cava implantation technique and acute kidney injury after liver transplantation［J］. Transplantation,2020,104(11):e308-e316.

［9］JAGARLAMUDI N,WONG F. Acute kidney injury:prediction,prognostication and optimisation for liver transplant［J］. Hepatol Int,2020,14(2):167-179.

［10］DONG V,NADIM M K,KARVELLAS C J. Post-liver transplant acute kidney injury［J］. Liver Transpl,2021,27(11):1653-1664.

第六章

肝移植受者代谢并发症

第一节　概述

随着我国肝移植事业的发展,受者生存期明显延长,以代谢并发症为代表的各种并发症备受关注。肝移植术后代谢并发症包括糖尿病、高血压、血脂异常、肥胖症、高尿酸血症等。这些代谢并发症存在共同的病理生理基础,一种并发症常诱发或加重另一种并发症。具备糖尿病、高血压、血脂异常和肥胖症这 4 项中的 3 项及以上者可诊断为代谢综合征(metabolic syndrome,MS)。美国梅奥诊所分析了 455 名肝移植受者,结果发现术后 1 年 MS 的发生率为 39.0%,术后 3~5 年发生率为 44.0%~45.0%,显著高于普通人群。

代谢并发症不仅影响受者生活质量,同时也是肝移植术后心血管疾病、肾损伤等并发症的重要危险因素,其中心血管疾病占肝移植受者非移植物相关死亡原因的 19.0%~42.0%,严重威胁受者长期生存,造成国家医疗资源浪费。

免疫抑制剂的使用是代谢并发症发生的主要危险因素。临床上发现免疫抑制剂的长期使用会增加移植术后代谢并发症的发生风险,不同免疫抑制剂对各种代谢并发症的影响不尽相同(表 6-1)。因此,在肝移植受者的中长期管理中,应当重视患代谢并发症受者的个体化管理,及时调整免疫抑制方案。

表 6-1　不同免疫抑制剂对肝移植术后代谢并发症的影响

不良反应	环孢素 A	他克莫司	糖皮质激素	西罗莫司	霉酚酸	抗体类药物 (ATG/巴利昔单抗)
糖尿病	+	++	+++	+	−	−
高血压	+++	++	+++	−	−	−
血脂异常	++	+	++	+++	−	−
肥胖症	+	+	+	−	−	−
高尿酸血症	++	++	−	−	−	−

注:ATG,抗胸腺细胞球蛋白(anti-thymocyte globulin)

本章从代谢并发症的定义、发病率、危险因素、临床表现、诊断标准、预防与治疗等方面进行系统阐述,较详细地介绍了移植术后代谢并发症的防治,以期延长受者的生存时间并改善其生活质量(表 6-2)。

表 6-2　代谢并发症的诊断、预防与治疗

疾病类型	诊断标准	预防与治疗	控制目标
糖尿病	出现典型糖尿病症状，且空腹血糖≥7mmol/L或随机血糖≥11.1mmol/L或口服葡萄糖耐量试验中2h血糖≥11.1mmol/L或HbA1c≥6.5%	TLC； 糖皮质激素及他克莫司剂量最小化，必要时将他克莫司转换为环孢素A； 药物治疗	FBG<6.7mmol/L，餐后血糖<8.88mmol/L或HbA1c<7.0%
高血压	未用降压药物的情况下，非同日3次测量诊室血压，收缩压≥140mmHg或舒张压≥90mmHg	TLC； 糖皮质激素最小化以及MPA联合CNIs减量的方案有助于减少肝移植术后高血压的发生； 药物治疗	BP<130/80mmHg；伴肾功能损伤时BP<125/75mmHg
血脂异常	血脂指标异常	TLC； 首先考虑减少或撤除激素，如临床证据确认脂代谢异常与mTOR抑制剂（mTORi）有关，在移植肝功能稳定的前提下可以考虑减量或转换为其他免疫抑制剂； 药物治疗	LDL-c<2.6mmol/L（100mg/dl）；存在心血管危险因素LDL-c<1.8mmol/L（70mg/dl）
肥胖症	BMI≥30kg/m^2	TLC； 糖皮质激素最小化和CNIs减量； 药物治疗及外科手术治疗	BMI<25kg/m^2
高尿酸血症	正常嘌呤水平的饮食条件下，非同日两次SUA水平：男性和绝经后女性>420μmol/L，非绝经女性>360μmol/L	TLC； 移植术后在联合MPA类药物或mTORi的基础上，CNIs减量甚至撤除有助于降低SUA水平； 药物治疗	合并心血管危险因素和心血管疾病者，SUA应长期控制在360μmol/L以下；有痛风发作的患者，则需将SUA长期控制在300μmol/L以下

疾病类型	诊断标准	预防与治疗	控制目标
肌少症	男性 L3-SMI<50cm²/m² 女性 L3-SMI<39cm²/m²	适当增加肌肉锻炼,保持运动,采取适当的抗阻训练可提高肌肉力量; 改善饮食结构,加强营养,避免纯素食,适当增加蛋白质和维生素的摄入	

注:BMI,体重指数;BP,血压;CNIs,钙调磷酸酶抑制剂;FBG,空腹血糖;LDL-c,低密度脂蛋白胆固醇;MPA,霉酚酸类免疫抑制剂;SMI,骨骼肌指数;SUA,空腹血尿酸;TLC,治疗性生活方式改变。

第二节　糖尿病

移植后糖尿病(post transplantation diabetes mellitus,PTDM)包括既往存在的糖尿病和移植后新发糖尿病,是肝移植术后常见并发症。PTDM 是指移植术后出现典型糖尿病症状,且满足以下任意一条:①空腹血糖≥7mmol/L;②随机血糖≥11.1mmol/L;③口服葡萄糖耐量试验中 2h 血糖≥11.1mmol/L;④糖化血红蛋白(HbA1c)≥6.5%。

肝移植受者 PTDM 发生率为 30.0%~40.0%。PTDM 增加移植物排斥反应、移植物失功、心血管疾病及感染等的发生风险,显著影响肝移植受者生存率。国内外相关研究较多,部分报道如下:

- 2014 年澳大利亚的一项纳入 156 名受者的前瞻性研究显示:肺移植后被诊断为 PTDM 的受者平均生存期为 979 天,而没有 PTDM 的受者平均生存期为 1 140 天。
- 2019 年美国的一项纳入 1 304 名受者的研究表明:肝移植术后 PTDM 使心血管事件发生风险增加近 1 倍,相关死亡风险增加 2.54 倍。
- 来自中国国家肝脏移植质量控制中心的数据表明:PTDM 使我国肝移植受者细菌感染和巨细胞病毒感染风险分别增加 1.9 倍和 4.4 倍。

一、危险因素

肝移植术后 PTDM 发生的危险因素较多,可分为受者相关因素、供者和供肝因素以及移植相关因素(图 6-1)。免疫抑制剂是肝移植受者糖代谢紊乱的重要危险因素,各种免疫抑制剂导致 PTDM 的机制不尽相同:CNIs 通过调控钙调磷酸酶/NFAT 通路调节胰岛 β 细胞的生长进而引起血糖升高;糖皮质激素可通过刺激胰高血糖素分泌,增加肝糖输出等途径引起血糖升高;mTOR 抑制剂(mTORi)影响胰岛素信号传导,加重胰岛素抵抗,同时还会抑制 β 细胞增殖,促进 β 细胞凋亡,进而引起血糖升高(图 6-2)。总体而言,他克莫司(tacrolimus, TAC)和糖皮质激素对受者糖代谢紊乱较其他免疫抑制剂影响更大。

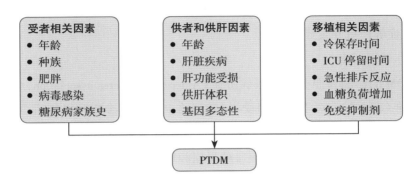

图 6-1　肝移植后糖尿病发生的危险因素

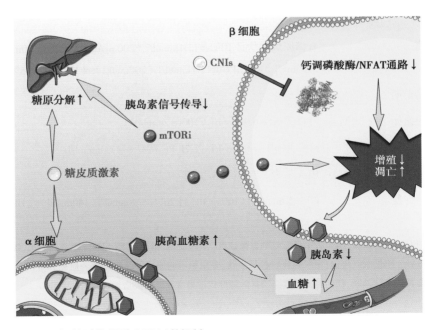

图 6-2　免疫抑制剂导致 PTDM 的机制

注:CNIs,钙调磷酸酶抑制剂;mTORi,mTOR 抑制剂;NFAT,活化 T 细胞的核因子。

二、临床表现与诊断标准

(一)临床表现

一般而言,PTDM进展缓慢,其临床症状与2型糖尿病相似,包括多饮、多食、多尿及体重减轻,后期常伴有皮肤瘙痒。偶尔也可出现酮症酸中毒等1型糖尿病的特征性症状。PTDM还会导致多种并发症:①移植物相关并发症,包括胆道并发症、排斥反应、移植物抗宿主病、移植物功能减退或丧失以及移植后感染;②微血管病变,如糖尿病肾病和视网膜病变;③PTDM还可导致心血管疾病、感染、败血症等严重并发症。

(二)诊断标准

PTDM的诊断参照美国糖尿病协会(American diabetes association, ADA)制定的标准(表6-3)。对于肝移植受者,建议将PTDM的诊断时机延后至受者状态稳定且免疫抑制剂维持日常剂量时。如血糖高于正常但未达糖尿病标准,考虑存在糖尿病前期病变,包括空腹血糖受损和糖耐量减低。

表6-3 肝移植受者糖尿病和糖尿病前期诊断标准

诊断	ADA标准
糖尿病	有糖尿病症状且RPG≥11.1mmol/L(200mg/dl)或FPG≥7.0mmol/L(126mg/L)或2hPG≥11.1mmol/L(200mg/dl)或HbA1c≥6.5%
糖尿病前期	
空腹血糖受损(IFG)	FPG为5.6~6.9mmol/L(100~124mg/dl)
糖耐量减低(IGT)	FPG为6.1~7.0mmol/L且2h PG为7.8~11.0mmol/L
高危	HbA1c为5.7%~6.4%
正常糖耐量	FPG<5.6mmol/L(100mg/dl)且2hPG<7.8mmol/L(140mg/dl)且HbA1c<5.7%

注:RPG,随机血糖,指1天中任意时刻血糖;FPG,空腹血糖,指至少8h无热量摄入;2h PG,OGTT 2h血糖;HbA1c,糖化血红蛋白;糖尿病症状包括多饮、多尿和不明原因的体重降低。血糖异常次日必须复查静脉血糖以确认诊断,任何情况下都必须排除急性代谢异常导致的高血糖。

三、预防与治疗

（一）预防

所有移植受者需定期监测血糖及 HbA1c 以评估糖代谢状态。对于合并 PTDM 受者,应每年进行相关并发症筛查。常规行尿蛋白检测、眼底检查、颈动脉超声,必要时进行冠状动脉 CTA、冠脉造影等检查,以筛查糖尿病肾病、视网膜病变及相关血管并发症等。《中国肝移植受者代谢病管理专家共识（2019 版）》推荐肝移植术后血糖控制目标为:

● 空腹血糖 <6.7mmol/L（120mg/dl）,餐后血糖 <8.88mmol/L（160mg/dl）或糖化血红蛋白 <7%。

1. 重视危险因素评估 充分评估对于降低肝移植受者 PTDM 发病率至关重要。包括完整的病史和家族史,以明确潜在的糖尿病危险因素,并制定个体化综合管理方案,及早预防 PTDM。

2. 治疗性生活方式改变 治疗性生活方式改变（therapeutic life-style change,TLC）是预防和治疗 PTDM 的基础,对于合并高血压和血脂异常的受者,更应积极采取 TLC 以避免心血管疾病的发生。TLC 包括科学饮食和锻炼:①合理调配膳食纤维,延缓碳水化合物的消化和吸收,避免餐后血糖大幅度波动;②移植早期,受者应补充足够的能量,以应对分解代谢并促进愈合,可适当进行体育锻炼。

（二）治疗

1. 治疗性生活方式改变 PTDM 的治疗首选 TLC。TLC 的整体原则同上。对于已确诊 PTDM 的受者,《成人实体器官移植后糖尿病管理专家共识（2023版）》指出:

● 建议蛋白质摄入每日 1.2~1.5g/kg(标准体重),能量按照每日 30~35kcal/kg(标准体重)（1kcal=4.184J）,或在原基础上增加 15.0%~30.0%。
● 建议每周至少进行 150min(如每周运动 5d,每次 30min)的中等强度运动(包括健步走、乒乓球、骑车等)。

2. **调整免疫抑制方案**　多种免疫抑制剂,如糖皮质激素、TAC、西罗莫司等均可增加 PTDM 的发病风险,应在保护移植物、不增加排斥反应的基础上调整免疫抑制方案,安全有效地控制血糖。《中国肝移植受者代谢病管理专家共识（2019 版）》建议:

● 糖皮质激素最小化及 MPA 联合 CNIs 减量的方案有助于减少 PTDM 的发生。血糖控制不佳(餐后血糖峰值 >11mmol/L 和 HbA1c>9.0%)的肝脏移植受者,建议将 TAC 转换为环孢素。

3. **药物治疗**　主要包括口服降糖药物治疗和胰岛素治疗,参照《中国移植后糖尿病诊疗技术规范（2019 版）》(表 6-4)。

表 6-4　各类降糖药物的作用机制、优缺点及使用剂量

制剂	作用机制	优点	缺点	肾功能不全时的剂量
双胍类(二甲双胍)	减少肝糖输出;改善胰岛素抵抗	减轻体重,不增加低血糖风险;降低肥胖 T2DM 患者心血管事件和死亡风险;价廉	胃肠道反应;肾功能不全时乳酸酸中毒	减量:CKD 3a 期 停用:GFR<45ml/min
磺脲类(格列吡嗪、格列齐特等)	促进胰岛 β 细胞释放胰岛素	可降低 HbA1c 1.0%~2.0%	低血糖、体重增加、肾功能不全时蓄积	减量:CKD 3 期 禁用:CKD 4~5 期
胰岛素	外源性降糖激素	有效减少微血管和大血管并发症,无"封顶效应",剂型丰富方便个体化治疗	体重增加、皮下给药、低血糖、可能致癌	常常需要减量

注:HbA1c,糖化血红蛋白;CKD,慢性肾脏疾病;GFR,肾小球滤过率。

（1）口服降糖药:主要包括双胍类药物和磺脲类药物等。肝移植术后胰岛素用量降至 24U/d 以下且肝功能正常,或通过 TLC 以及调整免疫抑制方案等方法均无法有效控制血糖的受者,均可通过口服降糖药物控制血糖。具体需根据药物的不良反应及免疫抑制剂的种类选择药物。

1）双胍类药物:常用药物为二甲双胍,是 PTDM 的首选用药,肾功能异常(肾小球滤过率 <60ml/min)的肝移植受者应减量或停药。

2）磺酰脲类药物:包括格列吡嗪和格列美脲等,通过促进胰岛素的分泌降

低血糖。

（2）胰岛素：胰岛素是肝移植术后早期血糖控制治疗的主要手段。早期使用基础胰岛素治疗既可明显降低 PTDM 的发病率和 HbA1c 水平，又不增加症状性低血糖等不良事件的发生率。药物治疗效果不理想时亦可考虑使用胰岛素，可选用的方案包括基础胰岛素、基础 + 餐前胰岛素或混合方案。

综上，PTDM 的防治管理主要以 TLC、调整免疫抑制方案和药物治疗为主。合并 PTDM 受者需要注意日常血糖的监测和糖尿病并发症的防治，制定个体化的管理方案（图 6-3）。

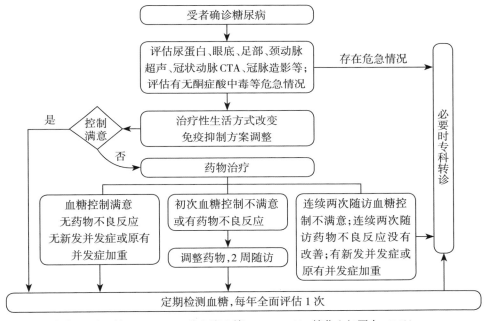

血糖控制满意：空腹血糖 <7.0mmol/L，非空腹血糖 <10.0mmol/L，糖化血红蛋白 <7.0%
血糖控制不满意：空腹血糖 ≥7.0mmol/L，非空腹血糖 ≥10.0mmol/L，糖化血红蛋白 ≥7.0%

图 6-3　肝移植后糖尿病的管理流程图

第三节　高血压

高血压是最常见的心血管病，《中国心血管健康与疾病报告（2021 版）》指出：我国高血压患者占全部人群的 23.2%，占心血管病患者的 74.2%。高血压亦是肝移植术后最常见和最重要的并发症之一，需引起重视并早期积极干预。其定义为：在未使用降压药物的情况下，非同日 3 次测量诊室血压，收缩压≥140mmHg 或舒张压≥90mmHg，可诊断为高血压。

超过 50.0% 的肝移植受者术后会发生高血压，大多出现在移植后的 3 个月内。2005 年英国一项研究显示，肝移植受者术后 3 个月内高血压的发病率为47.0%。高血压是肝移植术后并发肾功能不全和心、脑血管疾病的主要危险因素，甚至可导致移植肝功能丧失。2014 年美国的一项纳入 3 474 名受者的临床研究显示：肾脏移植术后收缩压每升高 20mmHg，心血管并发症发生率和受者病死率分别增加 32.0% 和 13.0%。

一、危险因素

肝移植术后高血压的危险因素是多方面的，包括：①受者因素：男性、吸烟、遗传因素（如 CYP3A5 和 ABCB1 基因多态性）、糖尿病、血脂异常、肥胖症等；②供者因素：高龄和高血压等；③移植相关因素：手术应激、免疫抑制剂（主要为糖皮质激素和 CNIs）等。

二、临床表现与诊断标准

（一）临床表现

高血压大多起病缓慢，临床表现缺乏特异性，导致诊断延迟，通常在体检或发生心、脑、肾等并发症时才被发现。其症状、体征及并发症如下：

1. 可能出现的症状和体征　头晕、头痛、心悸、视物模糊、周围血管异常搏动、血管杂音、心脏杂音等。

2. 并发症　高血压可导致心、脑血管并发症和肾损伤等，如主动脉夹层、慢性肾衰竭等严重并发症。

（二）诊断标准

高血压可分为轻度、中度、重度高血压以及单纯收缩期高血压，血压水平的分类和诊断标准参考《中国高血压防治指南（2023 年修订版）》（表 6-5）。

三、预防与治疗

（一）预防

需早期识别肝移植受者发生高血压的危险因素，在此基础上进行有效防

表 6-5　血压水平分类和定义

类别	收缩压（mmHg）	舒张压（mmHg）
正常血压	<120	<80
正常高值	120~139	80~89
高血压	≥140	≥90
1 级高血压（轻度）	140~159	90~99
2 级高血压（中度）	160~179	100~109
3 级高血压（重度）	≥180	≥110
单纯收缩期高血压	≥140	<90

治。《中国肝移植受者代谢病管理专家共识（2019 版）》建议：

● 肝脏移植术后血压控制目标为 <130/80mmHg,伴肾功能损伤时血压控制目标为 <125/75mmHg。

　　高血压的预防以治疗性生活方式改变（TLC）为主。对于已存在高血压的受者,应长期随访监测并发症,同时实施分层管理。

　　TLC 对预防和治疗高血压至关重要。《中国高血压防治指南（2023 年修订版）》指出,改善生活方式在任何时候对任何患者都是一种合理的治疗。TLC 主要措施参照《中国实体器官移植术后高血压诊疗规范（2019 版）》（表 6-6）。

表 6-6　TLC 控制血压的内容、目标和预期效果

内容	目标	预期降压效果
减少钠盐摄入	每日钠盐摄入量逐步降至 <6g/d,肾功能正常者可适当补充钾盐	2~8mmHg
体育运动	强度:中等量,每周 3~5 次,每次 30min	4~9mmHg
合理膳食	营养均衡	8~14mmHg
控制体重	BMI<24kg/m^2,腰围 <90cm（男性）、<85cm（女性）	5~20mmHg/减重 10kg
戒烟	彻底戒烟、避免被动吸烟	
限制饮酒	建议戒酒	2~4mmHg

已存在高血压的受者,应坚持长期随访。除监测血压外,还应密切随访受者用药情况及不良反应,同时酌情行血糖、血脂、肾功能、尿常规、心电图等检查,关注心率、血脂、血糖等指标和靶器官损害情况等。

参照《中国高血压基层管理指南(2014年修订版)》,可将受者按心血管危险水平量化为低危、中危和高危并分层管理(表6-7)。所有诊断为高血压的患者应立即启动TLC并考虑调整免疫抑制方案。低危和中危受者可分别随访3个月、1个月再考虑药物治疗,高危受者应同时启用药物治疗。

表6-7　根据心血管总体危险量化估计预后危险度分层表

其他危险因素、靶器官损害和疾病情况	1级高血压	2级高血压	3级高血压
无其他危险因素	低危	中危	高危
1~2个危险因素	中危	中危	高危
≥3个危险因素、靶器官损害、并存的临床疾病	高危	高危	高危

注:**危险因素**:年龄、吸烟、血脂异常、早发心血管家族史、肥胖或腹型肥胖;**靶器官损害**:左心室肥厚、颈动脉内膜增厚或斑块、血清肌酐轻度增高;**临床疾病**:脑血管病、心脏病、肾脏病、周围血管病、视网膜病变、糖尿病。

(二)治疗

1. **治疗性生活方式改变**　肝移植术后高血压的治疗首选TLC,总体治疗原则及内容、目标和预期效果参照表6-6。

2. **调整免疫抑制方案**　包括CNIs和糖皮质激素在内的多种免疫抑制剂可导致肝移植受者血压升高。需根据受者情况进行个性化调整,常见调整方案包括:①无糖皮质激素或早期撤除方案;②MPA联合减量CNIs方案。《中国肝移植受者代谢病管理专家共识(2019版)》指出:

● 糖皮质激素最小化以及MPA联合CNIs减量的方案有助于减少肝移植术后高血压的发生。

3. **药物治疗**　如果TLC和调整免疫抑制方案仍无法使受者血压降至目标水平,则需要辅以降压药物治疗。药物治疗应坚持个体化原则:结合高血压分级及发病因素,根据药物的有效性、耐受性、药物代谢和相互作用特点制定个体化治疗方案。高血压的发病机制多样,应通过联合用药,减少单药剂量,以平衡药物间的不良反应。

常用降压药物包括钙通道阻滞剂(calcium channel blockers,CCB)、利尿剂、血管紧张素转化酶抑制剂(angiotensin-converting enzyme inhibitor,ACEI)及血管紧张素Ⅱ受体阻滞剂(angiotensin Ⅱ receptor blocker,ARB)、β受体阻滞剂等。

(1)钙通道阻滞剂:CCB为无蛋白尿高血压受者的一线用药,包括二氢吡啶类(如硝苯地平)和非二氢吡啶类(如维拉帕米)。

1)二氢吡啶类药物:与免疫抑制剂相互作用较少,可优先选用。代表药物为硝苯地平缓释片。

2)非二氢吡啶类药物:①抑制细胞色素P450代谢系统,导致CNIs血药浓度升高,因此在移植术后早期免疫抑制剂用量较大时,应谨慎使用,并关注CNIs血药浓度;②降压的同时还可控制快速性心律失常;③代表药物为维拉帕米缓释片,需根据CNIs血药浓度监测情况及时调整剂量。

(2)利尿剂:利尿剂是合并容量过负荷、心功能不全患者的首选用药,能减少水钠潴留,减轻心脏负荷,需关注患者血钾等情况。代表药物为氢氯噻嗪。

(3)ARB和β受体阻滞剂:①ACEI、ARB包括卡托普利、缬沙坦等。为合并蛋白尿的高血压受者的一线用药。当受者肾功能明显受损时,应谨慎使用。②β受体阻滞剂包括美托洛尔等。能降低交感神经兴奋性,减少心脏氧耗。

综上,高血压与肝移植受者的长期预后密切相关。应对所有肝移植受者进行随访监测,评估危险因素。对于已确诊高血压的移植受者,需定期随访血压、用药情况及不良反应,并评估受者血压升高程度及是否合并其他心血管疾病危险因素,完善心电图、心脏彩超、颈动脉超声、血糖、血脂、肾功能等检查,及时调整治疗方案。必要时及时至心血管内科就诊(图6-4)。

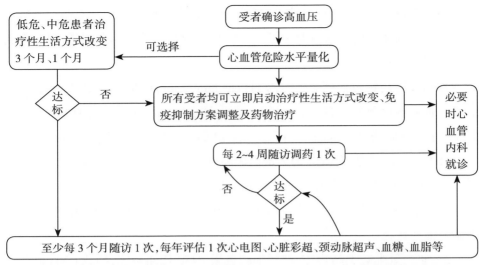

图 6-4 肝移植后高血压的管理流程图

达标：一般受者血压降至 140/90mmHg 以下，合并糖尿病、冠心病、心力衰竭、慢性肾脏疾病伴有蛋白尿的受者，如能耐受，可进一步降至 130/80mmHg 以下；65~79 岁的受者血压降至 150/90mmHg 以下，如能耐受，可进一步降至 140/90mmHg 以下；80 岁及以上受者血压降至 150/90mmHg 以下。

第四节 血脂异常

随着肝移植受者长期生存率的提高，血脂异常发生率不断升高。血脂异常的定义为：总胆固醇（total cholesterol，TC）、低密度脂蛋白胆固醇（low density lipoprotein cholesterol，LDL-c）、甘油三酯（triglyceride，TG）升高和/或高密度脂蛋白胆固醇（high density lipoprotein cholesterol，HDL-c）降低。

肝移植受者因长期使用免疫抑制剂，是血脂异常的高发人群，肝移植术后血脂异常发生率高达 40.0%~66.0%。血脂异常是动脉粥样硬化性心血管疾病（arteriosclerotic cardiovascular disease，ASCVD）发病的重要危险因素。ASCVD 目前已成为肝移植受者非移植物相关死亡的重要原因。2017 年美国一项纳入 86 489 名受者的多中心研究显示：ASCVD 占肝移植受者死亡原因的 10.0%~23.0%。

一、危险因素

肝移植术后血脂异常发生的危险因素包括移植相关因素（主要为免疫抑制剂）和其他因素。肝移植术后应用免疫抑制剂，尤其是 mTORi，是导致受者术后血脂异常的主要原因。术后使用西罗莫司作为免疫抑制方案的受者,约50.0%会出现高甘油三酯血症,约45.0%会出现高胆固醇血症。

mTORi引起血脂异常的机制包括:增加肝脏脂质合成、降低脂质清除以及抑制胰岛素和胰岛素样生长因子相关信号通路。环孢素和糖皮质激素也会导致血脂异常。来自我国的多项研究结果显示:NEAT1/miR-372-3p/AGPS-APOC4、circFASN/miR-33a/SREBP2等信号轴的失调与肝移植受者免疫抑制剂相关血脂异常密切相关。

其他常见危险因素包括年龄(男性≥45岁,女性≥55岁)、吸烟、高血压、糖尿病、肥胖症($BMI \geq 28kg/m^2$)、遗传因素、血脂异常家族史、某些药物的使用(如孕激素、合成代谢类固醇)等。

二、临床表现与诊断标准

(一)临床表现

血脂异常早期无特异性临床表现,但其可导致动脉粥样硬化等多种并发症的发生。脂质在血管内皮沉积会引起动脉粥样硬化,进而导致冠心病和周围血管病。脂质在真皮内沉积会引起黄色瘤,患者可出现扁平黄色瘤、掌皱纹黄色瘤、肌腱黄色瘤及结节性黄色瘤。

(二)诊断标准

血脂异常患者早期多无明显症状和体征,仅存在血液指标的异常。血脂异常的诊断及分层标准参照《中国实体器官移植受者血脂管理规范(2019版)》(表6-8)。LDL-c可作为血脂异常的主要诊断指标及治疗目标,TC、TG和HDL-c可作为次要诊断指标和治疗目标。

表6-8 肝移植受者血脂异常诊断及分层参考标准

单位:mmol/L(mg/dl)

分层	LDL-c	TC	TG	HDL-c
最佳值	<2.59(100)	—	—	—
合适范围	<3.37(130)	<5.18(200)	<1.70(150)	≥1.04(40)
边缘升高	3.37~4.13(130~159)	5.18~6.21(200~239)	1.70~2.25(150~199)	—
升高	≥4.14(160)	≥6.22(240)	≥2.26(200)	≥1.55(60)
极高	>4.93(190)	—	>5.67(500)	—
降低	—	—	—	<1.04(40)

注:LDL-c,低密度脂蛋白胆固醇;TC,总胆固醇;TG,甘油三酯;HDL-c,高密度脂蛋白胆固醇。

三、预防与治疗

(一) 预防

应根据不同受者的自身条件制定个性化预防方案和控制目标,LDL-c 是血脂异常的主要治疗目标,所有肝移植受者定期监测血脂水平。《中国肝移植受者代谢病管理专家共识(2019 版)》指出:

> ● 肝移植术后血脂控制目标为 LDL-c<2.6mmol/L(100mg/dl),对于存在心血管危险因素的受者目标为 LDL-c<1.8mmol/L(70mg/dl)。

TLC 是肝移植受者血脂异常预防和非药物治疗的主要措施,包括饮食控制、加强运动等。应向受者宣传预防知识,包括饮食指导、运动指导、改变不良的生活方式以及不良嗜好。TLC 的具体内容包括:

1. 减少饱和脂肪酸和胆固醇的摄入,选择能够降低 LDL-c 的食物,如水溶性膳食纤维、植物固醇等。《中国成人血脂异常防治指南(2016 版)》建议:

> ● 每日饱和脂肪酸摄入量应少于总能量的 7.0%,胆固醇摄入量应少于 300mg。
> ● 每日应摄入水溶性膳食纤维 10~25g,植物固醇 2~3g。

2. 超重或肥胖者减轻体重 5.0%~10.0%。

3. 适当增加体力锻炼,对于已经存在血脂异常的受者,建议每日至少消耗 836.8kJ(约 200kcal)补换算热量。

4. 与戒烟、限盐等降血压的措施结合以预防 ASCVD。

(二) 治疗

治疗首选 TLC(具体内容同上),对于 TLC 3~6 个月仍不能见效者,应采取以下治疗措施,同时开展 TLC 有助于强化和巩固治疗效果。

1. 调整免疫抑制方案　多种免疫抑制剂可引起肝移植受者血脂异常,其中 mTORi 是导致肝移植术后稳定期受者发生血脂异常的最常见原因。对于难治性血脂异常或确定由免疫抑制剂导致的血脂异常,治疗上应首先考虑调整免疫抑制方案。《中国肝移植受者代谢病管理专家共识(2019 版)》建议:

- mTOR 抑制剂引起的血脂异常相当常见,如临床证据证实脂代谢异常与服用 mTOR 抑制剂有关,在移植肝功能稳定的前提下可以考虑减量或转换为其他免疫抑制剂。

2. 药物治疗　调节血脂药物分为:他汀类、胆固醇吸收抑制剂、鱼油、贝特类、烟酸类和树脂类。一般不提倡肝移植受者常规联合使用调血脂药。但是对于不能使用他汀类药物、他汀类治疗效果不佳、血脂水平显著升高以及 ASCVD 高危的受者,可考虑换用或者联合使用胆固醇吸收抑制剂、贝特类或烟酸类药物。

(1)他汀类:疗效确切、耐受性好,可作为一线药物使用。早期使用他汀类药物有助于控制移植后血脂异常,尤其是高胆固醇血症,并减少 ASCVD 的发病风险。使用时应注意其潜在的肝毒性和肌毒性。他汀类药物推荐剂量参照《中国实体器官移植受者血脂管理规范(2019 版)》(表 6-9),使用时应注意:

- 受者转氨酶升高超过正常值 3 倍,需停用他汀类药物,监测肝功能指标,明确肝功能异常原因,再决定是否可从低剂量重新开始使用。
- 受者转氨酶升高不超过正常值 3 倍,可先观察肝功能指标,如转氨酶继续升高,则需停药,并明确肝功能异常原因。
- 使用过程中,还需监测免疫抑制剂血药浓度,及时调整用量。
- 辛伐他汀与 CNIs 代谢相互影响较大,不推荐使用。

表 6-9　肝移植受者术后的他汀类药物推荐剂量

单位:mg/d

药物	正常人群推荐剂量	肝移植受者推荐剂量
阿托伐他汀	10~80	10~40
瑞舒伐他汀	5~40	5~20
洛伐他汀	40~80	20~40
辛伐他汀	20~40	20~40
普伐他汀	40~80	20~40
氟伐他汀	80	40

（2）胆固醇吸收抑制剂：包括依折麦布等，与他汀类联合使用可产生良好的协同效果。

（3）鱼油和贝特类：用于治疗胆固醇水平正常的高甘油三酯血症。对于胆固醇正常的高甘油三酯血症，首选鱼油治疗。鱼油治疗效果不理想，可加用吉非贝齐或非诺贝特。但非诺贝特与环孢素同时使用可能增加其肾毒性，需引起重视。

（4）烟酸类：即维生素 B_3，有明显的降脂作用，适用于高甘油三酯血症、低高密度脂蛋白血症或以甘油三酯升高为主的混合型高脂血症。

（5）树脂类：常用药物如考来烯胺、考来替泊、考来维仑，但会使 MPA 类药物的血药浓度降低 35.0%，应尽量避免使用。

血脂异常及其相关并发症是移植受者管理的重要内容之一（表 6-10）。目前基于移植受者的血脂异常治疗的研究较少，很多问题亟待解决，包括血脂异常的合理治疗目标、药物的相互作用、药物的联合使用等。

表 6-10　肝移植受者血脂异常的管理

血脂异常类别	管理方式
肝移植术前已存在血脂异常或术后发生血脂异常的受者	谨慎使用 mTORi，并严密监测血脂指标
难治性血脂异常，或确定由免疫抑制剂导致的血脂异常	应考虑调整免疫抑制方案，建议 mTORi 减量，或转换为其他免疫抑制剂
高胆固醇血症	药物治疗首选他汀类，应从低剂量开始，逐步调整药物剂量，必要时考虑换用药物，且用药前后需密切监测肝功能变化和免疫抑制剂血药浓度
单纯性高甘油三酯血症	首选鱼油治疗，如果效果不理想，可以加用二甲苯氧庚酸或非诺贝特

注：mTORi，mTOR 抑制剂。

第五节　肥胖症

随着人们生活水平的提高和饮食结构的改变，肥胖症的发生率逐年增长。当肝移植受者 BMI≥30kg/m^2，可诊断为肥胖症，发生率为 18.0%~30.0%。肥胖症

严重影响肝移植受者预后,与术后血管并发症、感染和呼吸衰竭的发生密切相关,相关研究如下:

- 2015 年美国一项纳入 13 项研究的荟萃(Meta)分析结果显示:肝移植肥胖症受者预后较非肥胖症受者更差。
- 2017 年美国移植学会的数据显示:肝移植术后肥胖症受者心血管并发症、切口感染、呼吸衰竭发生率分别为 13.0%、20.0%、23.0%,高于非肥胖受者(12.0%、4.0%、3.0%)。

一、危险因素

肥胖症由多种因素共同作用导致,免疫抑制剂是导致移植后肥胖的重要原因。其中,糖皮质激素的使用时间和剂量均是导致受者体重增加的重要因素;与 MPA 类药物或 mTORi 联合 CNIs 减量方案相比,标准剂量 CNIs 更容易导致体重增加;CNIs 中,TAC 较环孢素更易导致体重增加。

其他相关危险因素包括遗传因素(如 Leptin、FTO 等基因多态性)、心理因素(如抑郁症)、年龄、性别、种族、饮食习惯、运动习惯、环境污染物(如己烯雌酚、双酚 A)等。

二、临床表现与诊断标准

(一)临床表现

主要为 BMI 升高,无其他特异性临床表现。往往合并高血压、高脂血症等基础代谢性疾病。

(二)诊断标准

根据 BMI 对肥胖症进行诊断,具体分级如下:1 度肥胖 BMI $30\sim34.9\text{kg/m}^2$;2 度肥胖 BMI $34.9\sim40\text{kg/m}^2$;3 度肥胖 BMI$\geqslant40\text{kg/m}^2$。

三、预防与治疗

(一)预防

肝移植术后 BMI 应控制在 30kg/m^2 以内,并尽可能小于 25kg/m^2。肥胖症受者需重视 TLC 在控制体重方面的重要性(参考《中国居民肥胖防治专家共识》),

并选择合适的免疫抑制方案。

1. 按照每天能量需求量合理设计膳食,逐步达到膳食中的脂肪供能比 20.0%~30.0%,蛋白质供能比 10.0%~20.0%,碳水化合物供能比尽量控制在 50.0%~65.0%。

2. 成年人每周至少进行 150min 的中等强度运动(如慢跑、游泳、骑车等)或 75min 的高强度运动(如快跑、篮球、羽毛球等)。

3. 对高危肝移植受者建议减少或停用糖皮质激素,也可考虑早期积极将 TAC 转换为环孢素。

(二)治疗

成年人群当 BMI≥30.0kg/m² 或 BMI≥27.0kg/m² 且合并肥胖相关并发症时,可选择 TLC 联合药物治疗,必要时优化免疫抑制方案。对于依靠 TLC、药物治疗、改变免疫抑制方案均无效的顽固性肥胖患者,可考虑手术治疗。

1. 推荐每日能量摄入平均降低 30.0%~50.0% 或降低 500kcal,或每日能量摄入限制在 1 000~1 500kcal 的限制饮食能量。

2. 每周至少进行 150min 的中等强度有氧运动加 2~3 次抗阻训练。

3. 药物治疗包括奥利司他、GLP-1 受体激动剂(如利拉鲁肽)、钠-葡萄糖协同转运蛋白 2 抑制剂等。

4. 手术治疗包括 Roux-en-Y 胃旁路术、胃袖状切除术以及胆道胰腺分流手术等。

综上,《中国肝移植受者代谢病管理专家共识(2019 版)》建议:肝移植术后 BMI 控制目标为 <25kg/m²。糖皮质激素最小化和 CNIs 减量方案有助于控制肝移植后 BMI,TLC 和药物治疗无效者可考虑使用外科手术治疗。

第六节　高尿酸血症

高尿酸血症(hyperuricemia,HUA)是指由于嘌呤代谢紊乱导致尿酸生成过多或排泄减少,进而引起血尿酸(serum uric acid,SUA)浓度升高的一种代谢并发症。肝移植术后 HUA 发生率为 14.0%~53.0%。

高尿酸血症可致痛风、尿酸结石及肾损伤,且与其他代谢病如糖尿病、高血压、心血管疾病、慢性肾脏病等密切相关。

一、危险因素

肝移植术后 HUA 的发生可能与移植前 HUA 病史、糖尿病、高血压、饮酒等有关。免疫抑制剂（尤其是 CNIs）及利尿剂（袢利尿药及噻嗪类利尿药）的使用是 HUA 发生的重要危险因素。

CNIs 可导致肾小球滤过率降低和肾小管对尿酸的重吸收增加，从而引起尿酸排泄减少，最终导致 HUA 的发生。利尿剂主要由近端小管排泄，可竞争性抑制尿酸排出，导致 HUA。

二、临床表现与诊断标准

（一）临床表现

早期 HUA 无特异性临床表现。后期可致痛风、肾尿酸结石及肾损伤，同时还会导致慢性肾病、糖尿病、高血压及心血管疾病等其他慢性并发症的发生。其中，慢性肾病是肝移植术后 HUA 导致的主要危害之一。

（二）诊断标准

参考《中国肾移植术后高尿酸血症诊疗技术规范（2019 版）》，HUA 的诊断标准为：正常嘌呤水平的饮食条件下，非同日两次空腹 SUA 水平，男性和绝经后女性 $>420\mu mol/L$，非绝经女性 $>360\mu mol/L$，即可诊断为 HUA。

三、预防与治疗

（一）预防

应通过多种 TLC 手段积极预防肝移植术后 HUA，包括低嘌呤饮食、增加饮水量、适当碱化尿液、增加运动量等。肝移植术后 HUA 的控制目标为：对于合并心血管危险因素或心血管疾病者，SUA 应长期控制在 $360\mu mol/L$ 以下；对于有痛风发作的受者，则需将 SUA 长期控制在 $300\mu mol/L$ 以下。积极筛查 HUA 相关并发症，与专科医师协作，针对心血管病等代谢并发症危险因素进行积极干预。

（二）治疗

1. 治疗性生活方式改变　高尿酸血症的治疗首选 TLC，总体原则同上。《中国高尿酸血症及痛风诊疗指南（2021 版）》指出：

- 建议所有高尿酸血症患者控制体重、规律运动;限制酒精及高嘌呤、高果糖饮食的摄入;鼓励奶制品和新鲜蔬菜的摄入及适量饮水。
- 建议所有高尿酸血症患者知晓并终生关注血尿酸水平的影响因素,始终将血尿酸水平控制在理想范围。
- 建议所有高尿酸血症患者都应了解疾病可能出现的危害,定期筛查与监测靶器官损害和控制相关合并症。

2. **调整免疫抑制方案** 多种免疫抑制剂可引起 SUA 水平升高,应酌情减量或避免使用。MPA 类药物联合减量 CNIs,或 CNIs 转换为 mTORi,或 TAC 由普通剂型转换为缓释剂型均有助于 SUA 降低。《中国肝移植受者代谢病管理专家共识(2019 版)》建议指出:

- 肝脏移植术后在联合 MPA 类药物或 mTORi 的基础上,CNIs 减量甚至撤除,有助于降低 SUA 水平。

3. **药物治疗** 如上述预防和治疗手段未能有效控制 HUA,则需采用药物治疗。

(1)促进尿酸排泄药物:包括苯溴马隆、非诺贝特、氯沙坦等。严重肾功能不全者应谨慎使用苯溴马隆。氯沙坦、非诺贝特分别为降压和降脂药物,当高尿酸血症伴高血压或血脂异常时可优先选用。

(2)抑制尿酸生成药物:包括别嘌醇、非布司他、托匹司他等。严重肾功能不全或血细胞减少者应谨慎使用别嘌醇。严重肝功能不全者应谨慎使用非布司他和托匹司他。

(3)痛风发作时治疗药物:应在使用降尿酸药物的同时配合使用秋水仙碱、非甾体抗炎药等。

第七节 肌肉减少症

肌肉减少症(sarcopenia,以下简称肌少症)也属于代谢病的一种,在肝移植受者中较为常见。其定义为:与年龄相关的进行性全身肌量减少和/或肌强度下降或肌肉生理功能减退。欧洲老年肌少症工作组（European Working Group on Sarcopenia in Older People，EWGSOP）认为肌肉强度下降是肌少症的最关键特征。30.0%~70.0% 的终末期肝病患者会并发肌少症，其会增加患者的死亡率。浙江大学徐骁教授团队研究发现：对于术前不存在肌少症的肿瘤肝移植受者，如术后早期出现肌肉过度丢失，生存率显著下降；而对于术前存在肌少症合并肌肉脂肪变性的受者，其移植疗效将进一步下降。

一、危险因素

年龄、男性、饮酒、消化性溃疡等是肌少症的重要危险因素。终末期肝病患者往往存在营养不良、吸收不良、胆汁分泌减少、胰腺功能不全、糖异生增加、酮体生成增加、蛋白质代谢速度加快等情况，会加速肌少症的发生和进展。

二、临床表现与诊断标准

（一）临床表现

肌少症患者易出现体重下降、肌肉萎缩、站立困难、步履缓慢甚至跌倒骨折。肌少症可与终末期肝病的腹水、消化道出血、肝功能衰竭、肝性脑病、肾功能不全、感染等相互促进，最终导致患者病情加重。

（二）诊断标准

1. 一般诊断标准　肌少症的评估包含肌量、肌力、体力三个方面（表 6-11）。其中，肌量的测定可通过双能 X 线吸收检测法（dual energy X-ray absorptiometry，DXA），该标准以身高校正后的四肢肌量（relative skeletal mass index，RSMI）为参照指标［四肢肌量（kg）/身高的平方（m^2）］，如低于青年健康人峰值两个标准差可诊断肌量减少。临床实践及相关研究中，腹部 CT 测量计算特定腰椎平面的骨骼肌面积与身高平方的比值（骨骼肌指数，SMI），可作为一种方便、快捷的肌少症评估手段，但目前尚无统一的诊断标准。我国一项纳入 661 名受试者的多中心研究提出男性 L3-SMI<44.77cm^2/m^2、女性 L3-SMI<32.50cm^2/m^2 可诊断为肌少症。

目前，国际上通用的肌少症诊断标准主要有 EWGSOP 诊断标准和亚洲肌少症工作组（Asian Working Group for Sarcopenia，AWGS）诊断标准（表 6-12）。二者均以肌量减少 + 肌力下降或肌量减少 + 体力下降作为肌少症的诊断标准。

表 6-11 肌少症评估的常用手段

肌量	肌力	体力
双能 X 线吸收检测法	手握力	简易体能状况量表
超声检查	屈膝和/或伸膝肌肉力量	日常步速评估法
生物电阻抗分析	呼气流量峰值	计时起立行走试验
人体测量法	—	爬楼试验
CT 检查	—	6min 步行距离试验
MRI 检查	—	定时端坐起立试验

表 6-12 肌少症的诊断标准

EWGSOP	AWGS
DXA 法测定肌量 （男性 $<7.0kg/m^2$，女性 $<5.5kg/m^2$）	DXA 法测定肌量 （男性 $<7.0kg/m^2$，女性 $<5.4kg/m^2$）
手握力法测定肌力 （男性 <27kg，女性 <16kg）	手握力法测定肌力 （男性 <26kg，女性 <18kg）
步速法测定体力 （≤0.8m/s）	步速法测定体力 （≤0.8m/s）

2. **肝移植患者诊断标准**　肝移植患者的肌少症的诊断标准与一般诊断标准大体一致，更强调 CT 在评估中的重要性。对于等待肝移植的终末期肝病患者，肌少症的诊断通常采用 SMI 或腰大肌指数（PMI，腰大肌面积与身高平方的比值）。2019 年北美肝移植肌少症工作组推荐：

- CT 作为肝硬化患者筛查肌少症的最佳手段，CT 测得的 SMI 作为评估肌少症的最佳指标。其中，男性 $L3\text{-}SMI<50cm^2/m^2$、女性 $L3\text{-}SMI<39cm^2/m^2$ 为等待肝脏移植的终末期肝病患者肌少症的诊断临界值。

三、预防与治疗

肝移植术后，通过适当增加运动量、改善饮食结构，可改善肌少症的症状。适当的抗阻训练有助于提升肌肉力量、保持肌肉机能。推荐渐进抗阻运动每周应进行 2~3 次,持续 8~12 周,并且训练的持续时间和练习次数应随运动能力的提高而逐渐增加。饮食上,应加强营养,避免纯素食、适当增加蛋白质和维生素的摄入。补充富含亮氨酸的支链氨基酸、降低血氨、降低门静脉压力、使用肌肉生长抑制素阻断剂等同样有助于改善肌少症。《中国老年人肌少症临床康复治疗指南(2022 版)》建议指出:

● 日常饮食推荐每日摄入优质蛋白质 1.2g/kg,体弱或患有急性或慢性疾病的老年人优质蛋白质摄入量每日可达 1.2~1.5g/kg。

(吕国悦　沈恬　邱伟　刘治坤)

参 考 文 献

[1] SHEN T, ZHUANG L, SUN X D, et al. Expert consensus on management of metabolic disease in Chinese liver transplant recipients [J]. World J Gastroenterol, 2020, 26(27):3851-3864.

[2] 徐骁,沈恬,庄莉,等. 中国肝移植受者代谢病管理专家共识(2019 版)[J]. 中华移植杂志(电子版),2019,13(03):187-194.

[3] 马麟麟,石炳毅. 中国实体器官移植术后高血压诊疗规范(2019 版)[J]. 器官移植,2019,10(02):112-121.

[4] 马麟麟,石炳毅. 中国实体器官移植受者血脂管理规范(2019 版)[J]. 器官移植,2019,10(02):101-111.

[5] 石炳毅,贾晓伟,李宁. 中国移植后糖尿病诊疗技术规范(2019 版)[J]. 实用器官移植电子杂志,2019,7(03):170-177.

[6] LING Q, XU X, WANG B, et al. The origin of new-onset diabetes after liver transplantation:liver, islets, or gut? [J]. Transplantation, 2016, 100(4):808-813.

[7] BECCHETTI C, DIRCHWOLF M, BANZ V, et al. Medical management of metabolic and cardiovascular complications after liver transplantation [J]. World J Gastroenterol, 2020, 26(18):2138-2154.

[8] AZHIE A, SHETH P, HAMMAD A, et al. Metabolic complications in liver transplantation recipients:how we can optimize long-term survival [J]. Liver Transpl, 2021, 27(10):1468-1478.

［9］ BHAT M，USMANI S E，AZHIE A，et al. Metabolic consequences of solid organ transplantation ［J］. Endocr Rev，2021，42（2）：171-197.

［10］ TRIGUI A，ROSE C F，BÉMEUR C，et al. Nutritional strategies to manage malnutrition and sarcopenia following liver transplantation：a narrative review ［J］. Nutrients，2023，15（4）：903.

第七章

肝脏恶性肿瘤肝移植

第一节　肝癌肝移植

一、概述

肝细胞癌(以下简称肝癌)是最常见的消化系统恶性肿瘤之一。肝癌的主要病因包括:肝硬化、乙型肝炎病毒(hepatitis B virus,HBV)感染、丙型肝炎病毒(hepatitis C virus,HCV)感染、酗酒和代谢性肝病等。据世界卫生组织(WHO)报告,全球每年新发肝癌约91万,其中41万发生在中国。总体上讲,肝癌的预后较差,在北美国家和地区5年生存率为15.0%~19.0%,而在我国仅为12.1%。2022年发布的中国癌症报告显示,肝癌仍然是中国60岁以下成年男性死亡率最高的恶性肿瘤。肝癌严重威胁我国人民的生命和健康。

目前,肝癌的治疗策略主要采取以外科治疗为核心的综合治疗模式,具有多疗法协同、多学科融合的特色。治疗手段主要包括手术治疗、局部治疗及系统治疗等。对于肝脏储备功能良好的患者,首选手术切除治疗。但是,肝癌起病隐匿,进展迅速,患者出现症状时,肿瘤往往处于中晚期,且常合并有肝硬化。因此,大部分肝癌患者无法耐受肝癌切除手术,能获得手术切除机会的患者仅占20.0%~30.0%。一项纳入了中国1 103例肝癌患者的多中心研究显示,手术切除治疗5年总体生存率仅为35.8%。而在《原发性肝癌诊疗指南(2022年版)》中,肝癌患者经手术切除治疗后5年复发率高达50.0%~70.0%。因此,如何通过临床干预提高肝癌生存率并降低肝癌复发率是改善预后的关键。

早在20世纪60年代,肝移植就被尝试用于治疗肝癌。肝移植能在治疗肝癌的同时一并切除作为肿瘤发生发展"土壤"的病肝,也给予无法耐受手术者获得手术根治的机会。一项国际多中心研究表明,肝癌肝移植受者5年无瘤生存率显著高于手术切除者(75.0% vs. 30.0%)。随着移植外科技术与免疫抑制剂的发展,肝移植已经成为治疗肝癌的常规手段之一,进一步丰富了肝癌的治疗策略,显著改善了肝癌患者的预后。2016年,一项纳入了中国6 012例受者的多中心研究显示,经科学选择的肝癌肝移植受者5年无瘤生存率高达69.5%。

世界各地区的肝移植受者中的肝癌占比不尽相同,我国肝移植受者中的肝癌占比远高于其他国家与地区(图7-1)。

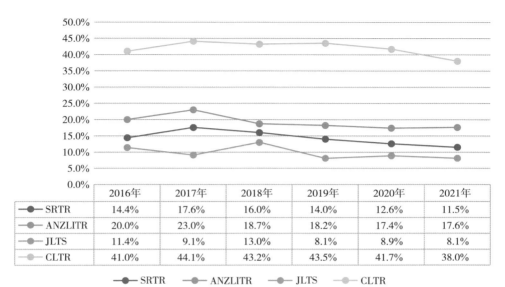

	2016年	2017年	2018年	2019年	2020年	2021年
—●— SRTR	14.4%	17.6%	16.0%	14.0%	12.6%	11.5%
—●— ANZLITR	20.0%	23.0%	18.7%	18.2%	17.4%	17.6%
—●— JLTS	11.4%	9.1%	13.0%	8.1%	8.9%	8.1%
—●— CLTR	41.0%	44.1%	43.2%	43.5%	41.7%	38.0%

—●— SRTR —●— ANZLITR —●— JLTS —●— CLTR

图 7-1　世界各地区成人肝移植受者中的肝癌占比比较

注：SRTR，美国移植受者科学注册系统；ANZLITR，澳大利亚与新西兰肝移植注册中心；JLTS，日本肝移植学会；CLTR，国家肝脏移植技术医疗质量控制中心。

根据国家肝脏移植技术医疗质量控制中心数据显示，我国肝癌受者肝移植术后 1 年、3 年和 5 年总体生存率分别为 82.6%、67.7% 和 59.6%，仍低于良性肝病的 85.9%、82.1% 和 78.9%。术后肿瘤复发转移严重制约肝癌肝移植疗效。为降低肿瘤复发率，提高肝移植疗效，必须重视对受者全面、全程的管理与监测随访。越来越多的移植专家倡导通过术前精准选择受者、术中精细化操作、术后精确预警肿瘤复发转移的"链条式"规范化管理，切实降低肝癌肝移植后肿瘤复发转移的风险，提高受者生活质量（图 7-2）。

术前	围手术期	术后中长期
• 肝癌肝移植受者的精准选择与干预 • 供肝相关因素评估 • 降期治疗	• 手术精细化操作 • 手术时间控制 • 受者术后监护 • 个体化免疫抑制方案选择	• 门诊随访结合社区居家管理 • 免疫抑制方案调整 • 重视生活行为习惯管理
复发风险监测 ➡	术后并发症防范 ➡	动态监测、早期诊断早期治疗 ➡

图 7-2　肝癌肝移植全程规范化管理

二、肝癌肝移植受者选择标准

为了提高肝癌肝移植的疗效,也为了使宝贵的器官资源和医疗资源得到充分利用,建立科学的受者选择标准至关重要。在肝移植发展早期,因受者多为进展期肝癌,导致肝癌肝移植术后肿瘤复发转移率较高,受者5年生存率低于30.0%。受者选择标准作为肝癌肝移植的基石,能通过合理筛选移植受者,改善其预后。如何科学合理地制定移植受者的选择标准一直是学界讨论的焦点:①过于苛刻的受者选择标准会导致可能从肝移植中获益的人群失去移植机会;②无限制地放宽受者选择标准会导致移植疗效不佳和供肝资源浪费。

为了在保障移植疗效的同时扩大获益人群,20余年来世界多家移植中心不断探索和拓展肝癌肝移植受者选择标准,目前国际上广泛使用的标准包括米兰标准、加州大学旧金山分校(University of California,San Francisco,UCSF)标准以及杭州标准等(图7-3)。

(一)米兰标准

1996年,意大利国立癌症中心的 Mazzaferro 教授等提出米兰标准:单发肿瘤直径≤5cm,或多发肿瘤数目≤3个且最大直径≤3cm;无大血管浸润,无淋巴结或肝外转移。符合标准者预后较好,5年总生存率在75.0%以上,复发率小于10.0%。一度成为临床上最受认可的肝癌肝移植受者选择标准。

(二)UCSF 标准

2001年,UCSF 的 Yao 教授等提出 UCSF 标准:单发肿瘤直径≤6.5cm,或多发肿瘤数目≤3个且最大肿瘤直径≤4.5cm,累计肿瘤直径≤8cm;无肝内大血管浸润,无肝外转移。符合 UCSF 标准者5年生存率为75.2%,而超越 UCSF 标准者1年生存率仅为50.0%。

该标准在《美国肝病研究协会和美国移植学会成人肝移植实践指南》《原发性肝癌诊疗规范(2022版)》等指南及专家共识中被作为推荐标准使用,在扩大获益人群的同时保证了良好的预后。

米兰标准与 UCSF 标准都存在一定的局限性。米兰标准对受者筛选过于严格,若仅依据该标准筛选受者,许多肝癌患者会失去从肝移植手术中获益的机会。此外,虽然 UCSF 标准相较于米兰标准在肿瘤形态学上进行了扩展,但两者均未纳入与受者生存和肿瘤复发转移密切相关的肿瘤生物学标志物,不能真实

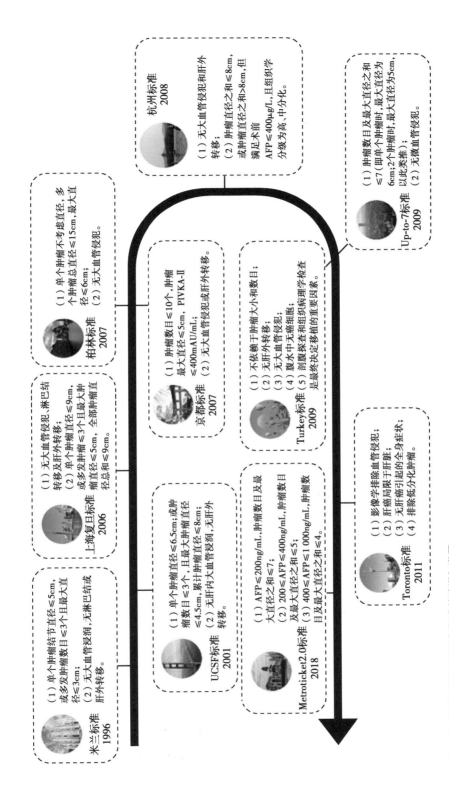

图 7-3 肝癌肝移植受者选择标准的演进与发展

注：AFP，甲胎蛋白；PIVKA-Ⅱ，维生素 K 缺乏或拮抗剂-Ⅱ诱导的蛋白质。

地反映肿瘤的恶性程度。

（三）杭州标准

2008 年，浙江大学郑树森院士团队提出杭州标准：肿瘤直径之和≤8cm，或肿瘤直径之和 >8cm，但术前 AFP≤400ng/ml，且肿瘤组织病理学分级为高、中分化；无大血管侵犯和肝外转移。杭州标准较米兰标准使肝移植获益人群扩大了37.5%，而肝移植术后总体生存率和无瘤生存率均与国际水平无显著差异。相较于米兰标准和 UCSF 标准，杭州标准弥补了前者局限于形态学指标的不足，同时引入肿瘤病理学特征和分子标志物，对受者选择标准进行科学拓展，是更适合中国国情的肝癌肝移植受者选择标准。

（四）肝癌肝移植受者精细化分类

2016 年，一项纳入了中国 6 012 例受者的多中心研究进一步提出了肝癌肝移植受者精细化分类。

杭州标准 A 类（肿瘤直径之和≤8cm，或肿瘤直径之和 >8cm 但 AFP≤100ng/ml）；杭州标准 B 类（肿瘤直径之和 >8cm，但 AFP 在 100~400ng/ml 之间）。A 类受者 5 年无瘤生存率达 69.5%，显著高于 B 类的 38.8%。与符合米兰标准或 UCSF 标准者相比，A 类受者的 5 年无瘤生存率无显著性差异（69.5% vs. 73.0% 或 71.9%），而获益人群分别扩大了 45.7% 和 25.2%。精细化分类推动了对肝癌肝移植受者的科学选择，和肝移植受者预后评估体系的建立。

在《中国肝癌肝移植临床实践指南（2021 版）》中，杭州标准与肝癌肝移植精细化分类被作为推荐标准使用：

- 杭州标准是可靠的肝癌肝移植受者选择标准，符合杭州标准者选择肝移植可获得满意的术后生存率。
- 符合杭州标准 A 类（肿瘤直径≤8cm 或肿瘤直径 >8cm，但 AFP≤100ng/ml）的受者预后优于符合杭州标准 B 类（肿瘤直径 >8cm，AFP 为 100~400ng/ml）的受者。

三、肝癌肝移植术前降期治疗

肝癌肝移植受者选择标准可以筛选出预后良好的受者亚群，提升移植疗效。但是随着对肿瘤生物学行为了解的深入，及肝移植质量管理体系的建立，移植专家们发现超越标准的受者仍可接受移植并从中获益。对超越移植标准的受者进行术前降期治疗,使其达到移植标准,能有效降低其移植后肿瘤复发风险。

国家肝脏移植技术医疗质量控制中心数据显示,2015—2020 年我国成人肝癌肝移植中,术前进行降期治疗的比例达 41.9%。国内外指南均建议,对于预估肝移植等待期长于 6 个月的肝癌患者应及时接受抗肿瘤的降期治疗。

（一）降期治疗的方法

降期治疗的方法包括局部治疗和全身系统治疗。目前认为,联合运用多种治疗方法可以达到更好的降期疗效。

1. 局部治疗 局部治疗的方法主要包括经导管动脉化疗栓塞（transcatheter hepatic arterial chemoembolization,TACE）、钇-90 微球肝动脉放射栓塞（transarterial radioembolization,TARE）、局部消融治疗［如射频消融（radiofrequency ablation,RFA）、微波消融（microwave ablation,MWA）和经皮无水乙醇注射（percutaneous ethanol injection,PEI）等］、立体定向放射治疗（stereotactic body radiotherapy,SBRT）。每种局部治疗的方法各有其优越性、局限性、适应证和禁忌证（表 7-1）。

2. 全身系统治疗 全身系统治疗主要包括分子靶向药物治疗和免疫治疗。

（1）分子靶向药物治疗:多项临床研究表明,索拉非尼、仑伐替尼、瑞格非尼、多纳非尼等分子靶向药物在减缓肝癌发展方面具有积极作用,可用于治疗晚期肝癌,提高患者总体生存率。在肝癌肝移植术前降期治疗当中,分子靶向药物常作为与局部治疗联合的辅助治疗。多项分子靶向药物用于降期治疗的临床试验正在进行中,目前尚缺乏关于其在降期治疗中的安全性和有效性的数据。因此,在降期治疗中使用分子靶向药物的统一标准仍有待临床试验数据的支持。

（2）免疫治疗:近年来兴起的免疫治疗为降期治疗提供了新的选择。以免疫检查点抑制剂如程序性死亡受体-1（programmed death 1,PD-1）/程序性死亡配体-1（programmed death ligand 1,PD-L1）抗体等为代表的免疫治疗药物在肝癌降期治疗领域的研究日趋增多,但多为个案报道或小样本临床研究。PD-1/PD-L1 单抗联合 TACE 和/或分子靶向药物等降期治疗新方案仍有待多中心、大样本临床试验。

表 7-1 肝癌肝移植术前降期局部治疗方法选择

	优越性	局限性	适应证	禁忌证
TACE	① 高浓度药物持续存在于肝脏，无长期全身副作用； ② 对于无血管侵犯或远处转移的肝癌患者，可作首选降期治疗	并发症发生率较高，如发热、腹痛、骨髓抑制、血管损伤、肝功能恶化、肿栓塞等	① 肝功能（Child-Pugh A）、心功能、肾功能良好； ② 血小板计数正常； ③ 无门静脉血栓	① 严重肝功能受损（Child-Pugh B 或 C）； ② 门静脉血栓形成； ③ 肾功能不全； ④ 严重血小板减少症； ⑤ 无法治疗的凝血障碍； ⑥ 胆管梗阻或其他严重疾病
TARE	① 相比于 TACE，TARE 有更高的局部控制率、更低的并发症发生率和更好的耐受性； ② 也可用于存在门静脉血栓的患者	可引发放射性肝病	① 肝功能（Child-Pugh A）、心功能、肾功能良好； ② 血小板计数正常	① 严重肝功能受损（Child-Pugh B 或 C）； ② 严重血小板减少症； ③ 无法治疗的凝血障碍或其他严重疾病
RFA	① 适用于肝硬化或肝功能较差的肝癌患者； ② 局部肿瘤控制优于 PEI	① 对大病灶几乎无效； ② 易受热降效应影响	① 心功能、肾功能良好； ② 血小板计数正常； ③ 肿瘤大小 <3cm 且肿瘤数量≤3个，不适合行 TACE 治疗者	① 严重肝功能受损（Child-Pugh B 或 C）； ② 弥漫性肝癌； ③ 无法治疗的凝血障碍； ④ 严重血小板减少症； ⑤ 门静脉血栓形成； ⑥ 肿瘤距主要胆管 <1cm； ⑦ 肝内胆管扩张或其他严重疾病

	优越性	局限性	适应证	禁忌证
MWA	①消融时间较短; ②不易受热降效应影响	可能对周围的血管或其他器官造成热损伤	更适合较大或多发肿瘤	①肝功能失代偿（Child-Pugh B 或 C）; ②无法治疗的凝血障碍; ③严重血小板减少症或其他严重疾病
PEI	对直径 <3cm 的肿瘤有效	对大病灶几乎无效	直径 <3cm 的肿瘤	①严重肝功能受损（Child-Pugh B 或 C）; ②严重出血倾向; ③凝血功能障碍; ④乙醇过敏或其他严重疾病
SBRT	①无创，高精度; ②可根据肝功能调节治疗强度	①对大病灶几乎无效; ②需要高水平的专业人员; ③存在胃肠道毒性风险	①直径小于 5cm 的病灶; ②不适合进行 TACE 或 RFA 治疗者; ③肝功能不全，血小板减少; ④TACE 或 RFA 治疗后进展	①病灶距离小肠 <2cm; ②不耐受治疗者

关于免疫治疗与肝移植手术的安全时间间隔目前尚无定论。有个案报道显示,经免疫检查点抑制剂降期治疗停药 8 天后行肝移植,受者出现排斥反应。多数研究显示,至少停药 4 周后行肝移植是较为安全的,受者未发生排斥反应或其他严重并发症。既往研究结果表明,经免疫检查点抑制剂降期治疗至符合移植标准后进行肝移植具有一定的可行性,但可能增加术后发生排斥反应的风险,应密切监测,必要时加强抗排斥反应治疗。

在《中国肝癌肝移植临床实践指南(2021 版)》中,对降期治疗有以下推荐:

- 降期治疗的方法主要有经导管动脉化疗栓塞、钇-90 微球肝动脉放射栓塞和局部消融治疗等。局部消融治疗包括射频消融、微波消融、冷冻消融和经皮无水乙醇注射等方法,需根据个体病情选择适合的降期治疗方法。
- 联合运用多种方法可以达到更好的降期效果。
- 预估肝移植等待期 >6 个月的肝癌患者应接受肝移植术前抗肿瘤治疗。

(二)降期治疗的评估和终点

降期治疗的效果一般采用对比增强 CT 和 MRI,并结合肿瘤标志物进行综合动态评估。评价指标包括肿瘤大小、数目、AFP 和 PIVKA-II 水平变化等。

一项纳入 206 例肝癌肝移植受者的多中心临床研究,以杭州标准为降期治疗终点,降期成功率可达 39.5%,降期成功者肝移植术后可获得与初始符合标准者相似的总体生存率和无瘤生存率。相比于将米兰标准作为降期治疗的终点,将杭州标准作为降期终点可以使更多受者获益,且降期成功者移植术后 3 年复发率仅 10.3%。

在《中国肝癌肝移植临床实践指南(2021 版)》中,对降期治疗的疗效评估和终点有以下推荐:

- 降期治疗效果的评价应综合衡量肿瘤大小、数目、AFP 和 PIVKA-II 水平变化。
- 杭州标准可作为术前降期治疗的终点。

第二节　肝癌复发转移

一、概述

肿瘤复发转移仍然是肝癌肝移植面临的最大挑战。肝癌肝移植术后 5 年肿瘤复发转移率达 20.0%~57.8%。肿瘤异质性以及不同人群、研究队列的差异是造成不同研究间肝癌复发转移率差异的主要原因。2016 年,一项纳入了 6 012 例肝癌肝移植病例的多中心临床研究显示,肝癌肝移植 5 年肿瘤复发转移率为 30.6%。肝癌复发转移不仅影响移植术后的长期存活,而且还增加了受者的经济负担、身体与心理的痛苦及术后管理的困难。

在《中国肝癌肝移植临床实践指南(2021 版)》中,肝癌肝移植术后肿瘤复发转移的常见部位依次为肺(37.2%~55.7%)、移植肝(37.8%~47.9%)、腹腔(27.3%~37.7%)、骨(22.3%~25.5%)。此外,其他少见转移部位可见于淋巴结、肾上腺和脑等。临床上,肝癌肝移植后肿瘤复发转移主要发生在移植后两年内,两年内复发转移者约占总复发转移人数的三分之二,复发转移中位时间约为 12.3 个月。受者发生复发转移后中位生存期仅为 10.6~12.2 个月,由此可见复发转移的防治十分重要。

二、危险因素

影响肝癌肝移植后肿瘤复发转移的危险因素众多,主要分为以下 3 类:肿瘤相关因素、供者和供肝相关因素、受者相关因素(图 7-4)。基于这些危险因素可以构建肝癌复发预警模型,为评估受者肿瘤复发转移风险、制定术后个体化防治方案提供重要参考。

(一)肿瘤相关因素

肿瘤相关因素包括了肿瘤大小和数目、AFP、PIVKA-Ⅱ水平、血管侵犯、组织学分化程度。

1. 肿瘤大小和数目　肿瘤大小和数目与复发转移密切相关。国际上许多肝癌肝移植受者选择标准都将肿瘤大小和数目作为重要的纳入参数。但不同研究对肿瘤大小和数目有不同的阈值设定。符合米兰标准(单个肿瘤直径≤5cm

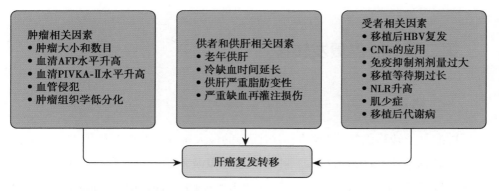

图 7-4 影响肿瘤复发转移的危险因素

注：AFP，甲胎蛋白；PIVKA-Ⅱ，维生素 K 缺乏或拮抗剂-Ⅱ诱导的蛋白质；HBV，乙型肝炎病毒；CNIs，钙调磷酸酶抑制剂；NLR，嗜中性粒细胞与淋巴细胞比率。

或多发肿瘤少于 3 个且最大直径≤3cm）的受者肿瘤复发转移率显著低于超过该标准的受者。

2. **甲胎蛋白** 一种糖蛋白，属于白蛋白家族。成人正常生理情况下，血清浓度低，较难检出。可由肝癌细胞合成、分泌至外周血，使其血清水平上升，但部分肝癌可为 AFP 阴性。

大量研究发现，AFP 水平的升高与肝癌发生、发展及复发转移密切相关，但不同研究对 AFP 阈值设定不尽相同。杭州标准和新型分子分层体系中，根据 AFP 水平对移植受者精细化分类：《中国肝癌肝移植临床实践指南（2021 版）》中明确提出，符合"杭州标准"A 类（肿瘤直径之和≤8cm 或肿瘤直径之和 >8cm，但 AFP≤100ng/ml）的受者预后显著优于符合"杭州标准"B 类（肿瘤直径之和 >8cm，AFP 为 100~400ng/ml）的受者。

3. **维生素 K 缺乏或拮抗剂-Ⅱ诱导的蛋白质** PIVKA-Ⅱ又称为异常凝血酶原（des-gamma-carboxy prothrombin，DCP），是肝脏合成的无凝血活性的异常凝血酶原。2013 年被列入日本肝病学会《肝癌诊疗指南》，作为肝癌诊断、随访监测及预警复发转移的指标。

大量研究证实，血清 PIVKA-Ⅱ水平的升高是肝癌复发转移的危险因素。《日本肝癌临床实践指南（2017 版）》提出，血清 PIVKA-Ⅱ水平 >400mAU/ml 为肝癌肝移植后肿瘤复发转移的独立危险因素。PIVKA-Ⅱ与 AFP 对肝癌的诊断及预警具有互补性，联合二者可提高肝癌诊断和预警的灵敏度。

4. 血管侵犯　血管侵犯包括微血管侵犯（microvascular invasion，MVI）和大血管侵犯（macrovascular invasion）。参考国家卫生健康委发布的《原发性肝癌诊疗规范（2019 年版）》，MVI 是指在显微镜下，内皮细胞衬覆的血管腔内见到癌细胞巢团，以癌旁门静脉分支为主（包含膜内血管）。MVI 与肝癌术后肿瘤复发风险增高及远期生存率降低密切相关（表 7-2）。

表 7-2　MVI 病理分级

MVI 病理分级：
M0：未发现 MVI
M1（低危组）：≤5 个 MVI，且发生于近癌旁肝组织（距肿瘤边缘≤1cm）
M2（高危组）：>5 个 MVI，或 MVI 发生于远癌旁组织（距肿瘤边缘 >1cm）

肝癌的大血管侵犯指的是肿瘤侵犯至门静脉、肝静脉或下腔静脉等大血管，这类患者预后较差，在短时间内可能发生肝内和远处转移。2007 年，一项纳入了 1 198 例肝癌肝移植受者数据的荟萃（Meta）分析显示，大血管侵犯和 MVI 与肝移植后肿瘤复发转移密切相关，是复发转移的独立危险因素。2005 年，日本一项纳入了 142 例肝癌肝移植受者数据的研究表明，微血管侵犯的肝癌肝移植受者 3 年生存率为 60.1%，显著低于无微血管侵犯受者的 92.6%。

5. 组织学分化程度　《原发性肝癌诊疗规范（2019 年版）》推荐肝癌分化程度采用 WHO 2019 版的三级分级法（高分化、中分化、低分化），或 Edmondson-Steiner 四级分级法（Ⅰ~Ⅳ）。

肿瘤组织学分化程度越低，恶性程度越高，越容易发生复发转移。2016 年，美国哥伦比亚大学一项大样本研究证实，肿瘤组织学低分化是肝移植后肝癌复发的独立危险因素。

肿瘤分化程度可在术前通过穿刺活检病理检查得以明确。但由于肝癌存在异质性，术前穿刺活检病理检查准确性为 80.0%~90.0%。部分患者由于定位困难、凝血异常或存在较大肿瘤播散风险，无法进行术前穿刺活检。

（二）供者和供肝相关因素

供者和供肝相关因素包括高龄供者、冷缺血时间延长、供肝严重脂肪变性、重度缺血再灌注损伤等。

1. 高龄供者　为了扩大供肝来源，国内外部分移植中心利用高龄供者的肝脏开展移植手术。一项基于美国器官共享联合网络（United Network Organ Sharing，UNOS）/ 器官获取和移植网络数据（Organ Procurement and Transplantation Network，OPTN）临床研究共纳入了 14 796 例肝癌肝移植受者，分析结果表明供者年龄≥60 岁与肝癌复发转移密切相关。一项来自美国密歇根大学的研究发现，供者年龄每增加 1 岁，肝癌肝移植后肿瘤复发风险便增加至 1.06 倍。

2. **冷缺血时间延长**　冷缺血时间是指器官从冷灌注（冷保存）开始到移植后血供恢复的时间段。根据国家肝脏移植技术医疗质量控制中心数据显示，2020 年我国遗体器官捐献来源供肝平均冷缺血时间为 5.5h，活体捐献供肝平均冷缺血时间为 1.5h。

一项由美国纽约西奈山医院主导的多中心研究纳入了 391 名肝癌肝移植受者，分析发现与供肝冷缺血时间≤10h 相比，冷缺血时间 >10h 会使肝癌复发风险增加至 1.9 倍。

3. **供肝严重脂肪变性**　瑞士日内瓦大学的一项研究指出，供肝严重脂肪变性（脂肪变性大于 60.0%）会显著增加肿瘤复发风险。多项研究发现，脂肪变性供肝的基因表达和代谢调控会发生改变，使得供肝的脂质过氧化程度加重、ATP 合成酶活性下降、肝脏微循环结构破坏和炎症介质大量释放，从而对缺血再灌注损伤的耐受程度显著降低，这些改变容易促进肿瘤复发。

4. **重度缺血再灌注损伤**　大量动物实验研究发现，术中无肝期结束后，门静脉和肝动脉血流恢复会造成肝脏组织的氧化应激和损伤，促进肿瘤复发。Graziano 等人利用大鼠肝移植后肿瘤复发的模型，发现缺血再灌注组的肿瘤复发率显著增高且复发肿瘤的体积显著增大。

（三）受者相关因素

受者相关因素包括了钙调磷酸酶抑制剂（calcineurin inhibitors，CNIs）的应用、免疫抑制剂剂量过大、移植后 HBV 复发、移植等待期过长、中性粒细胞与淋巴细胞比率（neutrophil to lymphocyte ratio，NLR）升高、肌肉减少症、代谢病等。

1. **钙调磷酸酶抑制剂**　CNIs 是目前临床上最常用的免疫抑制剂，包括他克莫司（tacrolimus，TAC）、环孢素 A（cyclosporin，CsA）。大量研究表明，CNIs 是促进肝癌肝移植后肿瘤复发转移的危险因素。一项纳入了 42 项研究的荟萃分析显示,使用 CNIs 受者肿瘤复发率为 13.8%,显著高于使用 mTOR 抑制剂受者复发率(8.0%)。

2. 免疫抑制剂剂量过大　肝癌肝移植术后常用免疫抑制剂主要有以下 4 类:①CNIs,包括 CsA 和 TAC;②哺乳动物雷帕霉素靶蛋白(mammalian target of rapamycin,mTOR)抑制剂:包括西罗莫司和依维莫司;③抗代谢类药物如霉酚酸类(mycophenolic acid,MPA);④糖皮质激素。

免疫抑制剂剂量过大可抑制受者免疫系统,降低免疫细胞对肿瘤细胞的杀伤作用,从而促进肿瘤复发转移。一项来自西班牙的研究发现,TAC 的血药谷浓度 >10ng/ml 或 CsA 谷浓度 >300ng/ml 是肿瘤复发转移的独立危险因素。一项纳入了 50 例肝癌肝移植受者的研究表明,CNIs 的高暴露组(他克莫司的血药谷浓度 >10ng/ml 或 CsA 谷浓度 >300ng/ml)肿瘤复发风险为 CNIs 低暴露组的 4.02 倍。

3. 移植后 HBV 复发　在中国,HBV 感染是肝癌发生的最常见病因。移植后 HBV 复发可促使肝细胞癌变、增生、扩散。中山大学第三附属医院肝移植中心的一项研究发现,移植前高 HBV DNA 水平与移植后肝癌复发有关。2013 年美国的一项多中心大样本研究发现,肝癌肝移植后 HBV 感染受者的肿瘤复发风险是未感染 HBV 的肝癌肝移植受者的 3.6 倍。

4. 移植等待期过长　由于供肝资源的短缺,大部分受者往往需要等待较长时间才能进行肝移植。如果移植等待期过长,肿瘤很可能在此期间发生进展,从而影响移植疗效,增加复发转移风险。

5. 中性粒细胞与淋巴细胞比率升高　NLR 在多种肿瘤中的预测作用已被广泛报道。2009 年,美国哥伦比亚大学的一项研究首次发现,肝移植受者 NLR≥5 为移植后肝癌复发的独立危险因素。2011 年,中山大学器官移植研究所报道,术前 NLR 可作为肝移植预后的独立危险因子,NLR≥2.5 的肝癌受者术后 1、3、5 年的无瘤生存率比正常组明显降低。2015 年,加州大学的一项 865 例肝癌肝移植研究发现,NLR 每升高一个单位,肝癌复发风险增加至 1.89 倍。

6. 肌肉减少症　肌肉减少症是指因持续骨骼肌量流失、强度和功能下降而引起的综合征。诊断肌肉减少症主要根据基于 CT 影像学的第 3 腰椎骨骼肌指数[即横断面肌肉面积/身高的平方(cm^2/m^2)],男性≤50cm^2/m^2,女性≤39cm^2/m^2。

一项日本的研究发现,肌肉减少症受者 5 年肿瘤复发率高达 26.6%,显著高于非肌肉减少症受者的 12.6%。2018 年韩国一项纳入了 92 例肝癌肝移植受者的研究发现,肌肉减少症是晚期肝癌肝移植术后肿瘤复发的重要危险因素。2020 年中国一项临床研究发现,术前合并肌肉减少症会增加肝癌肝移植受者的肿瘤复发率,减少受者的总体生存时间,是肝癌肝移植受者预后不良的独立危险因素。

7. 代谢病 在《中国肝移植受者代谢病管理专家共识》中,代谢病主要包括糖尿病、脂质代谢异常、肥胖、高血压和高尿酸血症等。2012 年美国哥伦比亚大学的一项研究发现,与正常体重受者相比,肥胖受者移植后肿瘤复发风险增加至 1.9 倍。2013 年美国南佛罗里达大学的一项研究发现,肥胖受者移植后肿瘤复发率为 15.0%,显著高于正常受者的 7.0%。2016 年一项中国多中心研究发现,年龄 >50 岁、肿瘤数目为 2~3 个或存在微卫星灶的受者,如新发患糖尿病,5 年肿瘤复发率高达 36.0%~54.0%。

三、随访监测方案

肝癌肝移植后肿瘤复发转移主要发生在术后 2 年内。虽然肝移植后 2~5 年内肿瘤复发转移较 2 年内少,但仍占总数的约 1/3。肝移植 5 年后肿瘤复发转移则较为罕见。因此,建议在移植后最初的 2 年内采取较为严格密集的方式对受者进行监测,之后可以适当放宽监测频率,但至少应持续监测至移植后 5 年。需要注意的是,对于超出移植选择标准的高复发转移风险者,监测频率应更高。

肝癌肝移植术后规律随访有助于肿瘤复发的早期诊断。综合国内外肝移植专家临床经验和相关报道,肝癌肝移植术后随访的具体方案见表 7-3。

(一)实验室检验

1. 血清 AFP、PIVKA-Ⅱ AFP 在肝癌中的灵敏度和特异度分别为 67.0% 和 82.0%;PIVKA-Ⅱ在肝癌中的灵敏度和特异度分别为 76.0% 和 87.0%,联合应用可以提高诊断灵敏度。其异常升高提示复发可能,需要进一步完善影像学检查明确定位。

2. 血常规 肝移植术后免疫抑制剂(如霉酚酸类药物、西罗莫司等)的应用可能导致骨髓抑制等不良反应。

表 7-3　肝癌肝移植术后肿瘤复发转移监测方案

监测时间段	AFP	PIVKA-II	ALP	超声	胸部 CT	腹部 CT 或 MRI	PET-CT	骨扫描	穿刺活检
术后第 1~3 个月	❶	❶	❶	❶	❷	❷	当 AFP 和/或 PIVKA-II 水平异常升高，怀疑或确诊肝癌局部复发转移时，为明确全身转移情况，可行 PET-CT 检查	当出现骨痛或血清 ALP 升高，怀疑存在骨转移灶时，骨骼 ECT 为首选检查	根据受者情况考虑行穿刺活检，活检标本可行分子病理学检测、基因组二代测序等检测，指导治疗
术后第 4~6 个月	❶	❶	❶	❶	❸	❸			
术后第 7~12 个月	❸	❸	❸	❸	❸	❸			
术后第 13~24 个月	❸	❸	❸	❸	❻	❻			
术后第 25~60 个月	❻	❻	❻	❻	❻	❻			
术后 60 个月后	⓬	⓬	⓬	⓬	⓬	⓬			

❶每个月 1 次；❷每 2 个月 1 次；❸每 3 个月 1 次；❻每 6 个月 1 次；⓬每 12 个月 1 次

注：AFP，甲胎蛋白；PIVKA-II，维生素 K 缺乏或拮抗剂-II 诱导的蛋白质；ALP，碱性磷酸酶；CT，电子计算机断层扫描成像；MRI，磁共振成像；PET-CT，正电子发射计算机断层显像；ECT，发射型计算机断层显像。

3. **碱性磷酸酶(alkaline phosphatase, ALP）** 肝移植术后血清 ALP 异常升高需警惕骨转移可能。

（二）影像学检查

1. **胸部 CT** 肺是肝癌肝移植后最常见的转移部位,胸部 CT 检查十分重要。

2. **腹部影像学检查** 移植肝和腹腔是主要复发转移部位,腹膜后肾上腺等也是可能转移的部位。超声(造影)、增强 CT 和 MRI 检查尤为关键。

3. **骨扫描** 当出现骨痛或血清 ALP 升高,怀疑存在骨转移灶时,骨骼 ECT 为首选检查,局部检查可选择 CT、MRI 或三维重建。

4. **PET-CT** 当 AFP 和/或 PIVKA-Ⅱ水平异常升高,怀疑或确诊肝癌局部复发转移时,为明确全身转移情况,可行 PET-CT 检查。

（三）病理活检——"金标准"

1. **病灶穿刺病理活检** 是确诊肿瘤复发转移的金标准。当难与其他疾病鉴别诊断时,应综合受者情况,考虑是否行穿刺活检。

2. **个体化治疗** 活检标本可行分子病理学检测、基因组二代测序等检测,指导治疗。

四、预防

肝癌肝移植术后应制定个体化预防方案。根据肿瘤的形态学特征和分子生物学特征,对不同复发转移风险的受者进行分层,有助于制定精细化预防方案。原则上,超出移植标准者被视为肿瘤复发转移的高危受者,移植术后应对其给予预防性干预,主要包括辅助治疗和免疫抑制方案的调整。

1. **辅助治疗**

（1）分子靶向药物治疗:研究报道,移植术后对肝癌高复发风险者辅助性应用仑伐替尼等有助于延长其无瘤生存期。

（2）系统性化疗:如奥沙利铂 + 亚叶酸钙 + 氟尿嘧啶等,可以降低肿瘤复发率、提高受者长期生存率。

2. **免疫抑制剂方案的调整**

（1）免疫抑制剂剂量不足容易诱发排斥反应。

（2）免疫抑制剂剂量过大会显著抑制受者免疫系统,降低免疫细胞对肿瘤细胞的免疫监视和免疫杀伤作用,进而促进肿瘤复发。

因此,针对不同复发风险的肝移植受者需个体化调整免疫抑制方案。目前尚不建议全线撤除肝癌肝移植受者的免疫抑制剂,但主张以西罗莫司为基础的个体化低剂量免疫抑制方案(调整原则及用药请详见本章第三节)。

五、诊断

肝癌复发转移的早期诊断有利于治疗方案的选择以及治疗效果的提高,从而改善受者长期生存率。肝移植后早期肿瘤复发转移可无症状,随着疾病进展可出现乏力、食欲减退、消瘦等非特异性症状。当复发转移灶侵犯或压迫周围组织后才会出现明显的临床表现。因此,为了及时发现复发或转移病灶,阻断其进展,移植后肝癌复发转移的早期诊断显得尤为重要,这有赖于系统的随访监测体系。

在随访监测过程中,若受者出现可疑症状、实验室检验或影像学检查提示疑似复发转移,则应当遵循以下诊断流程(图 7-5)。

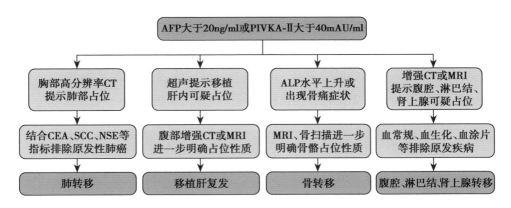

图 7-5　肝癌肝移植术后复发转移诊断流程
注:AFP,甲胎蛋白;PIVKA-Ⅱ,维生素 K 缺乏或拮抗剂-Ⅱ诱导的蛋白质;CT,电子计算机断层扫描成像;MRI,磁共振成像;ALP,碱性磷酸酶;CEA,癌胚抗原;SCC,鳞癌抗原;NSE,神经元特异性烯醇化酶。

(一)肺转移的诊断要点

1. 临床表现　可出现胸闷、胸痛、气急、咳嗽、咳痰、发热等非特异性症状。

2. 实验室检验　需结合其他肿瘤学指标的检查,如癌胚抗原(carcinoembryonic antigen,CEA)、鳞癌抗原(squamous cell carcinoma antigen,SCC)、神经元特

异性烯醇化酶（neuron-specific enolase，NSE）等，排除原发性肺癌的可能。

3. **影像学检查** 胸部高分辨率 CT 可诊断肺部转移灶。若诊断困难，可考虑行 CT 引导下穿刺活检，明确病灶性质。

（二）移植肝复发的诊断要点

1. **临床表现** 可出现肝区痛、食欲缺乏、腹胀、乏力、消瘦、腹部包块、发热、黄疸等非特异性症状。

2. **实验室检验** 肝功能可出现异常，血清丙氨酸转氨酶（alanine aminotransferase，ALT）、天冬氨酸转氨酶（aspartate transferase，AST）、直接胆红素（direct billirubin，D-Bil）、间接胆红素（indirect billirubin，I-Bil）、白蛋白、胆汁酸等可升高。

3. **影像学检查** 腹部超声检查发现可疑占位时，可通过腹部增强 CT 或 MRI 检查，明确肝内占位性质。若诊断困难，可考虑行超声引导下穿刺活检，明确诊断。当 AFP 或 PIVKA-Ⅱ水平异常升高，但超声、CT 和 MRI 均未发现病灶时，可考虑行 PET-CT 检查。

（三）骨转移的诊断要点

1. **临床表现** 骨转移部位可出现肿胀、压迫、疼痛、压痛、功能障碍、畸形等症状。

2. **实验室检验** ALP 和钙离子水平异常上升提示骨转移可能。值得注意的是，ALP 水平在骨转移时会升高，虽然其特异性较低，但仍需高度警惕。

3. **影像学检查** MRI 和骨扫描检查可诊断骨转移病灶。

（四）腹腔转移的诊断要点

1. **临床表现** 可出现腹胀、腹痛、腹部包块、发热等非特异性症状。

2. **实验室检验** 可有红细胞、血红蛋白减少及血浆白蛋白降低表现。腹腔穿刺检查腹水脱落细胞可见肿瘤细胞。

3. **影像学检查** 超声对于腹腔转移的诊断效能较低。腹部增强 CT 或 MRI 可明确腹腔转移诊断。当 CT 或 MRI 诊断存在困难时，可行 PET-CT 检查或 CT 引导下穿刺活检，明确诊断。

（五）淋巴结转移的诊断要点

1. **临床表现** 可出现体表淋巴结肿大、发热等症状。淋巴结转移较为隐匿，早期诊断有赖于规律的随访监测检查。

2. **实验室检验** 需通过血常规、血涂片、血生化等排除血液系统疾病。

3. **影像学检查** 体表检查和超声可明确体表淋巴结转移诊断。胸腹部 CT 或 MRI 可明确胸腹部淋巴结转移诊断。当诊断存在困难时,可行 PET-CT 检查或穿刺活检,明确诊断。

（六）肾上腺转移的诊断要点

1. **临床表现** 可出现腹部包块、发热等非特异性症状。肾上腺转移较为隐匿,早期诊断依赖于规律的随访监测检查。

2. **实验室检验** 需通过肾上腺的生化检查,包括血皮质醇、醛固酮、电解质、血糖等,排除肾上腺原发疾病。

3. **影像学检查** 腹部 CT 或 MRI 可明确肾上腺转移诊断。当诊断存在困难时,可行 PET-CT 检查。

（七）脑转移的诊断要点

1. **临床表现** 可出现头晕、头痛、恶心呕吐等颅脑症状。

2. **实验室检验** 需结合血常规、血生化和肿瘤标志物（CEA、CA199 和 AFP）等。

3. **影像学检查** 颅脑增强 CT 或 MRI 等影像学上均出现颅内占位病灶,且血供丰富,伴或不伴病灶内出血及周围水肿。

六、治疗

对于移植后肝癌复发转移者,应采取个体化治疗策略,综合考虑受者情况,遵循系统化原则,充分整合多种治疗手段,制定最优治疗方案。移植后肿瘤复发转移的治疗较为复杂,常涉及到多个学科,因此,推荐经过多学科团队（multidisciplinary team, MDT）讨论分析后做出治疗决策。在《中国肝癌肝移植临床实践指南（2021 版）》中,对于肝癌肝移植术后肿瘤复发治疗有以下推荐意见：

● 对于术后可切除的复发转移灶,首选手术切除治疗,根据基因检测结果可选择联合靶向治疗。

● 对于术后不可切除的复发转移灶,应个体化选择局部治疗（包括局部消融、TACE 等）、索拉非尼等分子靶向药物、系统性化疗、免疫治疗或联合治疗。

同时,《中国肝癌肝移植临床实践指南（2021 版）》第五部分也指出,对于复发晚期(临床尚无统一标准,一般指复发 2 年以上)受者,可考虑减少或停止免疫抑制剂的使用。此外,对肿瘤复发受者行再次肝移植尚存在争议,需谨慎考虑。

1. **手术切除** 手术切除孤立的复发灶能有效延长受者生存期,原则上对于可手术切除的复发受者应首选手术切除治疗。

2. **局部治疗**

(1)RFA:对于肝内复发病灶直径小于 5cm、全身情况差或无法耐受手术者,超声引导下行 RFA 可取得较好疗效。

(2)TACE:手术无法切除的肝内多发复发灶,且无门静脉主干栓塞或多器官功能障碍者,TACE 治疗可抑制肿瘤进展。

(3)TARE:在不可切除的中晚期肝癌的治疗中,TARE 能够有效减轻肿瘤负荷,有效控制或减缓并发症的发生,延长受者生存期,提高生活质量。数项研究表明 TARE 可用于治疗并发门静脉癌栓的肺癌,并可以作为复发性肝癌的补救性治疗方式之一。

(4)放射治疗:分为外照射治疗和内照射治疗。

1)外照射治疗:可以减轻淋巴结、肺、骨、脑或肾上腺转移所致疼痛、梗阻或出血等症状。对于不能手术切除者可行姑息性放射治疗,或放射治疗与 TACE 等联合治疗,减缓肿瘤发展,从而有效地延长受者生存期。其中,SBRT 主要针对小肝癌和大血管癌栓。

2)质子束放射疗法与内照射治疗:质子束放射治疗对于术后复发或残留肝癌病灶(大小 <3cm,数目 <2 个)的疗效与 RFA 相似。

3. **靶向治疗** 对于肝癌复发转移的受者,可予口服索拉非尼等分子靶向药物治疗。有研究显示,同时使用 mTOR 抑制剂可以减少索拉非尼使用剂量,降低副反应和不良反应发生率,但由于存在出血风险,应当谨慎考虑索拉非尼和 mTOR 抑制剂联合使用。

(1)索拉非尼:索拉非尼是最早用于肝癌系统抗肿瘤治疗的分子靶向药物。推荐服用索拉非尼为每次 0.4g,2 次/d,空腹或伴低脂、中脂饮食服用。常见的不良反应为腹泻、手足综合征、皮疹、高血压、食欲减退以及乏力等。

(2)仑伐替尼:仑伐替尼适用于不可切除的肝功能 Child-Pugh A 级的晚期肝癌患者。受者体重≥60kg,12mg,口服,1 次/d;受者体重 <60kg,8mg,口服,

1次/d。常见不良反应为高血压、蛋白尿、腹泻、食欲下降、疲劳以及手足综合征等。

（3）多纳非尼：多纳非尼在我国已被批准用于既往未接受过全身系统性抗肿瘤治疗的不可切除肝癌患者。推荐剂量为每次0.2g，2次/d，空腹口服，以温开水吞服。建议每日同一时段服药，如果漏服药物，无须补服，应按常规用药时间进行下一次服药。多纳非尼最常发生的不良反应为手足皮肤反应、AST升高、总胆红素升高、血小板降低和腹泻等。

4. 免疫治疗　免疫治疗是一种通过重启和恢复机体正常免疫反应的抗肿瘤方法，在多种恶性肿瘤的治疗中都取得了显著疗效。主要包括：PD-1/PD-L1单抗和细胞毒性T淋巴细胞相关抗原4（cytotoxic-T-lymphocyte-associated antigen 4，CTLA-4）抑制剂。

免疫检查点抑制剂在肝癌肝移植术后的应用可能诱发排斥反应，因此其用于治疗肝移植术后肿瘤复发转移仍存在争议，有待进一步深入研究。目前已报道的用于移植后肝癌复发转移治疗的免疫检查点抑制剂有纳武单抗、帕博利珠单抗、伊匹单抗、卡瑞利珠单抗等。

（1）抗肿瘤免疫与免疫排斥：当免疫检查点抑制剂被用于治疗移植后肿瘤复发转移时，移植受者将面临更大的移植排斥风险，可能会导致移植物损伤/丢失、排斥反应甚至引起死亡。因此，免疫治疗在移植受者中的应用仍存在较大争议。尽管如此，靶向CTLA-4和PD-1/PD-L1的免疫检查点抑制剂仍然是移植后肿瘤复发的治疗方案之一。

（2）挽救性治疗：有研究显示，移植肝PD-L1表达阴性的受者，应用PD-1或PD-L1单抗后排斥反应发生率低。因此，对其他抗肿瘤方案治疗无效的肝癌复发者进行移植肝PD-L1检测，表达阴性者可应用PD-1或PD-L1单抗作为挽救性治疗，同时密切监测肝功能等变化，警惕急性排斥反应的发生。

5. 联合治疗

（1）肝癌消融与系统抗肿瘤治疗的联合：消融联合系统治疗尚处于临床探索阶段。相关研究显示，消融治疗可提高肿瘤相关抗原和新抗原释放，增强肝癌相关抗原特异性T细胞应答，激活或者增强机体抗肿瘤的免疫应答反应。消融治疗联合免疫治疗可以产生协同抗肿瘤作用。目前多项相关临床研究正在开展之中。

（2）TACE 联合局部治疗、系统抗肿瘤治疗：在《原发性肝癌诊疗指南（2022版）》中，对 TACE 联合局部治疗及 TACE 联合系统抗肿瘤治疗有以下推荐：

- TACE 联合消融治疗：为了提高 TACE 疗效，主张在 TACE 治疗基础上酌情联合消融治疗，包括 RFA、MWA 以及冷冻等治疗。目前临床有两种 TACE 联合热消融治疗方式：①序贯消融：先行 TACE 治疗，术后 1~4 周内加用消融治疗；②同步消融：在 TACE 治疗的同时给予消融治疗，可以明显提高临床疗效，并减轻肝功能损伤。
- TACE 联合外放射治疗：主要指门静脉主干癌栓、下腔静脉癌栓和局限性大肝癌介入治疗后的治疗。
- TACE 联合二期外科手术切除：大肝癌或巨块型肝癌在 TACE 治疗后转化并获得二期手术机会时，推荐外科手术切除。
- TACE 联合其他抗肿瘤治疗：包括联合分子靶向药物、免疫治疗、系统抗肿瘤治疗、放射免疫和靶向药物等。
- TACE 联合抗病毒治疗：对有 HBV、HCV 感染背景肝癌患者 TACE 治疗同时应积极抗病毒治疗。

第三节　肝癌肝移植受者免疫抑制剂的应用

一、肝癌肝移植受者常用免疫抑制剂

免疫抑制的诱导和维持治疗是肝移植手术成功和移植物长期存活的关键因素。20 世纪 80 年代 CsA 的推广应用开辟了器官移植的新时代。此后，CNIs 如 TAC、MPA 类、mTOR 抑制剂类和生物制剂如抗体等免疫抑制剂类药物不断涌现，大幅提高了肝移植手术的成功率及术后长期生存率。

对于肝癌肝移植受者，术后肿瘤复发的风险与肿瘤的生物恶性程度及术后机体的免疫状态密切相关。受者处于过度免疫抑制状态时，免疫监视系统受损，肿瘤的复发、转移风险增高。免疫抑制不足则容易诱发排斥反应，造成移植物的损伤。如何维持这一平衡，目前尚无统一的临床方案和监测手段，值得深入研究和探讨（图 7-6）。

调整受者免疫抑制方案是预防肝移植后肝癌复发的手段之一。因为各类

免疫抑制剂的作用机制与靶点的不同，其对肝癌肝移植术后肿瘤复发的影响作用亦不同。CNIs 是肝移植术后肝癌复发的独立危险因素，而使用 mTOR 抑制剂的肝癌肝移植受者肝癌复发率显著低于使用 CNIs 的受者。

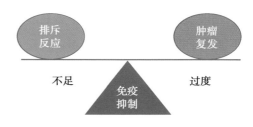

图 7-6　肝癌肝移植术后免疫抑制的平衡状态

因此，制定个体化的免疫抑制方案至关重要。对于肝癌肝移植受者，免疫抑制剂的基本应用原则：①在有效预防排斥反应的基础上，尽可能减少单一药物的用药剂量，降低药物毒副作用和肿瘤复发风险，保障移植受者长期高质量生存；②个体化用药、联合用药、动态调控和低剂量是现阶段肝移植术后免疫抑制药物方案优化的基本原则。

肝癌肝移植受者中长期管理中，用于免疫维持的常用免疫抑制剂如下。

（一）钙调磷酸酶抑制剂

钙调磷酸酶抑制剂（CNIs）主要包括他克莫司（TAC）和环孢素（CsA），其中 TAC 的免疫抑制作用显著优于 CsA，可显著减少排斥反应的发生率，是目前最常用的免疫抑制药物。但是，多项回顾性研究表明，CNIs 血药浓度与肝移植术后肝癌复发风险相关。据统计，肝移植术后 1 个月 TAC 平均血药浓度高于 10ng/ml 或 CsA 浓度高于 300ng/ml 的受者 1 年、3 年、5 年的肝癌复发率为 9.4%、22.1% 和 27.7%，显著高于低 CNIs 浓度受者（平均血药浓度低于 10ng/ml）的 4.3%、10.0% 和 14.7%。

1. 他克莫司

（1）用法用量：TAC 通常口服剂量为 0.05~0.15mg/（kg·d），分两次口服（如早晨和晚上）。TAC 血药浓度测定以谷值为参考，术后建议肝癌肝移植受者 TAC 的起始剂量可略低于一般肝移植受者。建议目标血药谷浓度：移植后第 1~3 个月为 8~10ng/ml；第 3~6 个月为 6~8ng/ml；6 个月以后为 4~8ng/ml 维持。

（2）药物浓度监测：TAC 有效血药浓度狭窄，治疗剂量和中毒剂量接近，且个体间药物代谢效率差异较大，因此，必须注意血药浓度的监测结果。

1）起始监测时间为初次服药后的第 2 天或第 3 天。移植后两周建议每周检测 3~4 次血药浓度，第 3~4 周每周检测两次，第 5~12 周每周检测 1 次。

2）术后 3~6 个月每两周检测 1 次，6 个月以后每月检测 1 次。

3）对于术后长期存活受者（>5 年），建议至少 3~6 个月检测 1 次，药物浓度不能低于推荐浓度的低限（4ng/ml）。

在肝功能变化、出现不良反应或应用可能影响 TAC 药代动力学的药物时，应增加监测频率。此外，在调整 TAC 剂量后以及换用药物后，也需测定血药浓度的变化。

2. 环孢素

（1）用法用量：CsA 的起始剂量为 4~12mg/（kg·d），联合用药时，初始剂量为 2mg/（kg·d），后逐渐减量，维持量剂量个体差异较大，建议以血药谷浓度为调整依据。建议目标血药谷浓度：术后 1~3 个月为 150~250ng/ml；术后 3~6 个月为 120~200ng/ml；术后 6~12 个月为 80~150ng/ml。

（2）药物浓度监测：CsA 主要经胆汁进行排泄，肝功能障碍、胆汁淤积和胃肠功能障碍均可能影响 CsA 的药代动力学，因此需要进行血药浓度的监测。药物检测频率及随访同 TAC。

（3）不良反应：CNIs 毒副作用较大，可能导致肾功能损害及代谢相关疾病（包括糖尿病、高血压、高血脂、肥胖、高尿酸血症等）风险增加。因此，低 CNIs 剂量的免疫抑制方案将有助于降低肝移植术后肝癌的复发风险并减少 CNIs 的毒副作用。

（二）mTOR 抑制剂

西罗莫司和依维莫司等 mTOR 抑制剂既具有免疫抑制作用，还具有抑制肿瘤血管新生和增殖的作用。因此，基于 mTOR 抑制剂的免疫抑制方案能降低肝癌肝移植术后肿瘤复发风险，提高总体生存率。一般可在术后 4~6 周转换为以 mTOR 抑制剂为基础的免疫抑制方案，免疫抑制效果佳，同时有助于肾功能的保护。

现有证据表明，应用 mTOR 抑制剂的肝癌肝移植受者的复发率显著低于应用 CNIs 受者，其中应用基于依维莫司的免疫抑制方案可使肝癌肝移植受者获得更好的预后。

1. 西罗莫司　由于可能对切口愈合造成影响，以及在预防和治疗排斥反应方面作用弱于 CNIs，术后 1 月内通常不建议使用西罗莫司。CNIs 转换成西罗莫司时，通常需两药合用数周到数月，并加强移植肝功能和血药浓度的监测，待西罗莫司浓度达到目标值并稳定后，逐渐减少 CNIs 用量，警惕转换期间排斥反应的发生。

（1）用法用量：西罗莫司作为长期维持免疫抑制的用药，通常可与 MPA 类联用，也可单用。西罗莫司建议维持剂量为 1~3mg/d，维持谷浓度 4~8ng/ml。

由于西罗莫司半衰期长，且易受三唑类药物尤其是伏立康唑影响，导致血药浓度急剧升高。因此，西罗莫司尽量不与三唑类药物合用。因病情不可避免需要使用时，需将西罗莫司减量并提高监测频率，通常西罗莫司可减至 2~3mg/周。

（2）药物浓度监测

1）应在服用后第 5~7 天进行谷浓度检测。

2）一旦调整维持剂量，应以新的维持量连用 7 天后检测血药浓度及进一步调整剂量。建议在调整剂量后第 1 个月内每周复查 1 次，第 2 个月内每两周复查 1 次。

3）获得稳定的血药浓度后，每个月复查 1 次。

4）移植时间较长、血药浓度稳定的受者可每 3 个月检测 1 次。

（3）不良反应：切口愈合不良（早期使用可能会影响伤口愈合，因此常在术后 4 周左右起始使用）、口腔溃疡、脂代谢紊乱、糖尿病和骨髓抑制等。这些不良反应可通过降低剂量得到缓解。

2. 依维莫司

（1）用法用量：依维莫司具有更短的半衰期且可更快达到稳态药物浓度，临床使用时调整给药剂量更加便捷。在移植后至少 30 天后开始使用依维莫司。

对于成年肝移植受者，建议的起始剂量为 1mg，每日两次口服，与减量的 TAC 联合使用。肝移植术后早期使用依维莫司联合低剂量 CNIs 方案能显著改善受者远期肾功能。肾功能损害的受者无须调整剂量。

对于肝功能损害的受者，应密切监测依维莫司的血药谷浓度：轻度肝功能损害（Child-Pugh A 级）受者的剂量应减至正常剂量的约 2/3；中度肝功能损害（Child-Pugh B 级）受者的剂量应减至正常剂量的约 1/2；重度肝功能损害（Child-Pugh C 级）受者的剂量应至少减至正常剂量的约 1/2。进一步的剂量调整应基于治疗药物监测结果。

（2）药物浓度监测：对依维莫司和 TAC 联用的受者，建议对两种药物的全血浓度进行监测。调整依维莫司剂量以维持目标血药谷浓度为 3~8ng/ml。

（三）抗代谢类药物

抗代谢类免疫抑制药物主要是霉酚酸（MPA），硫唑嘌呤（AZA）（现临床已不常使用）。MPA 类代表药物包括吗替麦考酚酯（MMF）和麦考酚钠肠溶片（EC-MPS），通常与 CNIs 联合应用以降低 CNIs 剂量。目前认为，通过服用 MPA 类药物可以减少 CNIs 药物的剂量而间接降低肝癌复发风险。

1. 用法用量

（1）MMF：常用药物如骁悉、赛可平。MMF 是由几种青霉素属真菌产生的具有抗代谢作用的 MPA 半合成物。MMF 有胶囊剂或片剂两种剂型，单独用药时，常规剂量为每次 0.5~1g，2 次/d；与 CNIs 联合用药时，常规剂量为每次 500~750mg，2 次/d。

（2）EC-MPS：常用药物为米芙。EC-MPS 对胃黏膜的刺激作用较小，可以有效减轻上消化道不良反应。EC-MPS 用量为每次 360~540mg，2 次/d，之后可根据受者临床表现及医生的判断进行剂量调整。

2. 不良反应　MAP 类药物的主要不良反应为胃肠道反应，而麦考酚钠肠溶片的胃肠道反应较轻。此外这类药物还具有骨髓抑制的副作用，会引起白细胞减少、贫血和血小板减少，必要时需停用。

二、肝癌肝移植的免疫抑制剂选择原则

免疫维持治疗阶段，目前临床上常用的口服免疫抑制剂主要分为 3 大类：CNIs、mTOR 抑制剂及抗代谢类抑制剂。在保证免疫抑制状态的前提下，依据术后肝功能恢复情况和血药浓度水平，尽早减少受者 CNIs 和激素类免疫抑制剂剂量，可降低感染和肝癌复发风险。应在联合用药、动态调控和低剂量原则基础上，结合受者原发疾病、合并症、不良反应和经济条件等因素，实现个体化的免疫抑制方案。

因为免疫抑制剂在不同个体间以及同一个体术后不同阶段之间存在药物代谢动力学的差异，所以必须参考血药浓度的长期随访监测结果，动态调整免疫抑制药物剂量。在保证免疫抑制效率的前提下，减少单一药物的用药剂量，从而降低药物的不良反应和肿瘤复发风险。

在《西罗莫司在肝癌肝移植中应用的中国专家共识（2020 版）》《中国肝癌肝移植临床实践指南（2021 版）》《中国肝移植免疫抑制治疗与排斥反应诊疗规

范（2019版）》《原发性肝癌诊疗指南（2022版）》等临床实践指南中,对于肝癌肝移植术后免疫抑制方案的调整有以下推荐意见:

- 钙调磷酸酶抑制剂（CNIs）的暴露会增加肝移植后肝癌复发风险,应避免肝癌肝移植受者术后过高的 CNIs 类暴露。
- 对合并肝肾综合征或肾功能不全的肝癌肝移植受者应避免应用 CNIs,采用白介素-2 受体阻滞剂、霉酚酸、mTOR 抑制剂等治疗。
- 肝癌肝移植受者应采用低剂量 CNIs 及糖皮质激素早期撤除方案。
- 肝癌肝移植受者应用依维莫司和西罗莫司为代表的 mTOR 抑制剂可减少术后肿瘤复发和转移。
- 肝癌肝移植受者可采用无糖皮质激素免疫抑制方案。
- 肝癌肝移植术后复发的受者可改用以依维莫司、西罗莫司为基础的免疫抑制方案。

由于肝脏具有一定程度"免疫豁免"的特性,其排斥反应弱于其他器官,近年来国内外已广泛开展器官移植受者免疫抑制剂减停和免疫耐受诱导的研究。因此,肝移植更有可能在免疫耐受诱导这一领域率先取得突破。

第四节 其他恶性肿瘤肝移植

一、结直肠癌肝转移肝移植

结直肠癌是一种常见的消化道恶性肿瘤,近年来发病率呈上升趋势。超过一半的结直肠癌患者可发生肝转移。为了提升不可切除结直肠癌肝转移患者的长期预后,多种新疗法被应用于临床。肝移植用于临床治疗肝脏疾病的首项研究报道中就纳入了两例结直肠癌肝转移患者。虽然肝移植治疗结直肠癌肝转移在技术上是可行的,但由于化疗药物的缺乏和对结直肠癌生物学行为的认识不深,肝移植长期以来未被广泛用于治疗结直肠癌肝转移。此外,移植后免疫抑制治疗可能会增加转移性疾病的复发风险而导致预后不佳,因此肝移植治疗转移性肿瘤一直存在争议。

系统治疗和免疫抑制治疗的发展,以及肝移植治疗肝癌的成功,重新点燃了肝移植治疗不可切除结直肠癌肝转移患者的希望。2013 年,第一项评估肝移

植治疗不可切除结直肠癌肝转移的前瞻性临床试验,报道了其 5 年生存率可达
60.0%。随后,2020 年,一项采取了更严格的受者选择标准的临床试验,将肝移
植治疗不可切除结直肠癌肝转移的 5 年生存率提高到 83.0%。这一系列的成功
推动了结直肠癌肝转移肝移植这一领域的蓬勃发展。

随着世界范围内不可切除结直肠癌肝转移患者移植数量的增加,迫切需要
达成共识的治疗决策。2021 年,国际肝胆胰协会发布了《肝移植治疗不可切除
结直肠癌肝转移专家共识与指南》,推动了该领域的标准化并确定了管理原则
(图 7-7)。

(一)受者选择标准

为了提高不可切除结直肠癌肝转移的肝移植疗效,使受者获益最大化,建
立科学的受者选择标准至关重要。目前,国际共识主要考虑临床病理影像学特
征与肿瘤分子标志物。

1. 临床病理影像学选择标准　在《肝移植治疗不可切除结直肠癌肝转移
专家共识与指南》中,对于肝移植治疗不可切除结直肠癌肝转移的受者临床病
理影像学选择标准有以下推荐意见:

- 原发肿瘤行标准切除,切除边缘清晰,包括结直肠癌患者的环切边缘大于 1mm。
- 对于多灶性疾病或较大病变,与较差的预后相关;没有明确的证据表明可根据系统治疗前病变的初始数量和大小来排除肝移植。
- 原发肿瘤组织为未分化腺癌和印戒细胞癌的是预后不良的因素,应排除在肝移植之外。
- 原发肿瘤淋巴结 N2 期是肝移植的相对排除标准。对于晚期异时性不可切除的结直肠癌肝转移患者,在没有淋巴结复发的情况下,原发性淋巴结分期与预后相关性较低。
- 暂无证据支持肝移植用于可切除的疾病。
- 出现不可切除的结直肠癌肝转移的患者,或在切除后复发的情况下发生不可切除的结直肠癌肝转移的患者,可以考虑肝移植。
- 肝转移瘤的可切除性应采用增强肝脏 MRI 或薄层肝脏三期 CT,或两者结合评估。
- 存在肝外转移者没有证据支持进行肝移植。
- ^{18}F-FDG PET-CT 扫描可用于评估代谢性肿瘤体积和总病变糖酵解,以及肿瘤代谢总活性。对于代谢性肿瘤体积 >70cm^3,总病变糖酵解 >260g 的患者应排除。

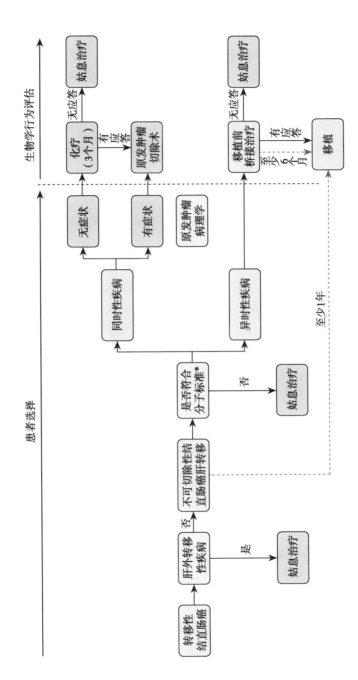

图 7-7　肝移植治疗不可切除结直肠癌肝转移管理原则

注：* 无 BRAF V600E 突变，微卫星稳定，错配修复完整。

- 推荐使用 ^{18}F-FDG PET-CT 排除肝外转移性疾病,其在化疗过渡到移植前的随访中对于评估转移性疾病和化疗反应性非常重要。
- 建议采用高分辨率胸部 CT 检查排除肺转移。
- 当临床怀疑程度高且术前 PET 成像不确定时,应考虑移植前淋巴结取样。

2. 肿瘤分子标志物选择标准 在《肝移植治疗不可切除结直肠癌肝转移专家共识与指南》中,对于肝移植治疗不可切除结直肠癌肝转移的受者肿瘤分子标志物选择标准有以下推荐意见:

- 必须对原发肿瘤或肝转移灶或两者同时进行 BRAF 和 RAS 突变以及微卫星不稳定性和错配修复状态的分析。
- BRAF V600E 突变患者不应考虑肝移植。
- RAS 突变是不良预后因素,但不是不可切除的结直肠癌肝转移患者肝移植的禁忌证。如果存在其他有利的生物学因素,可以考虑 RAS 突变患者。
- 由于免疫治疗对微卫星不稳定性高或错配修复缺陷的转移性结直肠癌患者效果较好,目前不应考虑对此类患者进行肝移植。
- 强烈建议在临床试验中对病灶和循环生物标志物进行进一步的分子谱分析。

(二)生物学行为评估与降期治疗

由于临床病理影像学特征和分子标志物仅提供了疾病生物学的静态概况。因此,有必要针对系统治疗的反应性来进一步动态评估肿瘤生物学行为,以选择合适的肝移植受者。

1. 通过转化治疗,最初无法切除的结直肠癌肝转移患者可成功地进行降期和切除,其 5 年总生存率超过 40.0%。

2. 桥接治疗的实施使临床医生能够避免早期疾病进展,而早期疾病进展是导致总生存率较低的危险因素。

3. 在进行全身治疗时,以及随后在肝移植前的无化疗窗口期,良好的疾病控制是至关重要的,因为接受肝移植的时间是不可预测的。

在《肝移植治疗不可切除结直肠癌肝转移:国际肝胆胰协会共识指南》中,对于不可切除结直肠癌肝转移的移植前桥接治疗与应答评估和观察时间有以下推荐意见：

● 患者应该至少接受过一次以氟尿嘧啶、奥沙利铂或伊立替康为基础的化疗，并且至少观察到 6 个月的稳定疗效。
● 对于具有特定分子亚型或可操作突变的患者，可考虑进行匹配的靶向治疗。
● 接受肝移植桥接治疗时观察到的进展性疾病的影像学或生化证据，或两者兼有，是肝移植的禁忌证。
● 应定期每 2~3 个月进行影像学检查和 CEA 检测，以评估反应。
● 在合适的情况下，对治疗有反应的肝转移患者应考虑切除。
● 化疗的影像学反应应通过 CT 评估，使用 RECIST 标准，其中：①完全缓解，部分缓解至少 30.0%，或疾病稳定；②进展性疾病是肝移植的禁忌证。
● 化疗的生化反应应通过测定 CEA 来评估：①CEA>80μg/L 且有上升趋势为禁忌证；②CEA>80μg/L 且有下降趋势为相对禁忌证，在存在其他有利生物学因素的情况下可考虑肝移植。
● 对桥接治疗到移植的反应应观察至少 6 个月，从诊断为不可切除的结直肠癌肝转移到肝移植至少间隔 1 年。

（三）免疫抑制剂选择原则

目前暂无证据推荐对不可切除结直肠癌肝转移患者进行肝移植的特定免疫抑制策略，具体免疫抑制方案可参考本章第三节。

（四）复发的预防和管理

暂无证据建议肝移植后常规使用辅助化疗。鉴于复发性疾病的缓慢增长，额外辅助治疗缺乏生存获益，以及免疫抑制治疗联合化疗的毒性风险，不推荐常规使用辅助化疗。

1. 肝移植治疗结直肠癌肝转移，虽然复发较常见，1 年无病生存率低于 40.0%，但复发后的 3 年总体生存率可达 73.0%。这一令人振奋的生存结果，可能是因为肺转移灶生长缓慢。

2. 肺转移是术后复发的主要部位，其中高达 40.0% 是隐匿性转移。

3. 主张积极处理肝移植后孤立性肝外复发病灶，因为积极处理与良好的生存获益相关。

4. 肝移植后孤立性肺复发应考虑切除。

5. 肝移植后肝内复发很少见,主要在播散性疾病和多部位复发的情况下观察到。

6. 对于多部位复发和播散性疾病的治疗应保留系统治疗。考虑到化疗对移植受者的潜在毒性,应该谨慎使用。

二、神经内分泌肿瘤肝转移肝移植

迄今为止,对肝移植治疗神经内分泌肿瘤肝转移的研究已经纳入了超过 1 100 名受者。据报道,不可切除的神经内分泌肿瘤移植后 5 年生存率为 63.0%,复发率在 30.0%~60.0%。超过 50.0% 的肝脏受累,高 Ki-67 指数,胰腺神经内分泌肿瘤与胃肠道神经内分泌肿瘤是不良预后的危险因素。2007 年,Mazzaferro 教授指出,基于先前肝切除术通常不能使因弥漫性疾病和/或类癌综合征引起的严重症状患者获得良好预后的报道,对神经内分泌肿瘤肝转移进行肝移植治疗的目的应该是治愈,而不是缓解。Mazzaferro 教授等制定了肝移植治疗神经内分泌肿瘤肝转移的受者选择标准:

- 组织学证实为 G1 或 G2 期肿瘤。
- 原发肿瘤经门静脉系统引流。
- 肝脏受累 <50.0%,原发肿瘤和所有肝外疾病完全切除。
- 病情稳定或对治疗反应良好至少 6 个月。
- 年龄 <60 岁(相对标准)。

在以该标准为受者选择标准的前瞻性研究中,在 1995 年至 2010 年期间,42 名经过仔细筛选的肝移植受者的 5 年和 10 年生存率分别达到了 97.0% 和 89.0%,其预后显著优于 46 例肿瘤负荷相似且采用非移植治疗策略的患者,5 年和 10 年生存率分别为 51.0% 和 22.0%。目前,美国已将该标准作为肝移植治疗神经内分泌肿瘤肝转移的受者选择标准。

2020 年,《肝移植治疗结直肠癌、神经内分泌肝转移和肝母细胞瘤:国际肝移植协会共识》对肝移植治疗神经内分泌肿瘤肝转移有如下推荐:

- 对于不能切除的中肠/后肠转移性神经内分泌肿瘤患者,肝移植应被视为一种潜在的可治愈的治疗选择。

- 选择标准应考虑 ^{68}Ga-DOTATATE、Ki-67、组织学、发病部位、疾病稳定性或对治疗反应良好的一定时间间隔。
- 作为多模式治疗的一部分,对局限于肝脏的转移性神经内分泌肿瘤患者进行肝移植,应获得与其他诊断的肝移植相当的结果。
- 依维莫司可改善神经内分泌肿瘤患者的无进展生存期,应考虑作为神经内分泌肿瘤肝转移患者肝移植后免疫抑制的用药。
- 肝移植后 5 年以上的晚期复发并不罕见,需要长期随访,每年进行影像学检查。

三、肝门部胆管癌肝移植

胆管癌是一种来源于胆管上皮的恶性肿瘤,预后较差。胆管癌按部位分类,约 5.0%~10.0% 为肝内胆管癌,其余 90.0% 为肝外胆管癌,多数为肝门部胆管癌。胆管癌在中国的发病率为 10 万分之 6,在世界范围内,其发病率正在逐年增加。肝门部胆管癌的标准治疗是手术切除。随着手术技术的进步,其预后已经得到了显著提升。符合切除条件的肝门部胆管癌患者 5 年总体生存率可达 25.0%~40.0%。然而,仍有许多肝门部胆管癌患者肿瘤无法手术切除。对于肿瘤无法切除且无肝外转移的患者,肝移植是一种可选择的治疗手段。

由于复发率高和生存率低,肝门部胆管癌最初是肝移植的禁忌证。然而,一项由美国梅奥诊所牵头纳入来自 12 所美国移植中心的 216 例早期不可切除的肝门部胆管癌患者的大型多中心研究显示,在接受新辅助放化疗和肝移植治疗后,这部分患者 5 年无病生存率达到 65.0%。随后的研究也明确了肿瘤复发的危险因素,验证了梅奥诊所提出的肝门部胆管癌肝移植受者选择标准,具体如下:

1. 肿瘤不可手术切除或是在原发性硬化性胆管炎基础上的肝门部胆管癌。
2. 肿瘤位于胆囊管以上,直径 <3cm。
3. 无肝内或肝外转移。
4. 术前必须接受新辅助治疗。

由于肿瘤的位置和结缔组织增生的特性,肝门部胆管癌的诊断具有挑战性。目前的诊断标准包括影像学检查提示肝门部恶性表型狭窄或肿块和以下

1 项或以上：内镜下涂刷或活检细胞学阳性显示肝门部胆管癌，荧光原位杂交多体性，CA19-9>100U/ml 且无胆管炎。

大多数已发表的术前新辅助治疗经验是使用外放疗加近距离放疗，且连续输注 5-氟尿嘧啶作为放疗增敏剂，并口服卡培他滨直至肝移植。有报道使用立体定向放疗联合吉西他滨与顺铂，但尚无不同方案之间的比较研究。一项多中心研究发现，接受新辅助治疗和肝移植联合治疗的不可切除肝门部胆管癌患者与符合移植标准但行手术切除治疗的患者相比具有显著更佳的 5 年总体生存率（64.0% vs 18.0%）。

2020 年，《肝移植治疗胆管癌：国际肝移植协会专家共识》对肝移植治疗肝门部胆管癌有如下推荐：

- 在进行新辅助放化疗后，对于无法切除的肝门部胆管癌患者，可以考虑进行肝移植。
- 移植团队在肝移植治疗肝门部胆管癌时应准备动脉和静脉旁路移植。
- 肝移植时肝门部胆管癌的诊断标准包括肝门周围胆管明显狭窄，以及以下 1 项或多项：内镜下刷壁或活检提示肝门部胆管癌，荧光原位杂交试验多体性，或无胆管炎时 CA19-9>100U/ml。

第五节 肝移植术后新发恶性肿瘤

一、概述

肝移植术后新发恶性肿瘤的累积风险从移植后 1 年的 3%、3 年的 5% 上升到移植后 10 年的 11%~20%。与普通人群相比，肝移植受者的新发恶性肿瘤侵袭性更强，治疗效果更差，死亡率也更高。

肝移植术后新发恶性肿瘤分为实体器官恶性肿瘤和淋巴瘤。

肝移植术后新发实体器官恶性肿瘤主要包括肺癌、喉癌、鼻咽癌、结肠癌、胰腺癌、食管癌、胃癌、膀胱癌、宫颈癌、皮肤癌等，其发病率及发病特征与原发性实体器官恶性肿瘤有所差异，但二者诊治策略具有共性，应注重预防与中长期的随访与监测（详见表 7-4）。

表 7-4　肝移植受者新发恶性肿瘤高危因素及监测随访策略

新发恶性肿瘤	移植后发生率（%）	高危因素	监测随访策略
非黑素瘤皮肤癌	6.6-38.5	高龄、男性、阳光负荷、吸烟酒精性肝病、PSC 环孢素 A、免疫抑制剂使用时间移植前非皮肤癌或肝细胞癌	防晒措施、每年皮肤检查
淋巴瘤	7.8-20.8	低龄、移植后时间、CNIS 使用、肝炎病毒、EBV 感染	EBV 监测
头颈癌	4.4~14.8	ALD、吸烟	吸烟及有 ALD 病史的移植受者每年耳鼻喉科检查
肺癌	1.4-2.0		戒烟,年龄 55~80 岁,或吸烟史 >30 年且戒烟小于 15 年的成人每年一次 CT 检查,其余受者每年胸片
肝细胞癌	14.0~43.8	高龄、男性、2 型糖尿病、肝炎后肝硬化	如果移植物有硬化,每 6 个月做一次腹部影像学检查
结肠癌	1.4-2.6	PSC+IBD	有 PSC 和 IBD 病史每年行结肠镜检查,其余同常规受者检查
生殖相关肿瘤	2.5-2.6	高危 HPV 感染	每年行妇科检查及盆腔检查,肛门、阴道、外阴检查;移植前可行 HPV 疫苗注射

　　肝移植术后新发淋巴瘤较实体肿瘤更为常见,通常与移植后淋巴增殖性疾病（posttransplant lymphoproliferative disorders,PTLD）有关,发病年龄分布较广,尤其常见于低龄受者。

　　根据 2016 年 WHO 的定义和分型标准,PTLD 分为:

● **非破坏性** PTLD:早期病变,淋巴结结构完整,B 细胞增殖,但不伴有有肿瘤形成或癌细胞迹象。
● **多形性** PTLD:B 细胞和 T 细胞的过度增殖,可能具有癌症（恶性肿瘤）的某些特征,但不符合淋巴瘤的标准。

- **单形性 PTLD（B 细胞淋巴瘤或 T 细胞淋巴瘤）**：可以从上述早期病变到更严重的"晚期"疾病状态，如器官衰竭。其中约 50% 的病例为 EBV 阳性。
- **经典霍奇金淋巴瘤型 PTLD**：符合霍奇金淋巴瘤的标准，通常为 EBV 阳性（图 7-8）。

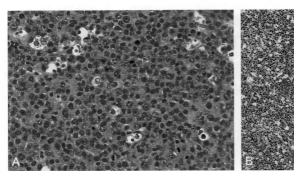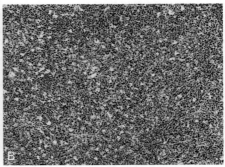

图 7-8　肝移植术后淋巴瘤 HE 染色及 EBER 染色

A. HE 染色见淋巴结正常结构破坏、消失，中等偏大的肿瘤细胞弥漫性增生；B. EBER 染色阳性。

本节将进一步介绍各类新发恶性肿瘤的危险因素，并提出预防及治疗措施，制定科学、合理的随访方案，及时诊断、干预新发恶性肿瘤，从而提高受者长期生存率。

二、危险因素

（一）年龄

年龄是多种恶性肿瘤的危险因素之一，60 岁以上受者在移植后 10 年发生恶性肿瘤的风险几乎是 60 岁以下受者的两倍。然而，对于新发淋巴瘤，儿童和年轻移植受者的发病风险更高。

（二）种族

西方国家肝移植后最常见的新发恶性肿瘤是皮肤癌，其次是消化系统肿瘤；而亚洲肝移植受者新发恶性肿瘤以消化系统肿瘤为主，皮肤癌少见。

（三）原发病

某些特定原发病是肝移植受者新发恶性肿瘤的危险因素。一项多中心前瞻性研究表明，原发性硬化性胆管炎（primary sclerotic cholangitis，PSC）患者肝移植后实体器官恶性肿瘤（除皮肤癌以外）发病率较其他原发病更高。

（四）酗酒和吸烟

与其他肝移植适应证受者相比，酒精性肝病（alcoholic liver disease，ALD）受者肝移植术后新发恶性肿瘤的风险明显更高。此外，新发肺癌死亡的肝移植受者中，有吸烟史的占74.8%，所以吸烟是影响肝移植受者长期生存的重要因素。

（五）免疫抑制剂

CNIs和硫唑嘌呤（azathioprine，AZA）被证实是非黑色素瘤皮肤癌（non-melanoma skin cancer，NMSC）的危险因素，而mTOR抑制剂由于具有抗增殖特性，对NMSC具有一定的保护作用。

（六）病毒感染

人类疱疹病毒8型（human herpes virus 8，HHV-8）感染是肝移植后新发卡波西肉瘤的危险因素，EB病毒（epstein-barr virus，EBV）感染则与肝移植后淋巴瘤的发生密切相关。

三、预防与治疗

（一）预防

1. 戒烟　肝移植受者尽早戒烟可以降低肝移植术后新发恶性肿瘤（尤其是鼻咽癌和肺癌）的发生风险。

2. 防晒　穿着防晒衣，经常涂抹广谱防晒用品（SPF>50，能强效吸收紫外线），同时避免过度阳光暴晒，可降低光线性角化病、侵袭性鳞状细胞癌和基底细胞癌发生的风险。

3. 调整免疫抑制方案　免疫抑制剂使用遵循个体化和最小化原则，可能会降低肝移植后新发恶性肿瘤的风险，但也可能增加发生排斥反应的风险。

4. 预防感染　重视肝移植术后各种机会性病毒感染，特别是EBV感染的预防与治疗，警惕PTLD向淋巴瘤的进展及演变。

5. 监测随访　规范的监测与随访管理对降低死亡风险、预防肿瘤复发至关重要。一项回顾性研究纳入了779名肝移植受者，在扩大监测计划下，发现移植术后新发恶性肿瘤的检出率从4.9%提高到13.0%，非皮肤癌的生存时间从1.2年提高到3.3年。

具体监测计划包括：所有受者每年常规进行胸部和腹部CT检查，泌尿系统评估（包括前列腺特异性抗原测定），生殖系统（包括巴氏涂片和乳腺钼靶检查）

和皮肤病筛查,移植术后每5年行结肠镜检查[对PSC受者,特别是合并炎症性肠病(inflammatory bowel disease,IBD)的受者,每年行结肠镜检查],具体监测随访策略见表7-4。

(二)治疗

1. 肝移植术后新发实体器官恶性肿瘤 肝移植受者新发实体器官恶性肿瘤的治疗方案与一般肿瘤患者基本一致,主要包括手术切除、化疗、免疫治疗、分子靶向治疗和放疗等全身综合治疗手段:早期肿瘤建议手术,术后可辅以化疗;进展期或晚期肿瘤,手术无法根治,建议采取化疗、放疗、免疫治疗、分子靶向治疗在内的综合治疗方案,以期延长受者生存时间和提高生活质量。

另外,针对肝移植受者这个特殊人群,免疫抑制剂更换及剂量调整也是重要的治疗手段之一。

2. 肝移植术后新发淋巴瘤 肝移植术后淋巴瘤的治疗应在减少甚至停用免疫抑制剂的基础上,积极化疗,当出现肠梗阻等外科并发症时应积极手术治疗。

随着肝移植手术技术的进步、移植管理策略的改进以及免疫抑制剂的发展,肝移植受者术后总体生存率显著提高,但新发恶性肿瘤仍然是影响长期预后的主要原因之一。新发恶性肿瘤重在预防,尽可能早发现、早诊断、早治疗。此外,肝移植受者应保持良好生活习惯,提高医嘱依从性,严格按照监测随访方案定期检查。

(徐骁　王正昕　李建华)

参 考 文 献

[1] SAPISOCHIN G,BRUIX J. Liver transplantation for hepatocellular carcinoma: outcomes and novel surgical approaches [J]. Nat Rev Gastroenterol Hepatol,2017, 14(4):203-217.

[2] 林祖源,吴逸超,徐骁. 肝细胞癌肝移植受者选择标准的变迁[J]. 实用器官移植电子杂志,2019,7(01):4-8.

[3] XU X,LU D,LING Q,et al. Liver transplantation for hepatocellular carcinoma beyond the Milan criteria [J]. Gut,2016,65(6):1035-1041.

[4] European Association for the Study of the Liver. EASL Clinical Practice Guidelines:

Management of hepatocellular carcinoma［J］J Hepatol,2018,69(1):182-236.

［5］郑树森,程启阳,耿磊,等. 肝癌肝移植术后肝癌复发研究新进展［J］. 中国普通外科杂志,2019,28(07):773-778.

［6］田普训,敖建华,李宁,等. 器官移植免疫抑制剂临床应用技术规范(2019 版)［J］. 器官移植,2019,10(3):213-226.

［7］郑树森,徐骁,庄莉,等. 西罗莫司在肝癌肝移植中应用的中国专家共识(2020 版)［J］. 中华消化外科杂志,2020,19(06):589-597.

［8］陶开山,张洪涛,李霄,等. 中国肝移植免疫抑制治疗与排斥反应诊疗规范(2019 版)［J］. 中华移植杂志(电子版),2019,13(04):262-268.

［9］国家卫生健康委办公厅,秦叔逵,任正刚,等. 原发性肝癌诊疗指南(2022年版)［J］. 中华外科杂志,2022,60(04):273-309.

［10］郑树森,董家鸿,窦科峰等. 中国肝癌肝移植临床实践指南(2021 版). 中华移植杂志(电子版),2021.15(06):321-328.

［11］BONNEY G K,CHEW C A,LODGE P,et al. Liver transplantation for non-resectable colorectal liver metastases:the International Hepato-Pancreato-Biliary Association consensus guidelines［J］. Lancet Gastroenterol Hepatol,2021,6(11):933-946.

［12］HIBI T,RELA M,EASON J D,et al. Liver transplantation for colorectal and neuroendocrine liver metastases and hepatoblastoma. Working group report from the ILTS Transplant Oncology Consensus Conference［J］. Transplantation,2020,104(6):1131-1135.

［13］SAPISOCHIN G,JAVLE M,LERUT J,et al. Liver transplantation for cholangiocarcinoma and mixed hepatocellular cholangiocarcinoma:working group report from the ILTS Transplant Oncology Consensus Conference［J］. Transplantation,2020,104(6):1125-1130.

第八章

移植肝良性疾病

肝移植术后除新发与复发肿瘤外，亦有其他肝脏疾病发生，其治疗周期长，发病模式复杂、管理难度大，是影响移植物和受者中长期生存的危险因素之一，主要包括原发性胆汁性胆管炎（primary biliary cholangitis，PBC）、原发性硬化性胆管炎（primary sclerosing cholangitis，PSC）、自身免疫性肝炎（autoimmune hepatitis，AIH）、酒精性肝病（alcohol-associated liver disease，ALD）、非酒精性脂肪性肝病（nonalcoholic fatty liver disease，NAFLD）和药物性肝损伤（drug induced liver injury，DILI）等。为了预防和早期诊断移植肝良性疾病，受者需定期进行复诊和随访。由于 PBC、PSC 和 AIH 的症状和临床表现不典型，常因肝功能异常复诊，需进行大量诊断工作，根据临床经验，建议遵循下列诊断流程（图 8-1）；而 ALD、NAFLD 和 DILI 复发与否和受者饮食习惯、生活状态等密切相关，主要依靠日常监督与随访监测。在肝移植受者的中长期管理过程中，应关注并及时处理移植肝良性疾病。本章主要介绍移植肝良性疾病发生的危险因素、临床表现及其诊治方法，以期科学、规范、精细指导临床实践，切实提升肝移植受者中长期生存质量。

第一节　原发性胆汁性胆管炎

一、概述

　　原发性胆汁性胆管炎（PBC）旧称原发性胆汁性肝硬化（primary biliary cirrhosis，PBC），是一种慢性肝内胆汁淤积性的自身免疫性肝病。其典型病理表现为非化脓性胆管炎或肉芽肿性胆管炎，以小胆管破坏为主，最终可发展为肝纤维化、肝硬化和肝癌，终末期需要接受肝移植。PBC 患者肝移植后存在复发风险，2018 年一项包含欧美 13 个中心 785 名肝移植病例的队列研究显示，PBC 在移植后 5 年复发率为 22.2%，10 年复发率为 36.1%。该研究同时评估了与 PBC 复发相关的危险因素：移植受者 PBC 诊断年龄 <50 岁，肝移植年龄 <60 岁，术后使用他克莫司（TAC），以及出现严重胆汁淤积（胆红素≥100μmol 或碱性磷酸酶 > 正常上限的 3 倍）提示 PBC 复发风险较高，而环孢素（CsA）的使用降低了肝移植术后的 PBC 复发风险。

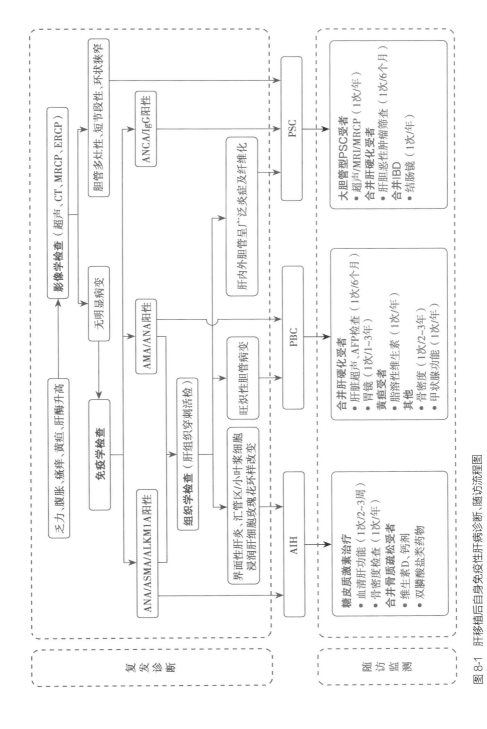

图 8-1 肝移植后自身免疫性肝病诊断、随访流程图

注:ANA,抗核抗体;ASMA,抗平滑肌抗体;AMA,抗线粒体抗体;ANCA,抗中性粒细胞胞质抗体;ALKM1A,抗肝肾微粒体 1 型抗体。

二、临床表现

早期多无明显临床症状,部分受者可表现为乏力和皮肤瘙痒等。随着疾病进展,可出现胆汁淤积、肝硬化相关的临床表现和并发症。PBC起病隐匿、进展缓慢,自然病程可分为4期:

1. **临床前期** 血清抗线粒体抗体(anti-mitochondrial antibody,AMA)阳性、无症状、肝功能正常,可长达十余年。

2. **无症状期** 初期多无明显临床症状,血清碱性磷酸酶(alkaline phosphatase,ALP)水平常升高,多于2~4年内出现症状。

3. **症状期** 部分患者可逐渐出现乏力、皮肤瘙痒、眼内眦部位黄色素瘤(高胆固醇血症导致)、肤色较深等症状。

4. **失代偿期** 可出现体重下降、黄疸、肝脾大、腹水、食管静脉曲张出血等表现。

同时,本病常合并其他自身免疫性疾病,如干燥综合征、甲状腺炎、类风湿关节炎等。

三、辅助检查

(一)实验室检查

1. **生化检查** ALP和/或γ-谷氨酰转移酶(GGT)明显升高为主要特征,可同时伴有丙氨酸转氨酶(ALT)和天冬氨酸转氨酶(AST)轻、中度升高。随疾病进展,血清胆红素(主要是直接胆红素)逐步升高,血清白蛋白逐渐降低。

2. **免疫学检查** 对病因不明的ALP和/或GGT升高者,应常规检测AMA。对于AMA阴性的患者,可进一步检查抗核抗体(antinuclear antibodies,ANA)。

(1)血清AMA:诊断PBC的特异性标志物,尤其是AMA-M$_2$亚型,诊断本病的灵敏度和特异度高达90.2%~95.0%。美国肝病研究协会的一项研究显示,即使患者生化指标正常且没有胆汁淤积的症状,当AMA滴度≥1:40时,也强烈提示存在PBC。

(2)血清ANA:诊断PBC的重要标志物,约半数PBC患者ANA阳性。核膜型(主要以gp210和p62为靶点)和核点型(以包括sp100在内的多个蛋白为靶点)对诊断PBC具有高度特异性。意大利一项包含4 371名患者的回顾性研究显示,抗 gp210 抗体和抗 sp100 抗体同时阳性对于诊断 PBC 的阳性预测值为100.0%。

（二）影像学检查

PBC 患者胆管影像学检查通常无明显异常。

1. 超声 一般作为首选检查,主要用于排除肝内外胆管梗阻及肝占位等病变。

2. 胆管成像 对于 AMA 阴性、短期内血清胆红素明显升高,以及超声检查发现可疑胆管狭窄或扩张者,要进行磁共振胰胆管成像（MRCP）,甚至行经内镜逆行性胰胆管造影（ERCP）。

3. 弹性成像 瞬时弹性成像（transient elastography,TE）或磁共振弹性成像（magnetic resonance elastography,MRE）可判断肝脏硬度,可用于评估 PBC 患者的进展程度。

（三）组织学检查

对于生化指标异常、PBC 特异性自身抗体（AMA、ANA）阳性和典型胆汁淤积表现者,肝组织穿刺活检并非诊断所必需,但有助于准确评估病理分期、判断疾病严重程度。

组织学特征主要为累及小叶间胆管（简称小胆管）的慢性非化脓性胆管炎,常伴有胆管减少或消失,即半数以上的汇管区小动脉旁未见伴行小胆管。特征性病变为部分胆管周围淋巴细胞浸润且形成上皮样肉芽肿,称为旺炽性胆管病变（florid bile duct lesions）。PBC 根据组织学特征可分为 4 期:Ⅰ期（胆管炎期）:炎症局限于汇管区,受损小胆管周围以淋巴、单核细胞浸润为主,亦可见浆细胞、嗜酸性粒细胞及少数中性粒细胞,可见旺炽性胆管病变;Ⅱ期（汇管区周围炎期）:汇管区炎症可突破界板深入小叶内,同时汇管区周边带可见细胆管增生,形成胆管性界面炎;Ⅲ期（进行性纤维化期）:部分纤维化扩大的汇管区之间形成桥接纤维间隔相连;Ⅳ期（肝硬化期）:汇管区之间出现桥接纤维间隔,有明显肝硬化和再生结节。

四、诊断

（一）诊断标准

PBC 的诊断需依据实验室、影像学及组织学检查综合评估。满足以下任意两项即可诊断为 PBC：①以 ALP 和 GGT 升高为主的胆汁淤积表现，且影像学检查排除肝内、外胆管梗阻；②AMA/AMA-M$_2$ 阳性，或抗 gp210 抗体、抗 sp100 抗体等 PBC 特异性自身抗体阳性；③组织学特征表现为非化脓性破坏性胆管炎和小胆管破坏。

（二）鉴别诊断

PBC 需综合临床表现、实验室、影像学及组织学检查，与结石、炎性狭窄或肿瘤等各种病因引起的肝内、外胆管梗阻相鉴别。

1. 原发性硬化性胆管炎　常合并炎症性肠病，表现为肝内外胆管多发性狭窄与扩张、串珠样改变，而 PBC 很少合并结肠炎且胆管造影通常无异常。

2. 自身免疫性肝炎　可表现为胆汁淤积和 AMA 阳性。可用糖皮质激素进行诊断性治疗鉴别，AIH 常呈明显疗效，而 PBC 对治疗反应不理想。

3. 其他病因导致的胆汁淤积　结石、炎性狭窄或肿瘤等引起的肝外或肝内大胆管梗阻，一般经超声、CT、MRI 等影像学检查即可鉴别。

五、治疗

治疗目标为改善生化指标，延缓疾病进展，减少肝硬化及其并发症发生，同时缓解乏力、皮肤瘙痒等症状，提高受者生存质量。

（一）一线治疗药物

熊去氧胆酸（ursodeoxycholic acid, UDCA）是目前推荐用于 PBC 治疗的首选药物，多项随机对照试验和荟萃分析证明适量 UDCA 可以改善 PBC 患者生化指标、延缓疾病进程，并提高长期生存率。参考《原发性胆汁性胆管炎的诊断和治疗指南（2021 版）》，针对 UDCA 用药注意事项如下：

- PBC 患者应长期口服 UDCA13~15mg/（kg·d）治疗，分次或一次服用。治疗过程中需动态监测体重变化，并及时调整 UDCA 剂量。
- UDCA 剂量过小［≤10mg/（kg·d）］，PBC 患者疗效较差；大剂量 UDCA［28~30mg/（kg·d）］会增加患者发生严重不良反应的风险。
- UDCA 安全性良好，不良反应较少，主要为腹泻、腹胀、BMI 增加及瘙痒加重等，通常不需要停药。

（二）二线治疗药物

对于 UDCA 生化应答不佳的患者长期预后差、生存率低，需考虑二线治疗。参考《原发性胆汁性胆管炎的诊断和治疗指南（2021）》，目前常用的 UDCA 治疗后生化应答标准如下（表 8-1）。

表 8-1　PSC 的生化应答标准

应答标准	时间	定义
巴塞罗那标准	12 个月	ALP 下降 40% 或恢复正常
梅奥标准	6 个月	ALP<2×ULN
巴黎 I 标准	12 个月	ALP≤3×ULN，AST≤2×ULN 和胆红素≤1mg/dl
巴黎 II 标准	12 个月	ALP≤1.5×ULN，AST≤1.5×ULN 和胆红素≤1mg/dl
多伦多标准	24 个月	ALP<1.67×ULN
鹿特丹标准	12 个月	胆红素，白蛋白正常
UK-PBC 评分	12 个月	基线白蛋白，血小板；UDCA 治疗 1 年后的胆红素，ALP，ALT 或 AST；预测 5 年，10 年，15 年生存率及对 UDCA 的应答
GLOBE 评分	12 个月	基线年龄，UDCA 治疗 1 年后的胆红素，ALP，白蛋白，血小板；预测 3 年，5 年，10 年生存率及对 UDCA 的应答

目前 PBC 的二线治疗药物主要包括奥贝胆酸、贝特类药物以及布地奈德。

1. 奥贝胆酸　对于 UDCA 治疗后应答不佳的非肝硬化或肝硬化伴 Child-Pugh 分级 A 级患者，推荐在 UDCA 治疗的基础上加用奥贝胆酸，从 5mg/d 开始，如果耐受良好，6 个月后增至 10mg/d，或在 UDCA 不耐受的患者中用作单药治疗。奥贝胆酸的主要副作用为瘙痒和乏力，其发生率分别为 77.1% 和 32.9%。

2. 贝特类药物　对于 UDCA 单药治疗应答不佳的患者，推荐在 UDCA 基础上加用苯扎贝特（400mg/d）或非诺贝特（200mg/d）。日本的一项大型回顾性队列研究发现，苯扎贝特可显著降低对 UDCA 生化应答欠佳 PBC 患者（ALP≥1.67×ULN）的全因和肝脏相关病死率或肝移植率。

3. 布地奈德　两项多中心前瞻性随机对照研究显示，与 UDCA 单药治疗相比，布地奈德（6~9mg/d）联合 UDCA［15mg/（kg·d）］能更好地改善 PBC 患者的生化指标和组织学进展。在晚期 PBC 患者中布地奈德血药浓度显著升高，可出现门静脉血栓形成等严重不良反应。因此,不推荐布地奈德用于肝硬化或门静脉高压患者。

（三）肝移植

当 PBC 进展至肝硬化失代偿期（腹水、食管胃底静脉曲张破裂出血或肝性脑病），且终末期肝病模型（model for end-stage liver disease, MELD）评分 >15 分或 Mayo 评分 >7.8 分,可考虑再次行肝移植治疗。另外,严重的顽固性瘙痒也是肝移植的特殊指征。患者肝移植后长期生存率高,但是存在一定的复发风险。

（四）其他对症治疗

1. **瘙痒** 大约 70.3% 的 PBC 患者出现瘙痒,并对生活质量产生显著影响。伴瘙痒受者在口服 UDCA 治疗同时,可联合使用抗瘙痒治疗药物,如考来烯胺、利福平、纳洛酮等。但考来烯胺可导致 UDCA 的吸收减少,故二者不宜同时服用,应间隔至少 4~6h。

2. **乏力** 目前尚无针对乏力的特异性治疗药物,主要是针对引起乏力的其他因素进行治疗,如贫血、肝外自身免疫性疾病、睡眠障碍和抑郁症等。荟萃分析发现肝移植可显著降低患者疲劳评分。

3. **代谢性骨病** PBC 患者常见的并发症,主要包括骨量减少和骨质疏松。PBC 患者骨质疏松的患病率 20.0%~45.0%,在肝移植、绝经后患者中其发生率更高。双膦酸盐、维生素 D 和钙剂可用于 PBC 患者骨质疏松的治疗。

六、随访与监测

PBC 患者肝移植后随访除监测项目外,还应开展 AMA 检测。PBC 复发后,需长期服用 UDCA 治疗,建议每 3~6 个月监测一次肝脏生化指标,以评估生化应答情况;并发现少数在疾病进程中有可能发展为 PBC-AIH 重叠综合征的患者。

对于肝硬化以及男性 PBC 复发患者,建议每 6 个月行肝脏超声及 AFP 检查,以监测肝癌。建议所有患者每年筛查甲状腺功能。对于肝硬化患者应行胃镜检查,明确有无食管胃底静脉曲张,并根据胃镜结果及患者肝功能情况,每 1~3 年复查胃镜。根据患者基线骨密度及胆汁淤积的严重程度,建议每 2~3 年评估骨密度。对于黄疸患者,如有条件可每年筛查脂溶性维生素水平。

第二节　原发性硬化性胆管炎

一、概述

原发性硬化性胆管炎（PSC）是一种以肝内外胆管炎症及纤维化为特征的慢性胆汁淤积性肝病。早期为缓慢进行性发展的肝纤维化、胆管壁增生和纤维性狭窄，最终导致胆汁性肝硬化、门静脉高压症和肝功能衰竭，且患胆管癌风险显著提升，长期预后不良。目前尚无特效治疗药物，PSC 终末期的唯一治疗方法是肝移植。肝移植后 PSC 复发常发生在术后 5 年内，复发率为 10.0%~27.0%。目前认为，PSC 是遗传、环境、免疫、胆汁酸代谢及肠道菌群等多种因素共同所致。合并自身免疫性疾病如克罗恩病和溃疡性结肠炎等炎症性肠病（inflammatory bowel disease，IBD）是 PSC 复发的高危因素。

二、临床表现

PSC 早期多无症状，部分患者体检或因 IBD 进行肝功能筛查时诊断 PSC。中晚期，半数患者表现为间断右上腹疼痛、黄疸、瘙痒、乏力、发热和 BMI 下降。黄疸呈波动性、反复发作，可伴有中低热或高热及寒战。大部分肝移植后 PSC 复发受者存在非吻合性的肝内、外胆管狭窄和纤维性胆管炎，常见以下表现。

1. 无症状　行肝功能检查发现 ALP/GGT 升高。

2. 瘙痒　最常见的症状之一，极度影响生活，导致患者抓挠引起严重皮肤破损和生活质量下降。发病机制和其他导致胆汁淤积疾病的发病机制类似，可能与胆汁酸蓄积和内源性阿片类物质有关。顽固性瘙痒是肝移植的指征之一。

3. 发热、寒战、右上腹痛、黄疸　由胆道梗阻引起的发作性细菌性胆管炎引起，肝脏生化检查结果可能恶化。持续性黄疸通常反映疾病进入晚期。

4. 食管胃底静脉曲张出血、腹水　疾病发展至进展期肝病、肝硬化所致门静脉高压的主要表现。

5. 癌变　胆管癌变后肿瘤进展可致肝功能迅速恶化、黄疸加重，并伴有 BMI 下降。合并溃疡性结肠炎可致结直肠肿瘤风险增加，以右半结肠癌多见，伴有 BMI 下降、不全性肠梗阻等症状。

三、辅助检查

(一)实验室检查

ALT、AST、ALP、GGT、血清总胆红素(TBIL)、抗中性粒细胞胞质抗体(anti-neutrophilic cytoplasmic antibody,ANCA)和 IgG 等生化、免疫学指标可升高,但缺乏特异性。

(二)影像学检查

PSC 典型的影像学表现为肝内外胆管多灶性、短节段性、环状狭窄,胆管壁僵硬缺乏弹性、似铅管样,狭窄上端的胆管可扩张呈串珠样表现,进展期患者可显示长段狭窄和胆管囊状或憩室扩张,肝内胆管广泛受累时可表现为枯树枝样改变。

1. **超声** 初筛的常规手段,结合病史可鉴别肝内外胆管结石、胆管癌、继发性胆管炎及术后胆管狭窄等疾病。

2. **CT** 不是 PSC 诊断的常规手段,主要用于疑似胆管癌患者的鉴别诊断和胆管癌分期。

3. **MRCP** 在临床及生化诊断证据存在时,MRCP 对 PSC 的诊断具有非常高的特异度,已成为 PSC 诊断的首选非侵入性影像学检查方法,但对小胆管型 PSC 或早期疾病的诊断灵敏度较低。

4. **ERCP** 既往被认为是诊断 PSC 的"金标准"。典型表现为多发局限性胆管狭窄和胆管囊性扩张,呈串珠样改变。但由于可能导致严重并发症,一般不行诊断性 ERCP。参考《原发性硬化性胆管炎诊断及治疗指南(2021)》,建议存在以下情况可考虑行 ERCP:

- MRCP 和肝脏组织检查仍疑诊 PSC,或 MRCP 存在禁忌时。
- 在 MRCP 检查后仍疑存在显性狭窄且其临床症状可能在内镜治疗后好转,需行 ERCP 内镜治疗和胆管活检(细胞刷检、胆管组织检查)。
- 疑似胆管癌的患者,应考虑 ERCP 和胆管活检(细胞刷检、胆管组织检查)。

5. **弹性成像** 可测量肝脏纤维化的程度和肝脏硬度值。在一项 168 例 PSC 患者的队列研究中,肝脏硬度值大于 11.1kPa 或者每年硬度值增加超过

1.5kPa 的患者四年内死亡、肝移植或者出现并发症的风险将会增加十倍。

6. 超声内镜 可能会有助于胆总管狭窄、管壁增厚和肝纤维化情况的判断。

（三）组织学检查

大体上可见肝外胆管管壁增厚,管腔狭窄,肝内胆管广泛性纤维化,呈同心圆性洋葱皮样纤维化。组织学表现为胆管系统的纤维化改变,可累及整个肝内外胆管系统。根据组织学特征,PSC 可分为 4 期:①Ⅰ期:门静脉期;②Ⅱ期:门静脉周围期;③Ⅲ期:纤维间隔形成期;④Ⅳ期:肝硬化期。

肝组织穿刺活检并非必须,有胆管成像特征性改变的受者,不常规推荐。若①疑似 PSC,但无胆管成像特征性改变,或②ALT、AST 等异常升高,需明确诊断或排除重叠综合征,则推荐。

四、诊断

（一）诊断标准

依据胆管受损的部位可将 PSC 分为大胆管型、小胆管型和全胆管型。肝外较大胆管损伤为大胆管型 PSC,约占 PSC 患者的 90.1%;肝内较小胆管损伤为小胆管型 PSC,胆管影像学无异常发现,少数患者可发展为大胆管型 PSC;肝内外大小胆管均受损伤则是全胆管型 PSC。

目前尚无公认的 PSC 诊断标准,《原发性硬化性胆管炎诊断及治疗指南（2021）》推荐的诊断标准如下:

1. 大胆管型

（1）胆管成像具备特征性改变。

（2）以下标准至少满足一条:①胆汁淤积的临床表现及生化改变;②IBD 临床或组织学证据;③典型 PSC 肝脏组织学改变。

（3）除外其他因素引起的继发性硬化性胆管炎。

若同时满足以上 3 点标准,可诊断为 PSC。若仅满足标准（1）,或不满足标准（1）,但满足标准（2）中 2 条及以上,可疑诊为 PSC。

2. 小胆管型

（1）近期胆管成像无明显异常改变。

（2）典型 PSC 肝脏组织学改变。

（3）除外其他因素所致胆汁淤积。

若胆管成像无异常，肝脏组织学具有 PSC 特点但不典型，且同时存在 IBD 临床或组织学证据及胆汁淤积的生化证据时，也可诊断为小胆管型 PSC。

（二）鉴别诊断

PSC 缺乏特异性诊断标志物，临床上可导致硬化性胆管炎改变的疾病多达数十种，若未能排除这些可能的病因而贸然诊断为 PSC，则可能耽误受者的诊治。故诊断时需同 IgG4 相关硬化性胆管炎（IgG4-related sclerosing cholangitis，IgG4-SC）、PBC 及其他继发性硬化性胆管炎（secondary sclerosing cholangitis，SSC）等相鉴别。

1. IgG4-SC　PSC 与 IgG4-SC 胆管影像学表现相似，鉴别困难。由于 IgG4-SC 对糖皮质激素治疗应答良好且具有更好的临床预后，所以临床上要特别注意鉴别（表 8-2）。

表 8-2　PSC 和 IgG4-SC 鉴别诊断要点

	PSC	IgG4-SC
发病年龄	较小，常 <40 岁	较大，常 >50 岁
临床表现	乏力等慢性肝炎表现	黄疸等胆道梗阻表现
免疫学检测	ANCA 常阳性	ANCA 常阴性
组织学特征	洋葱皮样胆管纤维化	胆管壁 IgG4$^+$ 浆细胞大量浸润和纤维化
糖皮质激素试验	不敏感	敏感

2. PBC　AMA 检测可排除 PBC，且 PBC 较少合并结肠炎，胆管造影通常无异常。

3. SSC　反复发作的胆囊胆管炎、胆囊切除术和肝移植术后的胆道损伤是 SSC 常见病因。

五、治疗

目前尚无治疗 PSC 的特效药物。现有的药物治疗主要局限于对症治疗、并发症控制。进入终末期后，肝移植是唯一有效的治疗手段。

（一）熊去氧胆酸

长期服用 UDCA 可以缓解症状及改善生化指标，但一般不能减缓疾病进展。

一些随机对照临床研究进一步评估了不同剂量 UDCA 的治疗作用,结果提示小剂量 UDCA 可以改善患者的肝脏生化指标,但无法改善患者的长期临床预后,如再次肝移植、死亡等;且大剂量 UDCA 不仅无获益,反而会增加再次肝移植和死亡的风险。故推荐使用小剂量 UDCA［10~15mg/(kg·d)］帮助 PSC 患者改善生化指标。

（二）糖皮质激素和免疫抑制剂

肝移植术后不建议持续应用激素来治疗复发性 PSC,激素治疗仅可用于合并有 AIH 或兼具 AIH 特征的 PSC 患者。有研究显示,他克莫司可改善 PSC 患者肝脏生化指标,但无法降低 PSC 患者再次肝移植或死亡的风险。

（三）其他药物

有研究显示,在肠道细菌过度生长的动物中可见类似 PSC 的疾病表现。万古霉素可显著降低 PSC 患者 ALP、ALT 等生化指标,且患者的 Mayo PSC 评分也显著下降。临床试验显示甲硝唑、米诺环素等药物也有类似效果,但尚需进一步的研究。

（四）肝移植

肝移植是 PSC 所致晚期肝病患者的首选治疗,并且一旦患者的 MELD 评分≥15 分,一般即应进行肝移植。而针对肝移植后 PSC 复发的患者,目前多数学者主张应尽早进行再次肝移植,即当第一次胆道引流后再出现黄疸等阻塞症状时,不管此时有无肝硬化,都应进行再次肝移植;如果确诊时已发展至肝硬化失代偿期,则不必再行任何方式的胆道引流,而应尽早进行再次肝移植。

（五）并发症治疗

1. **瘙痒**　最常见的临床症状之一,严重影响受者的生活质量。首选药物为考来烯胺,二线药物为利福平和纳曲酮。

2. **胆管狭窄**　近半数受者会发生胆管显性狭窄,主要治疗方法为 ERCP 下球囊扩张、支架置入或二者联合。

3. **胆道感染**　若合并急性细菌性胆管炎,推荐给予广谱抗生素治疗。

六、随访与监测

PSC 将增加胆管癌的发病风险。对于大胆管型 PSC 复发受者,无论分期如何,建议至少每年接受一次超声和/或 MRI/MRCP 检查。合并肝硬化的受者,则建议至少每 6 个月进行一次肝胆恶性肿瘤的筛查。

PSC 受者的 IBD 患病率较高,不合并 IBD 的 PSC 受者应每 5 年进行一次结肠镜检查。当出现相应的临床表现而怀疑 IBD 时,应尽快行结肠镜检查,合并 IBD 的 PSC 受者应每年进行结肠镜检查。

第三节 自身免疫性肝炎

一、概述

自身免疫性肝炎(AIH)是一种慢性炎症性肝病,特点为循环中自身抗体和血清球蛋白水平升高,可能以急性肝炎起病,而后进展为慢性肝病和肝硬化。AIH 与肝移植术后新发自身免疫紊乱的机制相似,涉及自身抗原、主要组织相容性复合体和 T 细胞受体。美国一项纳入 188 名实验对象的研究显示,人白细胞 DR 抗原(human leukocyte antigens DR,HLA-DR)位点基因与 AIH 的发病风险相关。此外,年龄和性别在 AIH 发病中也起到一定的作用。我国开展的一项包含 1 020 例 AIH 患者的单中心回顾性观察研究显示,AIH 患者峰值年龄为 55 岁,在 20 岁有小的波峰,男女比例为 1∶5。

对于有急性肝衰竭或经药物治疗仍发展为终末期肝病的 AIH 患者,需要接受肝移植。尽管肝移植治疗效果显著,但受者依然存在 AIH 复发的可能。AIH 受者移植术后 1 年复发率为 7.9%~12.3%,5 年复发率为 36.1%~67.9%。复发的主要危险因素是 HLA-DR 位点不匹配。此外,术前较高的血清 IgG 水平、移植肝中重度炎症也是 AIH 复发的危险因素。

二、临床表现

大多数 AIH 患者起病缓慢,轻者常无明显临床症状。病变活动时临床表现与慢性肝炎相似,常见乏力倦怠、恶心腹胀、食欲缺乏、瘙痒、黄疸和关节痛等症状,严重时可见呕血、黑便等肝硬化失代偿期表现。

此外,该病可叠加其他自身免疫性疾病,如甲状腺炎、类风湿关节炎、1 型糖尿病、干燥综合征和溃疡性结肠炎等。

三、辅助检查

（一）实验室检查

1. 生化检查 AIH 的典型血清生化指标异常主要由肝细胞损伤引起,常见①血清 ALT、AST 明显上升,达正常值的 5~10 倍或更高;②血清 ALP、GGT、TBIL 等轻至中度升高;③血清 IgG 和丙种球蛋白明显升高;④白蛋白≤正常值下限,白/球比下降甚至倒置;⑤部分受者可出现凝血酶原时间延长。

2. 免疫学检查 自身抗体的检测不仅可以明确诊断,还有助于 AIH 分型:

（1）1 型 AIH:ANA 和/或抗平滑肌抗体(anti-smooth muscle antibody,ASMA)和/或抗肌动蛋白自身抗体(anti-actin autoantibody,AAA)阳性,约占 AIH 疾病的 90.0%。

（2）2 型 AIH:抗肝肾微粒体 1 型抗体(anti liver kidney microsome-1 antibody,ALKM1A)和/或抗肝细胞胞浆 1 型抗体(anti liver cytosol-1 antibody,ALC1A)阳性。

参考《自身免疫性肝炎诊断和治疗指南(2021)》,以下抗体也有助于 AIH 诊断:

- 抗可溶性肝抗原/肝胰抗原抗体(anti-soluble liver antigen/ anti-liver-pancreas,ASLA/ALP),AIH 高度特异性抗体,具有极高的诊断价值,但 AIH 患者中抗 ASLA/ALP 阳性比例较低。
- 抗中性粒细胞核周抗体(perinuclear antineutrophilic cytoplasmic antibody,pANCA),超半数的 1 型 AIH 伴有 pANCA 阳性。

（二）影像学检查

AIH 通常无特征性影像学表现。若 ALT、AST 升高,尤其是伴总胆红素升高的受者应完善腹部 B 超、MRCP 等影像学检查,排除肝内外胆管梗阻。

（三）组织学检查

尽可能对所有拟诊 AIH 且无肝组织穿刺活检绝对禁忌证的受者行肝组织学检查。以便与其他疾病相鉴别,明确诊断,评估肝脏炎症和纤维化程度,判断停药时机。常见组织学特征如下:

1. 汇管区单个核细胞浸润(一般为淋巴-浆细胞,常伴有少量嗜酸性细胞),侵入汇管区周围界限分明的界板,并浸润周围肝小叶及更大范围。

2. 门静脉周围病变,如碎屑样坏死或界面性肝炎,一般不累及胆管系统,但可能累及较多肝小叶。

3. 破坏性或非破坏性胆管炎、胆管损伤和细胆管反应等胆管改变在 AIH 受者中越来越多见,尤其是胆管损伤和细胆管反应,仅 2/3 的患者可见。

4. 可见浆细胞浸润、肝细胞呈玫瑰花结样结构和多核巨细胞。AIH 受者存在汇管区浸润和浆细胞浸润,可借此与其他急性肝炎区分。

5. AIH 除最轻型外,通常都会有一定程度的纤维化。晚期纤维化会连接汇管区和中心区(桥接),肝小叶的结构被破坏,形成再生结节,最终导致肝硬化。

四、诊断

(一) 诊断标准

国际自身免疫性肝炎小组于 1993 年制定了 AIH 描述性诊断标准和诊断积分系统,并于 1999 年进行了修订(表 8-3)。2008 年该组织提出了 AIH 简化诊断积分系统(表 8-4)。

表 8-3　AIH 综合诊断积分系统

参数/临床特征	标准	计分
性别	男性	0
	女性	+2
ALP 与 AST(或 ALT)与正常上限比值	<1.5	+2
	1.5~3.0	0
	>3.0	−2
血清 γ-球蛋白或 IgG 与正常值的比值	<1.0	0
	1.0~1.5	+1
	1.5~2.0	+2
	>2.0	+3

参数/临床特征	标准	计分
ANA,ASMA 或 LKM-1 滴度	>1∶80	+3
	1∶80	+2
	1∶40	+1
	<1∶40	0
AMA	阳性	−4
肝炎病毒标志物	阳性	−3
	阴性	+3
药物史	阳性	−4
	阴性	+1
平均乙醇摄入（g/d）	<25	+2
	>60	−2
肝组织学检查	界面性肝炎	+3
	主要为淋巴-浆细胞浸润	+1
	肝细胞呈玫瑰花环样改变	+1
	无上述表现	−5
	胆管改变	−3
	其他改变	−3
其他免疫性疾病	其他特异性自身抗体阳性	+2
	HLA-DR3 或 DR4	+1
对治疗的反应	完全	+2
	复发	+3

治疗前:明确的 AIH≥16,可能的 AIH 10~15;治疗后:明确的 AIH≥18,可能的 AIH 12~17

表 8-4　AIH 简化诊断标准

变量		标准	分值
自身抗体	ANA 或 ASMA	1 : 40	1
		1 : 80	2
	LKM-1	1 : 40	2
	SLA	阳性	2
IgG		> 正常上限	1
		>1.1 倍正常上限	2
肝组织学		符合 AIH	1
		典型 AIH 表现	2
排除病毒性肝炎			2

6 分:AIH 可能;≥7 分:确诊 AIH

界面性肝炎、门管区和小叶内淋巴-浆细胞浸润、肝细胞玫瑰样花环以及穿入现象被认为是特征性肝组织学改变,4 项中具备 3 项为典型表现

注:AIH,自身免疫性肝炎;ANA,抗核抗体;ASMA,抗平滑肌抗体;LKM-1,抗肝/肾微粒体 1 型抗体;SLA,抗可溶性肝抗原抗体;IgG,哺乳类动物抗体 G。

1. 简化积分系统　我国一项总数为 405 例慢性肝病患者(其中 1 型 AIH 患者 127 例)的多中心临床研究结果显示,AIH 简化诊断标准确诊 AIH 的灵敏度为 89.7%,特异度为 95.3%。

2. 综合诊断积分系统　简化积分系统容易漏诊部分不典型受者,如自身抗体滴度低或阴性和/或血清 IgG 水平较低甚至正常的受者。因此,对于疑似 AIH 且采用简化诊断积分不能确诊的受者,建议再以综合诊断积分系统进行综合评估以免漏诊。

(二) 鉴别诊断

应注意与 PBC、PSC、慢性病毒性肝炎、遗传性肝病(Wilson 病等)和 DILI 相鉴别。

1. PBC 和 PSC　三者的临床表现有相似之处,且均易合并肝外自身免疫性疾病,故有时不易鉴别。当出现重叠综合征时,诊断更为困难。对有典型胆汁淤积表现及生化改变(ALP、GGT 升高)的病人,如 AMA 阳性和/或组织学有典

型改变即可诊断 PBC;如胆管造影有胆管狭窄或扩张以及与正常胆管相间的串珠样改变并可除外肿瘤、结石、创伤、手术等继发原因即可诊断 PSC。对不具上述典型表现的病人，则需依赖组织学特征及进一步的自身抗体分析进行鉴别。

2. 药物性肝损伤　难以鉴别的原因在于 DILI 和 AIH 都可表现为肝细胞损伤;AIH 以慢性发病为主,DILI 以急性发病为主,但长期服药也可引起慢性损伤,可从组织学上鉴别两者。界面性肝炎、局灶坏死及门管区炎症两者均可见,但 AIH 较 DILI 更为严重。AIH 特有的组织学表现包括浆细胞浸润、"玫瑰花环"样结构和穿入现象;DILI 主要表现为汇管区中性粒细胞、嗜酸性粒细胞浸润、肉芽肿形成、肝内胆汁淤积及脂肪变。此外,与 AIH 相比 DILI 纤维化程度较轻。

3. 肝豆状核变性(Wilson 病)　Wilson 病患者的肝组织学检查及血清免疫学特点可与 AIH 相似,易造成误诊。凯-弗环(Kayser-Fleischer ring,K-F ring)是Wilson 病经典的眼科表现,可通过裂隙灯检查。对诊断不明的患者可行肝穿刺测定肝铜含量,肝铜含量 >250μg/g(肝组织干重)对 Wilson 病的诊断有关键作用。

4. 慢性病毒性肝炎　自身抗体和肝外自身免疫性疾病也常见于慢性病毒性肝炎(尤其是慢性丙型病毒性肝炎)。虽然在多数情况下丙型肝炎与 AIH 较易区别,但是当病毒感染与自身免疫现象共存时,鉴别比较困难。慢性丙型肝炎患者自身抗体水平通常较低,ANA 及 ASMA 滴度很少超过 1∶160,相反 AIH 患者 ANA 常在 1∶320 以上,ASMA 常在 1∶160 以上。ANA 和 ASMA 同时阳性往往提示患有 AIH。

五、治疗

(一) 一线治疗

对于未经治疗的 AIH 成人患者,若非肝硬化或急性重症者,建议将泼尼松(龙)联合硫唑嘌呤(AZA)作为初始一线标准治疗方案,即泼尼松(龙)用于诱导缓解,AZA 用于维持缓解。该方案可显著减少泼尼松(龙)剂量及其不良反应。对于 AIH 复发或移植术后新发 AIH 的肝移植患者,建议在钙调磷酸酶抑制剂的方案上加用泼尼松(龙)和 AZA 来联合治疗。

泼尼松(龙)初始剂量为 0.5~1.0mg/(kg·d)(通常 30~40mg/d),诱导缓解治疗一般推荐如下用药方案:泼尼松(龙)30mg/d ,1 周;20mg/d,2 周;15mg/d,4 周,当泼尼松(龙)剂量低于 15mg/d 时,建议以 2.5mg/d 的幅度渐减至维持剂量

（5~10mg/d）；维持治疗阶段甚至可将泼尼松（龙）完全停用，仅以 AZA 50mg/d 单药维持。

（二）二线治疗

对一线治疗应答欠佳或不耐受糖皮质激素或 AZA 副作用的 AIH 受者，可选择药物包括吗替麦考酚酯（MMF）、TAC、CsA 等。

（三）三线治疗

对于一、二线治疗无应答的 AIH 受者，应重新评估原诊断的准确性和受者服药的依从性。三线治疗药物包括西罗莫司、英夫利昔单抗和利妥昔单抗等。

（四）肝移植

AIH 进展至急性肝衰竭或终末期肝病时，应考虑再次行肝移植手术。

因长期应用糖皮质激素无法有效降低肝移植后免疫排斥、移植肝失功和 AIH 复发，所以美国肝病研究协会建议肝移植术后应考虑逐渐停用糖皮质激素。

六、随访与监测

活动期 AIH 患者在用药期间每隔 2~3 周需要检查一次血清肝功能。此外，建议所有接受糖皮质激素治疗的 AIH 复发患者每年进行骨密度检测，并适当补充维生素 D 和钙剂，骨质疏松严重者可使用双膦酸盐类药物治疗。

第四节　酒精性肝病

一、概述

酒精性肝病（ALD）是由于长期大量饮酒导致的肝脏疾病。初期通常表现为脂肪肝，进而可发展成酒精性肝炎、肝纤维化甚至肝硬化。肝移植术后 ALD 复发特指 ALD 受者在肝移植术后复饮，进而导致不同程度的移植肝损伤。此外，受者复饮还存在诱发震颤性谵妄、酒精性胰腺炎等风险，降低受者生存率。由于肝移植术后 ALD 复发的定义尚不明确且不同受者移植后随访时间不定，研究报道的复发率从 10.0% 到 60.0% 不等。

肝移植术后 ALD 复发最重要的危险因素是饮酒复发（alcohol relapse）。肝移植术后饮酒复发率为 8.7%~42.2%。一项荟萃分析显示，在平均 4 年的随访中，饮酒复发率为 22%，其中重度饮酒复发率为 14%，1/3 的严重饮酒复发受者发展为复发性酒精性肝硬化，预后极差。人口因素（低龄、男性、无业、缺乏社会支持）、危险行为因素（滥用药物、吸毒、吸烟、酒精依赖）、社会因素（戒酒少于 6 个月、没有酒精康复咨询）、基础疾病（如精神病及抑郁症）、移植后的并发症等都可能导致饮酒复发。此外，饮酒模式、酒的类型、遗传、性别和种族等也是 ALD 的危险因素。

二、临床表现

肝移植术后 ALD 复发的临床表现为非特异性，在《酒精性肝病防治指南（2018 年更新版）》和《酒精性肝病基层诊疗指南（2019 年）》中提到可能的临床表现如下：①无症状；②右上腹胀痛、食欲缺乏、乏力、体重减轻、黄疸等；③随着病情加重，可有肝硬化的表现，如蜘蛛痣、肝掌以及谵妄等神经精神症状。

三、辅助检查

（一）实验室检查

结合受者饮酒史，血清 AST、ALT、GGT、TBIL、PT、平均红细胞体积（mean corpuscular volume，MCV）和缺糖转铁蛋白（carbohydrate-deficient transferrin，CDT）等指标升高可提示 ALD 的发生。其中 AST/ALT>2、GGT 升高、MCV 升高为酒精性肝病的特点，而 CDT 测定虽然较特异但临床未常规开展。禁酒后上述指标可明显下降，通常 4 周内基本恢复正常（但 GGT 恢复较慢），有助于诊断。

（二）影像学检查

肝脏超声、CT、MRI 或瞬时弹性成像检查有典型表现，有助于临床诊断肝移植术后 ALD 复发。

1. 超声　具备以下 3 项表现中的 2 项者为弥漫性脂肪肝：①肝脏近场回声弥漫性增强，回声强于肾脏；②肝脏远场回声逐渐衰减；③肝内管道结构显示不清。

2. CT　弥漫性肝脏密度降低，肝脏与脾脏的 CT 值之比≤1。其中：①0.7<肝脏与脾脏的 CT 值之比≤1.0 者为轻度；②0.5<肝脏与脾脏的 CT 值之比≤0.7

者为中度;③肝脏与脾脏的 CT 值之比≤0.5 者为重度。CT 检查准确性高,可辅助酒精性脂肪肝分级。

3. MRI 磁共振波谱分析、双回波同相位和反相位肝 MRI 可以定量评估酒精性肝病肝脂肪变程度;磁共振弹性成像(MRE)可完整评估肝实质的病变,且不受肥胖、腹水的影响。

4. 瞬时弹性成像 可检测 ALD 进展至肝纤维化及肝硬化阶段,肝脏弹性值的临界值分别为 12.96kPa 及 22.7kPa。其优点在于能通过一次非侵袭性检测同时得到肝脏硬度和肝脏脂肪变程度两个指标。

(三) 组织学检查

ALD 组织学改变主要为大泡性或大泡性为主伴小泡性的混合性肝细胞脂肪变性。根据病变肝组织是否伴有炎症反应和纤维化,可分为单纯性脂肪肝、酒精性肝炎、肝纤维化和肝硬化。ALD 的病理学诊断报告应包括肝脂肪变程度(F0~F3)、炎症程度(G0~G4)、肝纤维化分级(S0~S4,详见本章第七节)。

1. 肝脂肪变程度 F0:<5% 肝细胞脂肪变;F1:5%~33% 肝细胞脂肪变;F2:33%~66% 肝细胞脂肪变;F3:≥66% 肝细胞脂肪变。

2. 炎症程度 G0:无炎症;G1:腺泡 3 带呈现少数气球样肝细胞,腺泡内散在个别点灶状坏死和中央静脉周围炎;G2:腺泡 3 带明显气球样肝细胞,腺泡内点灶状坏死增多,出现马洛里(Mallory)小体,汇管区轻至中度炎症;G3:腺泡 3 带广泛的气球样肝细胞,腺泡内点灶状坏死明显,出现 Mallory 小体和凋亡小体,汇管区中度炎症伴和/或汇管区周围炎症;G4:融合性坏死和/或桥接坏死。

四、诊断

酒精性肝病无特异性临床诊断方法,长期饮酒史的仔细询问非常重要,在有长期饮酒史时可按照以下标准进行诊断:

① 饮酒状况:有长期饮酒史,一般超过 5 年;折合乙醇量男性≥40g/d,女性≥20g/d;或 2 周内有大量饮酒史,折合乙醇量 >80g/d;折合乙醇量(g)= 饮酒量(ml)× 乙醇含量(%)×0.8(例如,100ml 40% 乙醇含量的酒折合乙醇量约 32g)。

② 临床症状:大多为非特异性,可无症状;或有右上腹胀痛、食欲不振、乏力、消瘦、黄疸等;随着病情加重,可有神经精神症状、蜘蛛痣、肝掌等肝硬化表现。

③ 实验室检查:除 AST/ALT>2、GGT 升高、MCV 升高此外,CDT 测定的特异性较高,但临床未常规开展。

④ 影像学检查:肝脏超声、CT、MRE 或瞬时弹性成像检查有典型表现(详见影像学检查)。

⑤ 排除情况:排除嗜肝病毒现症感染、药物和中毒性肝损伤、自身免疫性肝病、移植后缺血性胆道病变等因素引起的肝损害。

符合第①、②、③、⑤项或第①、②、④、⑤项可诊断为 ALD;仅符合第①、②、⑤项可疑诊 ALD。

五、预防与治疗

虽然接受肝移植的 ALD 受者总体生存率与其他肝移植受者相比无明显差异,但部分低依从性受者在肝移植后仍会复饮,导致移植肝脏排斥反应、移植肝脏丢失和酒精性肝病复发等并发症。因此,对于 ALD 肝移植受者而言,术后饮酒管理至关重要。

(一) 戒酒

完全戒酒是 ALD 最主要和最基本的治疗措施。《酒精性肝病防治指南(2018年更新版)》建议酒精性肝硬化受者肝移植前应戒酒 3~6 个月以上才能谨慎考虑手术。许多研究证实,ALD 受者术前主动戒酒、接受心理教育,或术前术后均接受成瘾治疗后,肝移植术后复饮及 ALD 复发概率明显降低。

(二) 药物治疗

是否需要药物干预需要遵循个体化治疗的原则。

1. **糖皮质激素** 可以改善重症酒精性肝炎受者 28 天的生存率,但对 90 天和半年生存率改善效果不明显。

2. **美他多辛** 可加速乙醇从血液中清除,有助于改善乙醇中毒症状、乙醇依赖及行为异常,从而提高生存率。

3. **S-腺苷蛋氨酸** 可以改善酒精性肝病受者临床症状和血清生化指标。

4. **巴氯芬** 主动戒酒比较困难者可口服巴氯芬,以降低对酒精的欲望。

5. **安定类镇静药物** 可用于预防和治疗酒精戒断综合征。

6. **托吡酯和昂丹司琼等** 有可能减少 ALD 复发,但对肝移植术后受者的疗效和安全性还需要进一步的研究。

7. **营养支持** 受者家属则应该在 ALD 移植受者戒酒的过程中加以鼓励并提供良好的营养支持。受者在戒酒的基础上需保持高蛋白、低脂饮食,并注意补充维生素 B、维生素 C、维生素 K 及叶酸。酒精性肝硬化受者要补充蛋白质热量的不足,重症酒精性肝炎受者应考虑夜间加餐,以防止肌肉萎缩,增加骨骼肌容量。

(三)肝移植

当 ALD 复发发展至终末期肝病,且戒酒 3~6 个月时,可再次进行肝移植。等待肝移植的 ALD 受者应明确戒酒。在紧急的医疗情况下,即便未达到 6 个月的戒酒时间,也可有选择地评估其移植资格。

六、随访与监测

戒酒和移植后治疗均为长期过程,受者出院后仍需要定期门诊复查并接受心理治疗。

医生在随访时需要关注 ALD 移植受者的全身疾病管理。与其他肝病移植受者相比,ALD 肝移植受者的心血管事件发生率更高,其他如慢性肾病、糖尿病、高血压、代谢综合征及神经系统、精神心理等全身疾病的发生率也高于其他肝病肝移植受者。ALD 肝移植受者因新发肿瘤导致的死亡率比其他肝病移植受者至少高出两倍。

在随访监测中,自我报告的饮酒情况通常不可靠,医护人员需通过饮酒的生物标志物帮助识别持续饮酒的受者。尿液和头发的乙基葡糖苷酸、尿液的硫酸乙酯和磷脂酰乙醇等不受肝病影响,可作为首选的饮酒标志物进行检测。

第五节　非酒精性脂肪性肝病

一、概述

非酒精性脂肪性肝病(nonalcoholic fatty liver disease,NAFLD)是一种与胰岛素抵抗(insulin resistance,IR)和遗传易感性密切相关的代谢应激性肝损伤。NAFLD 疾病谱包括单纯性脂肪肝、非酒精性脂肪性肝炎(non-alcoholic steatohepatitis，NASH）及其相关肝硬化和肝细胞癌（hepatocellular carcinoma，HCC）。亚洲地区 NAFLD 发生率逐年上升，总体发生率为 29.6%，在患有肥胖症、2 型糖尿病和高脂血症等疾病的个体中，其发生率可高达 60.0% 至 70.0%。NAFLD 现已超过病毒性肝炎，成为全球失代偿性肝硬化、肝癌发生的主要驱动因素，是致使受者行肝移植手术的最常见病因之一。然而，由于 NAFLD 受者移植术前常合并多种基础代谢性疾病，伴随术后体重上升和免疫抑制剂的使用，大大增加了肝移植术后 NAFLD 发生的风险。

肝移植术后 NAFLD 的危险因素主要包括高龄、绝经、代谢综合征（主要包括糖尿病、高血压、肥胖和高脂血症）、肾功能不全、术后免疫抑制剂的使用、进行性家族性肝内胆汁淤积症 1 型及遗传多态性（如基因突变）等。

二、临床表现

NAFLD 起病隐匿，发病缓慢，常无明显症状。少数病人可有乏力、右上腹轻度不适、肝区隐痛或上腹胀痛等非特异性症状。严重的 NASH 受者可出现食欲缺乏、恶心、呕吐、黄疸等症状，部分病人甚至可有肝大表现。

体征评估主要包括体脂分布，胰岛素抵抗（背颈脂肪垫、黑棘皮病），进展期肝病的特征（包括肝脏变硬、脾大、腹部静脉曲张、腹水、男性乳房发育、蜘蛛痣、肝掌）。

三、辅助检查

（一）实验室检查

对于体格检查有异常的受者，应检查肝功能、血常规、空腹血葡萄糖和糖化血红蛋白 A1c、血脂、血清肌酐、尿微量白蛋白或蛋白质与肌酐的比值。若上述指标升高，应进一步作自身免疫血清学、转铁蛋白饱和度、铜蓝蛋白以及 α-1 抗胰蛋白酶基因型或表型等检验。

（二）影像学检查

影像学检查是临床医生诊断和评估 NAFLD 受者最重要的手段，具有简便、实时、无创及可视化等优势。

1. 超声 目前诊断 NAFLD 和监测其发展过程的首选方法，通过超声检查可识别出脂肪含量大于 30% 的肝脂肪变性，灵敏度为 60.0%~65.0%，特异度为

73.0%~77.0%。近年来,基于组织中超声射频信号衰减系数的超声定量检测技术(受控衰减参数、超声脂肪分数等)层出不穷,使临床上无创、便捷、高效地评估肝脏脂肪含量成为可能。

2. MRI 鉴别脂肪变性的灵敏度高达 90.0%,特异度高达 91.0%。磁共振成像质子密度脂肪分数(magnetic resonance imaging-proton density fat fraction,MRI-PDFF)可用于肝脂肪变性分级评估,与组织学分级的改变存在关联,能预测受者脂肪变性的改变,实现对受者的长期监测,是理想的无创脂肪含量定量检测技术。基于 FibroScan 的振动控制瞬时弹性成像(VCTE)检测的肝脏弹性值(LSM)对 NAFLD 受者肝纤维化的诊断效率高,有助于区分无/轻度肝纤维化(F0,F1)与进展期肝纤维化(F3,F4),但是至今仍无公认的阈值用于确诊肝硬化。基于 MRI 的实时弹性成像(MRE)对 NAFLD 受者肝硬化诊断的阳性预测值与 VCTE 相似,但 MRE 阴性预测值更高。

(三)组织学检查

肝组织穿刺活检是诊断 NAFLD 的金标准。成人脂肪性肝炎常见 3 区损伤,而幼儿常见 1 区脂肪变性纤维化,以及伴或不伴有轻度炎症的脂肪变性,不符合脂肪性肝炎的标准。NAFLD 严重程度的组织学报告还包括脂肪变性、炎症、肝细胞气球样变和纤维化模式及程度的描述(详见本章第四、七节相关内容)。

四、诊断

NAFLD 的诊断需要有弥漫性肝细胞脂肪变的影像学或组织学检查证据,并且要排除乙醇(酒精)滥用等可以导致肝脂肪变的其他病因。因无特异性症状和体征,大部分受者因偶然发现血清 ALT 和 GGT 增高或者影像学检查结果显示弥漫性脂肪肝而疑诊为 NAFLD。NAFLD 的评估包括定量肝脂肪变和纤维化程度、有无代谢和心血管危险因素及并发症、有无肝脏炎症损伤以及是否合并其他原因的肝病。此外还需排除丙型肝炎病毒(HCV)感染、自身免疫性肝炎、肝豆状核变性等可导致脂肪肝的特殊肝病类型,并除外药物、全胃肠外营养、炎症性肠病、乳糜泻、甲状腺功能减退症等导致脂肪肝的特殊情况。据此,《非酒精性脂肪性肝病防治指南(2018 年更新版)》推荐如下意见:

- **"非酒精性"的界定**："非酒精性"是指无过量饮酒史（男性饮酒折合乙醇量 <30g/d，女性 <20g/d）和其他可以导致脂肪肝的特定原因。
- **肝脂肪变的诊断**：病理学上的显著肝脂肪变和影像学诊断的脂肪肝是 NAFLD 的重要特征。B 型超声是临床应用范围广泛的影像学诊断工具；受控衰减参数（CAP）是一项基于超声的肝脏瞬时弹性成像平台定量诊断脂肪肝的新技术，能够检出 5% 以上的肝脂肪变。
- **脂肪性肝炎的诊断**：MetS、血清 ALT 和细胞角蛋白-18（CK-18）（M30 和 M65）水平持续增高，提示 NAFLD 患者可能存在 NASH，需要进一步的肝活组织检查结果证实。
- **肝纤维化的评估**：FibroScan、MRI 等无创方法检测结果高度疑似存在进展期肝纤维化时需要肝活组织检查验证，病理学检查需明确描述肝纤维化的部位、数量，以及有无肝实质的重建和假小叶。
- **代谢和心血管危险因素评估**：疑似 NAFLD 患者需要全面评估人体学指标和血清糖脂代谢指标及其变化。

五、预防与治疗

对于肝移植术后 NAFLD 受者，干预的目标是预防动脉粥样硬化相关心血管疾病、肝病相关并发症，并需着重聚焦代谢综合征的治疗、免疫抑制剂使用的管理等。

1. **体重管理**　减少体重和腰围是预防和治疗 NAFLD 及其合并症最为重要的治疗措施。对于超重、肥胖，以及近期体重增加的 NAFLD 受者，建议通过健康饮食和加强锻炼的生活方式教育纠正不良行为，根据《非酒精性脂肪性肝病防治指南（2018 年更新版）》推荐意见如下：

- 适当控制膳食热量摄入，建议每日减少 2 092~4 184kJ（500~1 000kcal）。
- 调整膳食结构，建议适量脂肪和碳水化合物的平衡膳食，限制含糖饮料、糕点和深加工精致食品，增加全谷类食物、ω-3 脂肪酸以及膳食纤维摄入。
- 一日三餐定时适量，严格控制晚餐的热量和晚餐后进食行为。
- 避免久坐少动，建议根据患者兴趣并以能够坚持为原则选择体育锻炼方式，以增加骨骼肌质量和防治肌少症。

2. 药物治疗

（1）肝功能损伤：应用保肝药物能够保护肝细胞、抗氧化、抗炎，甚至抗肝纤维化。目前在我国广泛应用的水飞蓟素、双环醇、多烯磷脂酰胆碱、甘草酸二胺、还原型谷胱甘肽、S-腺苷甲硫氨酸、熊去氧胆酸等针对肝脏损伤的治疗药物安全性良好，部分药物在药物性肝损伤、胆汁淤积性肝病等患者中已取得相对确切的疗效，但这些药物对 NASH 和肝纤维化的治疗效果仍需进一步的临床试验证实。

（2）心血管疾病：NAFLD 合并高血压受者首选血管紧张素转化酶抑制剂（ACEI）降血压治疗，应用 ACEI 降压治疗不仅改善肾脏功能，还可降低肝硬化、肝癌的发病风险与死亡率。肝移植术后 NAFLD 受者的心血管疾病发生率显著增高，因此强烈建议建立心血管疾病筛查计划，只要是未达到肝硬化 Child-pugh C 级或慢加急性肝衰竭，心血管疾病治疗所使用的他汀药物，就不应减量或停用。

（3）糖尿病：对于没有发生肝功能损伤的肝硬化及非肝硬化 NAFLD 受者，优先选择低血糖、风险小，兼顾减肥以及心脏和肾脏获益的降血糖药物（GLP-1 受体激动剂、SGLT-2 抑制剂）。二甲双胍和吡格列酮对于合并 NASH 的 2 型糖尿病受者亦是较好的选择。

3. 免疫抑制剂管理 合理使用免疫抑制剂，遵循个体化和最小化原则，减少和避免免疫抑制剂相关 NAFLD 的发生，详见本书第六章。

4. 减重手术 生活方式干预和药物管理失败的肥胖和糖尿病合并 NASH 纤维化的受者，应考虑行减重手术。2023 年发表的一项基于 TriNetX 数据库的大型队列研究发现，减重手术可有效降低成人 NAFLD 受者的全因死亡率和心血管疾病发生率。

5. 再次肝移植 NASH 受者肝移植的长期效果与其他病因肝移植相似，特殊性主要表现为年老、肥胖和并存的代谢性疾病可能影响肝移植患者围手术期或术后短期的预后，肝移植术后 NAFLD 复发率高达 50%，并且有较高的心血管并发症的发病风险。为此，需重视 NASH 受者肝移植等待期的评估和管理，以最大程度为肝移植创造条件。肝移植术后仍须有效控制体重和防治糖脂代谢紊乱。

六、随访与管理

大部分 NAFLD 受者可以在初级保健机构接受管理和治疗,并不需要专家主导的干预措施管理,但处于进展期肝纤维化的受者需要肝病专家进行指导和管理。以 FIB-4 评分和纤维化特异生物标志物(ELF 等)评分为基础,判断受者是否需要转诊至二级保健中心,还是继续接受初级保健,包括心血管疾病和糖尿病的治疗,每年进行肝功能检查和 3~5 年后对晚期肝纤维化风险再评估。详细分层随访与管理见图 8-2。

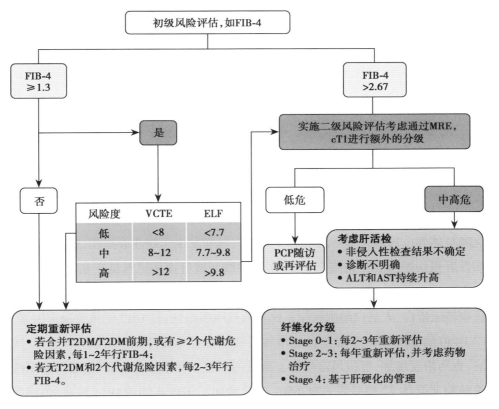

图 8-2　肝移植术后 NAFLD 受者的随访管理

注:FIB-4,纤维化-4 指数,计算公式为

$$FIB\text{-}4 = \frac{\text{年龄(岁)} \times AST\,(\,U/L\,)}{PLT\,\text{计数}\,(\,10^9/L\,) \times \sqrt{ALT\,(\,U/L\,)}}$$

T2DM,2 型糖尿病;VCTE,振动控制瞬时弹性成像;ELF,增强肝纤维化;PCP,初级保健医师;ALT,谷丙转氨酶;AST,天冬氨酸转氨酶;PLT,血小板计数;MRE,磁共振弹性成像;cT1,矫正的 T1。

第六节 药物性肝损伤

一、概述

药物性肝损伤(DILI)是指由各类化学药物、生物制剂、中草药、膳食补充剂及其代谢产物等所诱发的肝损伤。目前由于缺乏特异性诊断生物标志物和有效干预措施,DILI 的及时识别、建立诊断、预后预测、临床管理和风险防控面临巨大的挑战。对于非移植人群,我国估算的 DILI 发生率至少为 23.8/10.0 万,显著高于其他国家,且呈逐年上升趋势。值得注意的是,DILI 正成为全球急性肝衰竭的主要病因之一,其占比逐渐增加,是肝移植的主要适应证之一。对于肝移植受者,因其常联合使用包括免疫抑制剂在内的多种药物,药物的相互作用也使得药物性肝损伤的发生情况更加复杂,重者可导致急性肝衰竭而必须再次肝移植,甚至可能导致死亡,故肝移植受者中长期管理中,药物性肝损是不可忽视的问题。

目前认为 DILI 的危险因素主要涉及药物、年龄、性别和遗传因素。最常涉及的药物主要是抗微生物剂,其中大多数是抗生素,如:阿莫西林克拉维酸、异烟肼、呋喃妥因等;其他还包括抗肿瘤药物(免疫检查点抑制剂等)、免疫抑制剂、单克隆抗体等。目前认为一般受者年龄越大越易发生药物性肝损伤,成人发生药物性肝损伤的风险往往高于儿童(但丙戊酸所致肝损伤更常见于儿童),与此同时女性比男性更容易发生药物性肝损伤。DILI 的遗传易感性涉及药物代谢酶、药物转运蛋白、人类白细胞抗原系统等的基因多态性,是 DILI 的重要决定因素。CYP450 酶基因 SNP 多态性可能增加肝移植受者免疫抑制剂使用相关 DILI 风险,血药浓度增加,肝损风险增加。最近的大型全基因组研究显示,蛋白酪氨酸磷酸酶非受体 22 型基因 rs2476601 变异增加了多种药物的 DILI 风险,包括阿莫西林克拉维酸钾、特比萘芬、氟氯西林、氟哌酸等。

二、临床表现

DILI 的临床表现复杂,多数受者可能并无明显症状和特异性体征,只能通过实验室检查发现。

1. 肝细胞损伤型　占 42%~59%,用药后出现 ALT 或 AST 显著升高,类似"急性肝炎"发作,是 DILI 最常见的临床表型;轻者可无任何症状;重者则可出现黄疸,如全身皮肤和/或巩膜黄染、尿色加深等,伴或不伴不同程度的乏力、食欲减退、厌油、肝区胀痛、上腹不适等非特异性消化道症状。

2. 胆汁淤积型　占 20%~32%,以 ALP 和/或 γ-谷氨酰转移酶(GGT)升高为主要表现,也是较常见的临床表型,可出现黄疸、大便颜色变浅、瘙痒等表现。

进展为急性或亚急性肝衰竭(ALF/SALF)者则可出现黄疸、凝血功能障碍、腹水、肝性脑病等相关表现;另有 7%~13% 的急性 DILI 受者可转化为慢性,临床上呈现慢性 DILI 的表现。特殊表型受者,可呈现各自不同的临床表现,如药物超敏反应综合征(drug hypersensitivity syndrome,DRESS)受者可出现发热、皮疹等肝外症状。

三、辅助检查

(一) 实验室检查

实验室检查包括完整的肝脏生化检查,必要时增加凝血酶原时间、免疫血清学标志等检查。

1. 生化检查　ALT、AST 是评价肝细胞损伤的敏感指标,且其升高可能不成比例,在急性肝损伤情况下可能会显著升高 >25 倍正常值上限(upper limit of normal,ULN)。

2. 免疫学检查　具有自身免疫表现的受者可能有免疫血清学标志的异常表现,如 ANA;有超敏反应和单核细胞增多样疾病的受者,血常规可见外周嗜酸性粒细胞或淋巴细胞增多。

(二) 影像学检查

超声、CT 等影像学检查是包括 DILI 在内各种肝脏疾病诊断的常用影像学检查手段。所有疑似 DILI 受者均应常规行腹部超声检查进行初步排查。CT/MRI、内镜超声视受者的具体情况而定,必要时可考虑进行磁共振胰胆管成像或内镜逆行胰胆管造影。

(三) 组织学检查

DILI 的组织学表现复杂多样,几乎涵盖了全部肝脏病理改变的形式,故肝组织穿刺活检主要用于排除其他病因,有以下几种情况。

1. **诊断明确** 若已排除其他原因导致的肝损伤且已知受者接触到可疑肝损伤相关药物,通常不再行肝组织穿刺活检。

2. **诊断不明确** 若受者诊断不明确(特别是急性肝衰竭时),当损伤程度未知或有慢性肝脏疾病证据时,应当做肝组织穿刺活检。

3. **其他** 当肝组织出现胆汁淤积、肝细胞坏死、肝窦扩张、红细胞渗出、嗜酸性粒细胞浸润、微泡型脂肪变性或重金属沉着时,有助于药物性肝损伤的诊断。

四、诊断

由于缺乏特异性诊断生物标志物,DILI 的诊断目前仍是基于详细病史采集、临床症状和体征、血清生化、影像学、组织学等的排他性策略。《中国药物性肝损伤诊治指南(2023 年版)》指出,完整肝脏生化指标的定期监测是及时发现疑似 DILI 受者的重要措施,出现下述情况,临床上应怀疑 DILI 的可能性:

- 基线肝酶正常的受者,用药后出现 ALT/AST、ALP、TBil 等显著升高,达到诊断急性 DILI 的肝脏生化阈值:ALT≥5×ULN;或 ALP≥2×ULN(尤其是伴随 GGT 升高且排除骨骼疾病引起的 ALP 升高);或 ALT≥3×ULN 同时 TBil≥2×ULN(满足之一)。
- 基础肝病基线肝酶异常的受者,用药后出现肝酶较可获得的基线平均水平升高超过 1 倍,或反映肝脏功能受损的指标显著恶化而无法用基础肝病解释。
- 用药后出现明显肝病相关症状。
- 不明原因肝损伤或肝病,尤其是已排除其他常见病因。

尽管多数药物导致的肝损伤以某一特定机制为主,但某些药物可能会以不同的机制造成肝损伤。根据发病机制,DILI 分为固有型、特异质型和间接型,三者的临床特点、典型药物等见表 8-5。

表 8-5 固有型、特异质型和间接型 DILI 的临床特点与鉴别诊断

指标	固有型	特异质型	间接型
损伤机制	药物或代谢产物对肝脏的固有毒性	代谢或免疫特异质	药物通过改变患者原来的肝脏疾病或免疫状态而间接导致的肝损伤

指标	固有型	特异质型	间接型
剂量相关性	与剂量呈正相关	通常无关,但可能需达到一定的剂量阈值	不清楚
潜伏期	通常很快(数日)	不等 (数日至数年)	延迟(数月)
临床表型	肝细胞损伤型、胆汁淤积型、混合型、特殊表型		
常见典型表型列举	急性肝炎	急性肝炎、混合型或胆汁淤积型肝炎	急性肝炎、肝炎病毒再激活等
常见药物	对乙酰氨基酚、胺碘酮等	阿莫西林克拉维酸钾、头孢菌素类等	抗肿瘤药、糖皮质激素等

五、治疗

肝移植术后 DILI 的治疗原则主要为促进肝损伤恢复,防止其重症化或慢性化,减少 DILI 事件对原发疾病治疗的影响。在《中国药物性肝损伤诊治指南(2023 年版)》中指出:一旦发生 DILI,应及时停用可疑药物,对药物导致的急性和亚急性肝衰竭成人受者,建议尽早给予静脉注射 N-乙酰半胱氨酸(NAC)治疗,无高质量证据推荐或反对糖皮质激素用于 DILI 的常规治疗,但其应用应谨慎。

(一)药物治疗

国内临床实践中广泛应用的治疗各种病因造成的转氨酶升高的药物种类繁多,因此,DILI 受者用药需十分谨慎。目前无证据显示 2 种或以上上述药物的联合应用有更好的疗效,因此,不推荐 2 种或以上以降低 ALT 为主的肝损伤治疗药物联合应用。根据《中国药物性肝损伤诊治指南(2023 年版)》推荐:

● 尽管缺乏证据,但对于混合型 DILI,选择一种以降低 ALT 为主,同时选择另一种改善胆汁淤积表现的药物,是可接受的。

肝移植术后 DILI 受者药物治疗详见表 8-6。

表 8-6　DILI 受者的药物治疗

治疗对象	药物治疗措施	
轻型受者	以护肝和利胆药物为主,此外可加用抗炎、解毒类药物	
	甘草类药物	(如复方甘草酸单铵)除了可以抗脂质过氧化外,还可降低血清氨基转移酶水平
	多烯磷脂酰胆碱	可以加速膜等再生与稳定,具有肝脏保护作用
	还原型谷胱甘肽	可清除自由基、抑制包膜脂质过氧化作用,减轻肝损伤
	熊去氧胆酸	是内源性亲水胆汁酸,可改善胆汁淤积
	考来烯胺	可以用于减轻胆管不完全堵塞引起的瘙痒
	S-腺苷蛋氨酸	可对抗自由基所致肝损伤,对于肝内胆汁淤积也有一定作用
重型受者	N-乙酰半胱氨酸	其可以清除多种自由基,临床应用越早越好
其他受者	对出现较为明显超敏反应且撤药后仍无明显改善或进一步恶化的受者、提示自身免疫特征的受者、出现超敏反应肝外表现的受者给予糖皮质激素	

（二）肝移植

药物诱导的急性肝衰竭（drug-induced acute liver failure,DI-ALF）的整体预后较差,生存率仅为 27.1%,而肝移植可显著提高生存率至 66.2%。因此,肝移植是 DI-ALF 目前最有效的治疗手段。有研究提示,L-鸟氨酸-L-天冬氨酸可能有助于重症或肝功能衰竭受者的高血氨治疗,而人工肝（血浆置换、双重血浆分子吸附系统等）可提高无移植生存率,可作为一种移植前的过渡治疗选择。

六、随访与监测

完整的肝脏生化检查和非特异性症状的定期监测有助于早期发现 DILI,是风险管理的重要措施。多数急性 DILI 受者在停用可疑药物后的 6 个月内肝损伤可恢复正常,预后良好。部分受者在急性 DILI 事件后可呈现慢性化表现,最终转化为慢性肝损伤,因此对所有急 DILI 受者,应坚持随访至肝损伤恢复或达到相应的临床结局事件（如转化为慢性肝损伤、ALF、接受肝移植、死亡等）。

第七节　移植肝纤维化及肝硬化

一、概述

肝纤维化是存在于大多数慢性肝脏疾病过程中的病理变化,主要表现为肝组织内细胞外基质(extracellular matrix,ECM)的过度增生与沉积。肝硬化是各种慢性肝病进展至以肝脏弥漫性纤维化、假小叶形成、血管扭曲变形,门静脉血回流受阻,门-体侧支循环形成为特征的病理阶段。移植肝纤维化及肝硬化同样遵循上述病理生理改变。随着肝纤维化的发展,移植肝受到严重损害,主要表现为门静脉高压及移植肝功能受损,最终可导致移植肝失功,需要再次肝移植。

肝移植后肝纤维化及肝硬化的常见危险因素包括:胆汁淤积(移植后胆道并发症引起的肝内外胆道梗阻,导致持续性胆汁淤积,是最常见的病因)、肝炎病毒感染(HBV、HCV 等)、慢性排斥反应、ALD、自身免疫性肝病(AIH、PBC、PSC等移植后复发)、DILI、NAFLD、循环障碍(慢性心功能不全、布-加综合征等)、寄生虫感染(血吸虫、华支睾吸虫等)、遗传和代谢性疾病复发等。

二、临床表现

肝移植受者肝纤维化的临床表现多类似于原发性慢性肝病,差异较大,肝硬化受者通常存在肝功能减退和门静脉高压。

(一)肝功能减退

表现为乏力、体重减轻、面色晦暗、蜘蛛痣、肝掌和毛细血管扩张、双下肢水肿以及厌食、腹胀腹泻,甚至中毒性肠麻痹。还可出现牙龈、鼻出血,皮肤紫斑、出血点或有呕血与黑便。男性可出现性欲减退、乳房增大,女性有月经不调、闭经等。

(二)门静脉高压症

表现为脾功能亢进、侧支循环形成、腹壁静脉怒张、食管胃底静脉曲张等,以及由此导致的消化道出血及腹水。

三、辅助检查

肝纤维化和肝硬化的辅助检查包括非创伤性的实验室和影像学检查,以及创伤性的肝组织穿刺活检。

(一)实验室检查

1. 肝功能及代偿能力评估指标　血清白蛋白、前白蛋白、凝血因子(维生素 K 依赖因子 Ⅱ、Ⅶ、Ⅸ、Ⅹ)、胆固醇及胆碱酯酶等。凝血因子是反映肝脏合成功能受损的早期指标,凝血酶原时间(PT)、凝血酶原活动度(PTA)、凝血酶原国际标准化比率(INR)和部分凝血酶原时间测定等是常用的反映凝血因子异常的指标,严重肝病持续时间 24h 内 PT 即可出现延长。

2. 常用的肝纤维化血清学标志物　透明质酸(hyaluronic acid,HA)、Ⅲ型前胶原(procollagen type Ⅲ,PC Ⅲ)及Ⅲ型前胶原肽(Type Ⅲ procollagen peptide,PⅢP)、Ⅳ型胶原(type Ⅳ collagen,Ⅳ-C)、层粘连蛋白(laminin,LN)等。

(二)影像学检查

1. 超声　诊断移植后肝纤维化/肝硬化的简便方法。门静脉高压症表现为脾大、门静脉扩张和门腔侧支开放及腹水等。

2. 肝脏硬度测定(LSM)或瞬时弹性成像(TE)　无创诊断肝纤维化及早期肝硬化最简便的方法。Fibroscan 和 Fibrotouch 是临床常用肝脏 LSM 测定工具。

3. CT　用于肝纤维化及肝硬化的评估,但对肝纤维化诊断灵敏度低,对肝硬化诊断有较高的灵敏度与特异度。三维血管重建清楚显示门静脉系统血管及血栓情况,并可计算肝脏、脾脏体积。

4. MRI 及 MRE　用于肝纤维化及肝硬化的评估,肝硬化 MRI 影像学特征与 CT 检查所见相似。MRE 是近年来发展的一种无创肝纤维化分期诊断方法,可用于腹水和肥胖受者或代谢综合征受者,但其成本较高,且对早期肝硬化、肝纤维化分期诊断的价值仍需要临床研究。

(三)组织学检查

肝组织穿刺活检是诊断肝硬化的"金标准",取材要求穿刺活检组织长度应≥1.6cm,宽度 1.2~1.8mm,至少含有 8~10 个完整的汇管区。

四、诊断

肝移植术后肝纤维化/肝硬化的诊断需综合考虑病因、病史、临床表现、并发症、治疗过程、检验、影像学及组织学等检查。目前，国内学者以 Scheuer 评分系统为基础修订了慢性肝炎的病理学诊断标准，并在临床广泛应用，其中肝脏纤维化的组织学分期按 S0~S4 区分：

- S0：无纤维化。
- S1：腺泡内局灶性或广泛的窦周/细胞周围纤维化和中央静脉周围纤维化。
- S2：纤维化扩展到汇管区，中央静脉周围硬化性玻璃样坏死，局灶性或广泛的汇管区星芒状纤维化。
- S3：腺泡内广泛纤维化，局灶性或广泛的桥接纤维化。
- S4：肝硬化阶段，肝小叶结构完全毁损，代之以假小叶形成和广泛纤维化，为小结节性肝硬化。根据纤维间隔有无界面性肝炎，分为活动性和静止性肝硬化。

五、治疗

对于移植肝纤维化/肝硬化受者，诊断明确后，应尽早开始综合治疗，重视病因治疗，必要时抗炎、抗肝纤维化，积极防治并发症，并动态评估病情。

（一）病因治疗

积极治疗胆道并发症，解除胆汁淤积，有效抑制和清除肝炎病毒，积极治疗急、慢性排斥反应，用药物根除寄生虫感染，戒酒，控制 BMI 及改善相关的代谢紊乱，改善循环障碍，适当应用激素治疗原发病，调整免疫抑制剂剂量。

（二）抗炎抗纤维化治疗

1. 甘草酸类制剂　衍生于甘草酸和甘草甜素，具有类似糖皮质激素的非特异性抗炎作用，而无免疫抑制的不良反应，可改善肝生化指标、肝组织炎症和纤维化。

2. 水飞蓟素和糖皮质激素　具有抗炎和抗纤维化的作用。

3. 熊去氧胆酸　具有抗炎、促进胆汁分泌和抗凋亡的作用。

4. 奥贝胆酸　有利胆和保护肝细胞的功效，可增加胰岛素敏感性，调节脂肪代谢，发挥抗炎和抗肝纤维化作用。

5. **多烯磷脂酰胆碱** 具有抗氧化和抗纤维化双重作用,在 ALD 的治疗中起着重要作用。近期一项多中心、回顾性观察队列的真实世界数据研究证明多烯磷脂酰胆碱能有效降低受者 ALT 和 AST 水平,且高剂量多烯磷脂酰胆碱比低剂量多烯磷脂酰胆碱更强效。

6. **间充质干细胞(mesenchymal stem cell,MSC)治疗** 具有抗炎、抗氧化和抗凋亡的功效,可阻断肌成纤维细胞,减少 ECM 的沉积,同时可介导 ECM 的重排以改善肝脏纤维化。

(三) 并发症治疗

1. **腹水** 一线治疗包括:限制盐的摄入(4~6g/d),合理应用螺内酯、呋塞米等利尿剂;二线治疗包括:合理应用缩血管活性药物和其他利尿剂,如特利加压素、盐酸米多君及托伐普坦;腹腔穿刺大量放腹水及补充人血白蛋白、经颈静脉肝内门体静脉分流术(transjugular intrahepatic portosystemic shunt,TIPS);三线治疗包括肝移植、腹水浓缩回输、肾脏替代治疗等。顽固性腹水推荐三联治疗:利尿药物、白蛋白和缩血管活性药物。不推荐使用多巴胺等扩血管药物。

2. **消化道出血** 治疗原则为:止血、恢复血容量、降低门静脉压力、防治并发症。出血急性期应禁食水,合理补液;可用特利加压素、生长抑素及其类似物或垂体后叶素降低门静脉压力;应用质子泵抑制剂、抗菌药物、改善凝血功能;药物治疗效果欠佳时可考虑三腔二囊管或行急诊内镜下治疗;急性出血停止后,应尽早进行二级预防。

3. **肝性脑病** 早期识别、及时治疗是改善肝性脑病预后的关键。去除发病诱因如常见的感染、消化道出血及电解质紊乱,同时需注意筛查是否存在异常门体分流道;促进氨的排出、减少氨的生成、清洁肠道、减少肠源性毒素吸收、纠正氨基酸失衡,可使用乳果糖、支链氨基酸等。

4. **肝肾综合征** 纠正低血容量,积极控制感染,避免肾毒性药物,使用静脉造影剂检查前需权衡利弊,以防止急性肾损伤发生。一旦发生急性肾损伤,应减少或停用利尿药物,停用可能有肾毒性药物、血管扩张剂或非甾体抗炎药;适量使用晶体液、人血白蛋白或血制品扩充血容量。不推荐使用小剂量多巴胺等扩血管药物作为肾保护药物。

5. **肝肺综合征** 目前缺乏有效的药物治疗,低氧血症明显时可给予氧疗,改变疾病结局主要依靠肝移植。

6. 门静脉血栓　治疗目标为开通闭塞的门静脉,避免急性血栓进展为慢性血栓,防止血栓蔓延。其治疗措施主要为药物抗凝,其他还包括 TIPS、溶栓、外科手术等。

（四）手术治疗

当移植肝硬化发展至肝功能失代偿期,或者出现顽固的门静脉高压症状,如顽固性腹水、反复消化道出血时,需积极考虑再次肝移植治疗。

六、随访与监测

炎症、饮酒、肥胖及代谢综合征等是肝硬化继续进展的常见因素。肥胖的肝硬化患者原发性肝癌的风险也显著增加,BMI 增加是肝硬化失代偿的预测因素。肌肉减少性肥胖导致身体损伤和残疾的风险显著高于单独由两种疾病引起的风险,HBV 感染与乙醇（酒精）对肝损伤起协同作用,均可加速肝病的进展。具有上述危险因素的肝移植患者,在术后应该进行更加密切、细致的随访与监测,以实现肝硬化进展的早期预测。根据 2023 年《肝硬化中西医结合诊疗指南》推荐:

- 肝硬化患者治疗期间及停药后,应制定合理的长期随访及管理策略,根据病情程度和治疗方案的不同,每 3~6 个月进行肝功能检查、肝纤维化四项、甲胎蛋白、瞬时弹性成像肝脏硬度值以及腹部影像学等检查,以便早期发现肝硬化并发症及 HCC。
- 肝硬化门静脉高压症患者应结合临床实际情况,定期进行实验室检查（血常规、肝功能、凝血功能、肿瘤标志物等）、B 超、CT 或 MR 等相关影像学检查、定期内镜筛查。对于特殊病因所致的肝硬化患者还应进行病因学监测。

（霍枫　郭志勇　汪恺　郑于剑　邹大威）

参 考 文 献

［1］中华医学会肝病学分会,尤红,贾继东,等. 原发性胆汁性胆管炎的诊断和治疗指南（2021）［J］.临床肝胆病杂志,2022,38（01）:35-41.

［2］中华医学会肝病学分会,韩英,郭长存,等. 原发性硬化性胆管炎诊断及治疗指南（2021）［J］.临床肝胆病杂志,2022,38（01）:50-61.

［3］YOU H,MA X,EFE C,et al. APASL clinical practice guidance:the diagnosis and management of patients with primary biliary cholangitis［J］. Hepatol Int,2022,16（1）:1-23.

［4］HIRSCHFIELD G M,DYSON J K,ALEXANDER G J M,et al. The British Society of Gastroenterology/UK-PBC primary biliary cholangitis treatment and management guidelines［J］. Gut,2018,67（9）:1568-1594.

［5］European Association for the Study of the Liver. EASL Clinical Practice Guidelines: The diagnosis and management of patients with primary biliary cholangitis［J］. Journal of hepatology,67（1）,145-172.

［6］CHAPMAN M H,THORBURN D,HIRSCHFIELD G M,et al. British Society of Gastroenterology and UK-PSC guidelines for the diagnosis and management of primary sclerosing cholangitis［J］. Gut,2019,68（8）:1356-1378.

［7］Korean Association for the Study of the Liver（KASL）. KASL clinical practice guidelines for management of autoimmune hepatitis 2022［J］. Clin Mol Hepatol,2023,29（3）:542-592.

［8］中华医学会肝病学分会脂肪肝和酒精性肝病学组,中国医师协会脂肪性肝病专家委员会,厉有名,等. 酒精性肝病防治指南（2018 年更新版）［J］. 临床肝胆病杂志,2018,34（05）:939-946.

［9］刘玉兰,王江滨. 酒精性肝病基层诊疗指南（2019 年）［J］. 中华全科医师杂志,2020,19（11）:990-996.

［10］中华医学会肝病学分会脂肪肝和酒精性肝病学组,中国医师协会脂肪性肝病专家委员会,范建高,等. 非酒精性脂肪性肝病防治指南（2018 年更新版）［J］. 临床肝胆病杂志,2018,34（05）:947-957.

［11］RINELLA M E,NEUSCHWANDER-TETRI B A,SIDDIQUI M S,et al. AASLD Practice Guidance on the clinical assessment and management of nonalcoholic fatty liver disease［J］. Hepatology,2023,77（5）:1797-1835.

［12］马世武,刘成海,刘晓琰,等. 中国药物性肝损伤诊治指南（2023 年版）［J］. 胃肠病学,2023,28（07）:397-431.

［13］徐小元,丁惠国,李文刚,等. 肝硬化诊治指南［J］. 临床肝胆病杂志,2019,35（11）:2408-2425.

［14］胡建华,贾建伟,吕文良,等. 肝硬化中西医结合诊疗指南［J］. 临床肝胆病杂志,2023,39（11）:2543-2549.

第九章

儿童肝移植受者中长期管理

儿童肝移植是 18 周岁以下终末期肝病患者的最有效治疗手段,其适应证主要包括胆汁淤积性肝病、遗传代谢性疾病、暴发性肝衰竭、肝脏肿瘤等。近年来,中国儿童肝移植发展迅速,据国家肝脏移植技术医疗质量控制中心统计,2018—2022 年儿童肝移植每年均超过 1 000 例。目前,儿童肝移植占肝移植总数 16.0% 以上,5 年生存率达 91.0%。

儿童肝移植术后的日常家庭管理及自身管理对于提高长期生存率、改善生活质量有重要意义。无论是经历了哪种移植术式(图 9-1),患儿在度过了围手术期后,将逐渐步入正常的学习、工作、婚姻等正常生活。但在移植术后中长期管理中,患儿也会面临各式各样的问题。这些问题主要包括移植术后的日常家庭管理、生长发育、疫苗接种,以及免疫抑制治疗、术后感染、中长期并发症等,都应该受到格外重视。

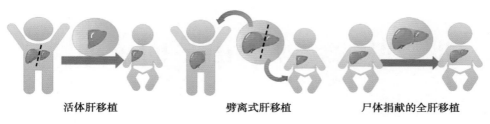

活体肝移植　　　　　　劈离式肝移植　　　　尸体捐献的全肝移植

图 9-1　儿童主要肝移植术式

第一节　儿童肝移植受者生活指导与自我管理

一、生活指导

在儿童肝移植受者中长期管理中,饮食与营养、生活环境及运动是生活指导的重要内容。对于年龄较小、自我管理和认知能力有限的患儿,其监护人给予的生活指导是中长期管理的重要组成。

(一)饮食与营养

1. 补充营养　充足的营养对于患儿的生长发育是必不可少的。建议优质蛋白(如鱼、蛋、瘦肉等动物蛋白)的摄入量为 2~3g/(kg·d)。同时,低糖、低脂肪及高维生素饮食。注意补充维生素与微量元素,适当增加户外运动和日照时间。

2. 注重饮食配伍　饮食的配伍要恰当、均衡。少食油炸油煎食品、火锅、腌制食物等,尽量低盐饮食,多食新鲜蔬菜和水果。慎重服用各种中药和补品。移植术后通常需要服用他克莫司(TAC),而西柚可以影响 TAC 的血药浓度,因此不建议食用。

（二）环境

注意个人和家庭卫生,避免发生交叉感染。避免接触宠物。多通风,减少人群聚集。做好传染性疾病的隔离与防护。

（三）运动

在移植术后早期患儿可开始恢复性锻炼,规律、适当的锻炼可促进心肺功能恢复,有助于患儿心理健康。恢复性锻炼应从站立、慢走开始,需循序渐进,避免过度劳累。

二、自我管理

自我管理强调了患儿在肝移植术后日常管理中的主导作用,包括养成良好的生活习惯、保持良好的依从性,主要体现在遵守药物治疗方案、按时服用免疫抑制剂及定期随访就诊。良好的自我管理对于任何一名患儿都是受益终身的。

（一）影响因素

1. 认知功能　在儿童肝移植术后自我管理中至关重要。认知功能特别是执行功能受损,可能引起自我管理失败,进而导致慢性排斥反应和移植肝损伤。对青少年而言,如果自身健康管理不施加外部监管,则存在一定的风险。在制定自我管理策略时,须考虑患儿认知功能不足的情况。

2. 年龄　随着年龄增长和自我意识增强,尤其是到了青春期,由于手术瘢痕的存在、终身服药等因素,患儿有可能会产生一定程度的自卑和焦虑。这就需要家长和医生及时对患儿进行积极正向的心理辅导,预防心理问题的发生。

3. 受教育情况　受教育程度高的患儿自我保健意识较强,具备一定的自我防护技能,以及较强的理解疾病与获取疾病相关知识的能力,可主动与医生沟通。受教育程度低的患儿自我管理能力则相对较弱。

（二）干预措施

提高患儿自我管理能力是一个循序渐进的过程。主要措施包括:

1. 自我检查　肝移植术后需要保持良好的生活习惯,学会日常自我检查

（无自理能力的患儿由家长进行检查）。及时发现一些异常的迹象可以减少术后病毒或细菌感染、移植排斥等发生，从而更好地保证移植肝的良好功能。具体包括以下 4 个方面：

（1）生活状态：注意食欲、精神、体重、睡眠、大小便、生命体征等有无变化，以及是否出现不适症状。

（2）呼吸道症状：如出现发热、咳嗽，甚至喘息、憋气等呼吸道症状时，应及时就诊并行肺部 CT 等检查。

（3）定期复查：定期复查并监测移植肝功能、乙型肝炎血清学指标、HBV DNA、HCV 抗体、HCV RNA 以及相关代谢指标的变化。

（4）药物使用：如因某种疾病需要使用其他药物，应咨询移植医生，注意药物间的相互作用。

2. **健康宣教**　护理人员应实施个性化的健康宣教，帮助患儿提高自我护理能力和自我管理能力。

针对年龄较大的患儿，需耐心聆听患儿的诉求，加强与患儿及家属的沟通，获得支持。针对文化程度较低的患儿，应以简洁明了的语言实施健康宣教，避免使用专业术语，并告知家属疾病相关知识与注意事项，指导其发挥督促作用。

第二节　儿童肝移植受者免疫抑制治疗

一、排斥反应

排斥反应是器官移植术后常见的病理生理过程，是导致移植物失功的主要原因之一。按照排斥反应发生的时间和组织病理学特征，肝移植术后排斥反应分为超急性排斥反应、急性排斥反应、慢性排斥反应，以及在肝移植中比较罕见的移植物抗宿主病（graft versus host disease，GVHD）。这些排斥反应的临床表现与诊断标准与成人移植受者基本相同。

（一）急性排斥反应

急性排斥反应是最常见的一类排斥反应，大多发生在移植后 3 个月内，术后 7~14 天最为多见。移植后连续行移植肝活检可发现部分存在病理形态学改变而无临床体征和肝功能异常的"生物学排斥反应"，区别于伴有临床体征及肝功能异常的"临床排斥反应"。只有及时发现急性排斥反应,才有可能将其对移植肝的损害降到最低程度。

1. 临床表现　可表现为发热、烦躁、黄疸、移植肝肿大、肝区局部压痛。留置 T 管的受者胆汁分泌量突然减少、胆汁稀薄且颜色变淡。实验室检查可发现血清胆红素和转氨酶水平持续升高、碱性磷酸酶和 γ-谷氨酰转移酶(GGT)水平升高以及凝血酶原时间延长等。

2. 诊断　结合特征性的临床表现、肝组织病理学表现可确诊。

大多数急性排斥反应可通过肝功能变化与免疫抑制剂浓度监测进行判定,术后血清转氨酶、血清胆红素、碱性磷酸酶和/或 GGT 升高伴免疫抑制剂血药浓度偏低常提示急性排斥反应。肝组织病理学穿刺活检仍是诊断急性排斥反应的"金标准"。急性排斥反应最具特征性的组织病理学改变为门管区炎性细胞浸润、内皮炎和胆管损伤的"三联征"(表 9-1)。

表 9-1　急性排斥反应特征性组织病理学

"三联征"	具体表现
门管区炎性细胞浸润	门管区炎性细胞浸润,以淋巴细胞为主,以及不等量中性粒细胞和嗜酸性粒细胞
内皮炎	门静脉和/或中央静脉内皮细胞下淋巴细胞浸润
胆管损伤	胆管损伤,胆管上皮内炎性细胞浸润,使胆管上皮细胞变性、凋亡。其中,内皮炎是最重要的临床特征,严重排斥反应可累及肝小叶,出现局灶坏死,甚至中央静脉周围肝细胞坏死

3. 预防　急性排斥反应的预防主要依靠免疫抑制剂。对于年龄过小的患儿往往术后仅给予:TAC/CsA+ 糖皮质激素。在国际上,部分儿童移植中心会在移植时使用免疫诱导治疗,最常用的是 IL-2 受体拮抗剂。对于体重低于 30kg 的患儿,在移植当天(第 0 天)和第 4 天静脉推注 10mg;对于体重超过 30kg 的患儿以 20mg/次的剂量,静脉推注两次。

4. 治疗

(1)亚临床型和轻度急性排斥反应:可不予糖皮质激素冲击治疗,适当提高免疫抑制剂血药浓度并密切观察,多数可缓解。同时,需注意监测血药浓度并进行移植肝活检。一旦病理证实排斥反应已缓解或消失,应及时减量,避免药物中毒。

（2）中、重度急性排斥反应：一般首选大剂量激素冲击治疗，激素用量一般在 3~6 天内减至维持剂量，治疗期间需联合应用抗细菌、抗真菌及抗病毒药物。使用 CsA 的受者可转换为 TAC。对于激素耐受性急性排斥反应，可以采用抗淋巴细胞治疗。当发生不可逆排斥反应时，应考虑再次肝移植。

（二）慢性排斥反应

慢性排斥反应又称为胆管缺乏性排斥反应或胆管消失综合征，发生于移植术后数月甚至数年，多继发于反复发作的急性排斥反应，也可与急性排斥反应无关，表现为肝功能进行性减退，最终导致移植肝失功。

患儿有时因为反复出现病毒感染等情况，医生往往会倾向于将钙调磷酸酶抑制剂（CNIs）药物的血药浓度维持较低水平，同时预防/监测慢性排斥反应。

1. 临床表现　慢性排斥反应的临床表现不显著，呈缓慢的进行性发展过程。主要体现在实验室检查，表现为碱性磷酸酶、GGT 及胆红素升高。调整免疫抑制剂及糖皮质激素治疗均无明显效果，最终发生移植肝失功。

2. 诊断　慢性排斥反应的临床表现往往不明显或缺乏特异性，主要依赖病理学诊断。组织病理学特点为：

（1）肝内小胆管明显减少或消失。

（2）中央静脉周围肝细胞胆汁淤滞、气球样变性、脱失及坏死。

（3）门管区纤维化，浸润的炎性细胞逐渐减少。

（4）排斥反应所致动脉病变，动脉内皮受到免疫杀伤，脂质沉积于内皮下，使动脉管腔狭窄或闭塞。

3. 治疗措施　目前主要的治疗措施为增加免疫抑制强度，尚无特别有效的治疗方法。一旦进展至移植肝失功，需再次肝移植。

（三）移植物抗宿主病（GVHD）

移植物抗宿主病（GVHD）是由于供者来源的免疫活性细胞将受者抗原识别为外来抗原并产生免疫应答，对受者靶组织、器官进行攻击而出现相应临床表现的一种全身性疾病。GVHD 发生率低，但急性 GVHD 病死率极高，死因多为继发严重感染、消化道出血及多器官功能衰竭。急性 GVHD 多发生于肝移植术后 2~6 周。

1. 临床表现　不明原因发热、腹泻、皮疹、消化道出血及严重的骨髓抑制。早期移植肝功能多正常。后期由于合并严重感染、消化道出血以及多器官功能不全等原因可引起肝功能异常。

2. 诊断　结合特征性的临床表现、皮肤组织病理学表现可帮助诊断,而应用嵌合体检测有助于确诊。早期诊断往往较为困难,症状易与感染引起的发热、药物过敏引起的皮疹及免疫抑制剂引起的腹泻等症状相混淆。当出现明显的皮肤斑丘疹、腹泻、消化道出血及严重的骨髓抑制临床表现,容易诊断,但已属疾病进展期表现,预后差。

3. 预防与治疗　目前尚未有统一的专家共识和指南。去除免疫活性细胞、供肝充分灌洗以及去除供肝周围组织淋巴结可有效预防 GVHD。越早进行干预,GVHD 越有可能得到控制。关于儿童 GVHD 的治疗,如何恢复供、受者免疫活性细胞之间的平衡是治疗关键。具体的治疗方案如下:

(1)及时将免疫抑制剂剂量减半或停用,同时使用大剂量糖皮质激素联合免疫球蛋白冲击。

(2)可使用抗胸腺细胞球蛋白、利妥昔单抗及巴利昔单抗诱导免疫耐受。

(3)针对皮损,可应用 TNF 受体拮抗剂依那西普。

(4)对症给予增白细胞药、营养支持、输注血浆和血小板,改善凝血功能和预防感染。

二、免疫抑制剂使用原则

目前儿童肝移植普遍采用以 CNIs(TAC、CsA 等)、MPA 类药物及糖皮质激素(甲泼尼龙、泼尼松)为主的联合免疫抑制方案,强调联合、精准、最低剂量和个体化四大原则(表 9-2)。最终目标是在有效预防排斥反应的前提下,达到药物剂量及药物不良反应最小化,实现个体化给药。相较成人肝移植,儿童肝移植的免疫抑制使用还有如下特点:术后早期多合并使用激素治疗。因为长期大剂量使用激素可明显影响患儿的生长发育,因此,移植医生会依据患儿具体情况逐渐减停糖皮质激素。

表 9-2　免疫抑制剂使用原则

用药原则	具体内容
联合	一般利用免疫抑制剂之间的协同作用,增强免疫抑制效果,同时减少单药剂量,降低其不良反应。

用药原则	具体内容
精准	由于个体间存在药物代谢动力学差异,某些药物(如 CsA、TAC 等)需要通过监测血药浓度来调整剂量。
最低剂量	肝移植术后早期易发生排斥反应,免疫抑制剂应用量较大。通过监测肝功能、血药浓度等,在有效预防排斥反应的前提下,维持期酌情减量,最终达到剂量最小化,避免免疫抑制过度,减少因免疫功能降低所致感染和肿瘤等并发症的发生。
个体化	根据不同受者的基础疾病和合并症,或同一受者术后不同时段以及用药依从性和不良反应调整免疫抑制剂种类和剂量。在保证治疗作用的同时,兼顾减轻受者经济负担。

对于肾功能不全的患儿,移植手术时可采用免疫诱导治疗,最常用的是 IL-2 受体拮抗剂或抗淋巴细胞免疫球蛋白,这可使 CNIs 的给药时间推迟,直至肾功能恢复到可以耐受 CNIs;对于年龄较大的患儿则可加用 MPA 类药物从而降低 CNIs 的剂量。完全停用免疫抑制剂仍处于尝试阶段,一定要谨慎采用,更稳妥可行的方法是降低免疫抑制剂的剂量,维持最低有效剂量。

肝移植医生应全面掌握各类免疫抑制剂的药理特点及不良反应,正确有效地评估患儿免疫状态并结合其自身状况,根据免疫抑制剂应用原则有针对性地制订免疫抑制方案。在中长期管理当中,随访医师也要关注患儿不同发育阶段或合并感染条件下,免疫抑制剂方案的及时调整,必要时需与专科医师合作。

第三节　儿童肝移植受者术后感染

一、巨细胞病毒

巨细胞病毒(cytomegalovirus,CMV)感染是儿童肝移植后最常见的感染类型。一项回顾性研究显示:肝移植术后中长期病毒感染的发生率为 8.7%。CMV 感染占整个病毒感染的 21.9%。CMV 感染如未能及时诊治会引起严重的并发症,甚至会导致移植物失功或患儿死亡。因此,认识、检测、预防、诊断和治疗 CMV 感染是肝移植术后中长期管理的重要内容之一。

（一）临床表现

肝移植术后的 CMV 感染根据有无临床表现可分为 CMV 病毒血症（无症状）和 CMV 病。患儿 CMV 病的临床表现与成人相比并无明显特殊性，以发热、骨髓抑制及皮疹较为常见。轻微症状表现为轻度肝肿大；中重度表现为肝炎、肝硬化及肝癌等。另外，CMV 感染还会引起急性或慢性排斥反应、加速丙型肝炎的复发或增加机会性感染可能。

CMV 感染可累及其他脏器，当引起胆道感染时，表现为腹痛、寒战、高热及间歇性黄疸等，可以检测到胆汁 CMV DNA 复制阳性。当累及肺脏，会引起发热、咳嗽、呼吸困难及低氧血症等，是移植术后中长期一种较为严重的并发症。

（二）诊断

实验室检验是诊断 CMV 感染或既往感染的主要依据。目前临床应用较为广泛的是针对肝脏、胆道进行 CMV DNA/RNA、CMV 抗原、CMV-IgG 及 CMV-IgM 检测（表 9-3）。

表 9-3 CMV 相关实验室检验

检验项目	检验内容
CMV 聚合酶链式反应检测（PCR）	外周血 CMV- 核酸定量检测：临床诊断 CMV 感染或带毒状态（病毒复制 $>10^3$copies/ml 为阳性）
	胆汁 CMV DNA 检测：诊断隐匿性胆道感染的重要手段
CMV 抗原检测	外周血白细胞 pp65 抗原负荷量的半定量试验：灵敏度较高，样本处理要求高，在白细胞减少的受者中应用受限
CMV 血清抗体检测	CMV-IgG：阳性仅提示既往隐性或显性 CMV 感染史，对临床 CMV 病的诊断价值不大。移植前供者（D）及受者（R）血清 CMV-IgG 情况评估术后发生 CMV 病的风险程度依次为：D⁺/R⁻>D⁺/R⁺>D⁻/R⁺>D⁻/R⁻
	CMV-IgM：近期感染 CMV 的回顾性指标，有助于临床回顾性诊断
CMV 培养	体液病毒培养阳性：仅提示 CMV 在该部位发生过感染，不代表 CMV 病或 CMV 活动性感染
	血清学抗体检测阴性 + 病毒培养阳性：提示 CMV 原发性感染
病理学活组织检查	典型的 CMV 包涵体：怀疑 CMV 病，但外周血 CMV DNA 阴性时（如某些胃肠道 CMV 病）、怀疑其他病理学改变（如移植物排斥反应）或者其他病原体，尤其是常规抗 CMV 治疗无效时，需要进行病理学活检

对于不同年龄段的患儿采用不同的术前筛查手段：①月龄小于12个月的患儿：该类婴幼儿可能已经被动获得了母体抗体，因此建议行尿液CMV培养；②月龄大于12个月的患儿：建议行血清学检验（如结果阴性，采用"最高风险"原则，应密切监测血清学状态，以预防CMV感染）。

（三）预防与治疗

1. 普遍性预防（universal prophylaxis） 通常在移植后10天内开始对所有CMV感染高危患儿进行抗病毒预防治疗，可显著降低CMV感染率。预防的疗程需参考供受者移植前的CMV血清学状态、移植中心CMV病治疗经验以及受者的免疫抑制状态等相关因素综合制定。

2. 抢先治疗（pre-emptive therapy） 对于实验室检验结果阳性或临床迹象表明处于CMV复制早期的患儿，可进行抢先治疗，其目的是防止无症状CMV感染向CMV病进展。抢先治疗药物首选更昔洛韦，其他二线用药包括缬更昔洛韦、膦甲酸钠及西多福韦（表9-4）。

表9-4　儿童CMV抢先治疗方案

治疗方案	给药方式	给药剂量	特点
更昔洛韦（GCV）	静脉滴注	诱导治疗5mg/kg，每12h一次，共2~3周；维持治疗5mg/kg，qd，5~7d	CMV感染防治的首选方案病情稳定后改为口服缬更昔洛韦
缬更昔洛韦（VGCV）	口服	口服用量（mg）=7×体表面积×Ccr（最大剂量900mg/d）	用药期间监测血常规和肝功能
膦甲酸钠（FOS或PFA）	静脉滴注	诱导治疗60mg/kg，q8h，共2~3周；免疫抑制者需维持治疗90~120mg/kg，每天一次	二线治疗药物肾毒性大单用GCV仍出现进展时可联用
西多福韦（Cidofovir）	静脉滴注	诱导治疗5mg/kg，每周一次，共2周；维持治疗5mg/kg，每2周一次	用于治疗CMV视网膜炎和脑炎肾毒性、生殖毒性、致突变性

注：Ccr，肌酐清除率。

对于CMV高风险患儿（D+/R-），抢先治疗效果可能不及普遍性预防。对于接受了CMV-IgG（+）供肝而自身CMV-IgG（-）的患儿，移植术后应接受至少

3个月的预防性抗病毒治疗,首选口服缬更昔洛韦。静脉注射更昔洛韦治疗2周无效的难治性病例,可采用二线用药,同时应检测耐药突变基因。

二、EB 病毒

EB 病毒(Epstein-Barr virus,EBV)与移植后淋巴细胞增生性疾病(post-transplant lymphoproliferative disorder,PTLD)密切相关,其高危人群包括婴幼儿和免疫力低下者。PTLD 在移植术后 1 年内较常见,且多见于 5 岁以内患儿,其在儿童肝移植术后的发病率约为 3%,但死亡率可达 12%~60%。

(一)临床表现

EBV 感染的临床表现分为 EBV 相关 PTLD 和非 PTLD EBV 感染综合征。

1. EBV 相关 PTLD EBV 相关 PTLD 临床表现多样,与移植物类型、病变部位、严重程度、病理类型等相关。几乎任何器官都可能出现局灶病变,其中胃肠道系统、中枢神经系统是最常见的受累部位,并同时累及移植物。

EBV 相关 PTLD 常见全身表现为发热、盗汗、消瘦、乏力、厌食、嗜睡及咽痛等;局部异常可表现为淋巴结肿大、肝脾大、扁桃体肿大或炎症、皮下结节、局灶性神经系统体征及多发肿块等。当有移植物受累时,可表现为黄疸、腹痛、恶心、呕吐、消化道出血或穿孔、气急及咳嗽等。

2. 非 PTLD EBV 感染综合征 非 PTLD EBV 感染综合征部分表现可与 PTLD 一致。其全身表现为发热、乏力、非典型性淋巴细胞增多;局部表现为淋巴结肿大、肝脾大及渗出性咽炎。器官特异性疾病表现为肝炎、肺炎及胃肠道症状;当累及血液系统时,会出现白细胞减少、血小板减少、溶血性贫血及噬血细胞综合征等。

(二)诊断

PTLD 的诊断必须排除各种感染、GVHD、排斥反应与恶性淋巴组织疾病复发等导致特异性与非特异性淋巴浆细胞增生疾病的干扰。诊断方法包括 EBV 特异性检测、影像学评估及组织病理学检查(表 9-5)。

1. **影像学评估** 主要用于明确病变范围及性质,如出现其他系统症状,应及早进行检查(表 9-6)。如果患者 PET-CT 表现出多病灶,尽可能多处活检以进一步准确诊断。

表 9-5　EBV 相关检测

血清学检测——EBV 特异性抗体

如早期抗原（Early Antigen，EA）、病毒衣壳抗原（Viral Capsid Antigen，VCA）-IgA、VCA-IgM、VCA-IgG 等；

可用于判断移植前供、受者 EBV 血清学状态，以评估 PTLD 的发生风险

组织病原检测——原位杂交方法

如 EBV 编码的小 RNA（EBV-encoded small RNA，EBER）原位杂交等；

直接检查病变组织或细胞中 EBV 感染情况，具有较高的特异度和灵敏度。EBER 原位杂交检测 EBV 感染细胞更敏感

病毒核酸检测——荧光定量聚合酶链反应 PCR

监测 EBV DNA 载量；

对于 EBV 相关的 PTLD 诊断、了解疾病状态及疗效判断具有指导意义

血常规及骨髓检测——异形淋巴细胞及单个核样淋巴细胞、外周血细胞等

外周血中异形淋巴细胞及单个核样淋巴细胞增多对诊断传染性单核细胞增多症样 PTLD 有重要意义；

PTLD 累及骨髓时可出现外周血细胞减少（少数受者白细胞数增多）

表 9-6　影像学评估

影像学检查	目的
颈、胸、腹及盆腔 CT 扫描	用于明确病变范围
正电子发射计算机体层显像仪（PET-CT）检查	进一步明确病变的范围及性质
头部 MRI	出现头痛、局灶神经系统异常表现或视力改变者应尽早检测
消化道内镜检查	出现消化道出血、持续腹泻、原因不明的腹痛、消瘦等症状应及时检查

2. **病理学检查**　组织病理学检查是确定 PTLD 组织学分类的金标准。2016—2017 年，WHO 更新了 PTLD 的病理学分类，将 PTLD 病理分型更新为非破坏性 PTLD、多形性 PTLD、单形性 PTLD 及经典霍奇金淋巴瘤型 PTLD（表 9-7），反映了病变从多克隆向单克隆演进，侵袭性逐渐增强，最终发展为淋巴瘤的连续过程（图 9-2）。EBV 检测对治疗 PTLD 有重要的参考价值，EBV 阳性 PTLD 的治

表 9-7　2016 年 WHO 的 PTLD 组织学分类

非破坏性 PTLD		
传染性单核细胞增多症样 PTLD		
旺炽性滤泡增生性 PTLD		
多形性 PTLD		
单形性 PTLD（依据类似的淋巴瘤分类）		
B 细胞淋巴瘤	弥漫性大 B 细胞淋巴瘤（最常见）	
	Burkitt 淋巴瘤	
	浆细胞骨髓瘤	
	浆细胞瘤样	
	结外边缘区黏膜相关淋巴组织淋巴瘤	
	其他	
T 细胞淋巴瘤	外周 T 细胞淋巴瘤，非特指型	
	肝脾 T 细胞淋巴瘤	
	其他	
经典霍奇金淋巴瘤型 PTLD		

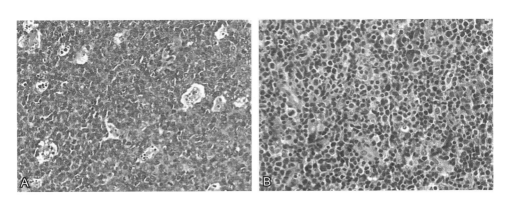

图 9-2　PTLD 病理表现

A. 非破坏性 PTLD，旺炽性滤泡增生性 PTLD，可见显著滤泡增生，且不提示传染性单核细胞增多症
（×400）；B. 多形性 PTLD，可见免疫母细胞及中等大小的淋巴细胞异常增生，增生淋巴细胞中可见形态不
规则核仁（×400）。

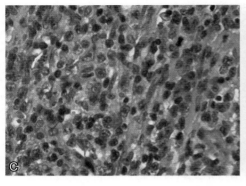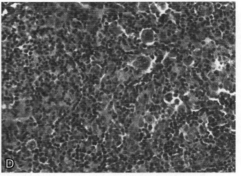

图 9-2(续)

C. 单形性 B 细胞 PTLD,可见大量的形成单一的大 B 细胞异常增生,多数细胞可见圆形核仁(×400);D. 经典霍奇金淋巴瘤 PTLD,在增生小淋巴细胞的背景中可见散在分布的单核和多核霍奇金淋巴瘤细胞(如箭头所示,×200)。

疗方法与阴性有所不同,每例标本都必须进行 EBV 检测。同一受者不同病变部位取材,其组织病理学特征可能不同,即使同一病变组织内部也可能出现不同 PTLD 组织学类型。

(三)监测与治疗

1. 定量 EBV 病毒载量监测 对 PTLD 发生高风险人群(EBV D⁺/R⁻),需进行定量 EBV 病毒载量监测(表 9-8)。

表 9-8 EBV 病毒载量监测频率

监测频率
术后 1 个月内:每周 1 次
术后 2~6 个月内:每个月 1 次
第 9、12 个月:各 1 次
急性排斥反应治疗后:增加 1 次(临床控制后)
1 年以后:不再需要常规检测

2. 治疗 尚无明确证据支持肝移植术后高危受者常规预防性应用抗病毒药物能够降低 PTLD 发生风险。接受抗病毒治疗的受者仍可出现 EBV 载量升高并发生 PTLD。EBV 相关 PTLD 的最佳治疗方法尚未确定,得到充足证据支持的有效干预措施只有减停免疫抑制剂(reduction in immunosuppression,RIS),同时还需注意以下几点:

- RIS 作为一线治疗方法,可使部分早期病变、病灶局限的病例获得完全缓解,但多数仍需要联合其他治疗方法。
- 在 RIS 的初始阶段,应至少减少 CNIs(CsA 或 TAC)剂量的 50% 和停用抗代谢药物(硫唑嘌呤或 MPA 类药物)。
- RIS 会增加移植器官发生排斥反应的风险,治疗反应通常在减少免疫抑制治疗后 2~4 周内出现,观察时间一般不超过 4 周,如受者未获得完全缓解,应进其他治疗。对于不能减少免疫抑制剂剂量或进展迅速的病例,应即刻施行其他治疗。

EBV 相关 PTLD 治疗策略包括:减停免疫抑制剂(RIS)、手术与放化疗、低剂量利妥昔单抗(rituximab,RTX)、抗病毒治疗及过继免疫疗法(表 9-9)。

表 9-9　EBV 相关 PTLD 的治疗

治疗方法	作用靶点	优点	缺点
减停免疫抑制剂(RIS)	T 细胞	早期病变高反应率 有抢先治疗作用	需要时间,对侵袭性病变效果差; 器官排斥风险
手术与放射治疗	B 细胞肿瘤	快速症状缓解	仅限于早期(I 期)疾病或姑息治疗
化疗	B 细胞肿瘤	高反应率	治疗相关毒性较高
利妥昔单抗(RTX)	B 细胞肿瘤	高反应率 毒性相对小 用于抢先治疗	仅用于 CD20+ PTLD 可致特异性副作用(进展性多发性白质脑病、低丙种球蛋白、病毒激活)
抗病毒	EBV	与病毒胸腺苷激酶诱导剂联合	单方治疗无疗效(EBV-PTLD 中缺乏病毒胸腺嘧啶激酶表达) 仅用于 EBV 阳性病例中
过继免疫疗法	EBV 特异性 T 细胞	对难治性 PTLD 可能有效 迅速发展的领域	仅用于 EBV 相关病例 耗时长成本高 应用受 T 细胞来源限制

三、乙型肝炎病毒(HBV)

据国家肝脏移植技术医疗质量控制中心统计,在儿童肝移植受者中,因 HBV

肝炎行肝移植的患儿仅占 0.39%,除该类人群以外的移植受者往往不会常规给予抗 HBV 治疗。研究显示,HBcAb 阳性供肝与儿童肝移植后新发 HBV 感染明显相关。对于接受 HBcAb 阳性供肝者,术前 HBsAb 阴性、术后无预防性抗病毒治疗是术后新发 HBV 感染的危险因素,发生率约为 33%~78%。而在应用预防措施后,新发 HBV 感染率显著降低。

(一)临床表现

儿童慢性乙型肝炎大多数没有典型的临床症状。当 HBsAg 阳性超过半年,可有乏力、食欲减退、恶心及尿黄等肝炎症状;查体可有肝掌、蜘蛛痣、黄疸及肝脾大等情况。极少数可伴有肝外损害,如肾炎、皮疹等。另外,关节炎、脉管炎及干燥综合征等肝外损伤在儿童中极其少见。

(二)诊断

1. 移植术后 HBV 新发感染,符合以下任一条件即可诊断:①血清/肝组织 HBsAg 和/或 HBeAg 阳性;②血清/肝组织 HBV DNA 阳性。

2. 乙型肝炎新发的诊断,需符合 HBV 新发感染诊断,同时伴有病毒性肝炎的临床或病理表现,包括:①肝功能异常,并排除其他可能的原因;②有病毒性肝炎的症状和体征;③肝活检组织病理符合病毒性肝炎改变。

(三)预防与治疗

1. 预防　对于不同受者应采取不同的预防策略。既往无 HBV 感染证据的受者　术前应接种 HBV 疫苗建立主动免疫,使 HBsAb 维持着较高的水平。对于接受 HBcAb 阳性供器官的受者,术后采用核苷类似物至少 1 年,以预防 HBV 新发感染。患儿 HBsAb 需稳定在较高水平时方可考虑停用核苷类似物。注射乙肝疫苗建立主动免疫。随访中定期监测 HBsAg、HBV DNA 及 HBsAb 滴度,尤其对于接受 HBcAb 阳性供肝的受者,更需密切监测 HBV 血清标志物水平。对于活体肝移植供者,建议术前注射乙肝疫苗。《中国肝移植乙型肝炎防治指南(2016 版)》建议:

● 移植术前 HBsAb 滴度≥1 000U/L,术后 HBsAb 滴度≥200U/L,对移植前无乙肝感染的儿童受者可以起到更强的保护作用。

2. 治疗　患儿的治疗以抗病毒治疗为主,并常规给予护肝及营养支持,同时需避免免疫抑制剂浓度过高。根据《慢性乙型肝炎防治指南（2022 年版）》,患儿乙肝药物治疗以干扰素为主,其他用药见表 9-10。目的是最大限度地长期抑制 HBV 复制,减轻肝细胞炎性坏死和肝纤维化,延缓肝衰竭、肝硬化等并发症的发生。肝移植受者 HBV 新发感染的抗 HBV 治疗不可轻易停止。如病毒控制不佳会导致 HBV 再感染,引起急性重型肝炎,需再次行肝移植手术。

表 9-10　儿童慢性乙型肝炎治疗药物

药物	使用年龄	用法	用量	频次
干扰素 α（IFNα）	≥1 岁	皮下注射	300 万~600 万 U/m² 体表面积（最大剂量不超过 1 000 万 U/m² 体表面积）	每周 3 次,疗程 24~48 周
聚乙二醇干扰素 α（Peg -IFN-α-2a）	≥5 岁	皮下注射	180μg/1.73m² 体表面积	每周 1 次,疗程 48 周
恩替卡韦（ETV）	≥2 岁（体重≥10kg）	口服	0.15~0.50mg	每天 1 次
替诺福韦（TDF）	≥12 岁（体重≥10kg）	口服	按体重给药,80~300mg	每天 1 次
丙酚替诺福韦（TAF）	≥12 岁（体重≥35kg）	口服	25mg	每天 1 次

第四节　儿童肝移植受者中长期并发症

一、移植后代谢综合征

移植后代谢综合征（post-transplant metabolic syndrome,PTMS）是包括移植术后高血压、血脂异常、糖耐量减低/糖尿病及肥胖等在内的综合征,主要与术后免疫抑制治疗相关,其中 CNIs 与糖皮质激素的影响最大。美国肝病研究协会（American Association for the Study of Liver Diseases,AASLD）和美国移植协会（American Society of Transplantation,AST）的指南建议,儿童肝移植受者每年需要通过体格检查和空腹血液检测,对肥胖、高血压、血脂异常及糖尿病进行筛查。

调整免疫抑制剂可作为预防、治疗儿童 PTMS 的重要方式,而合理饮食、运动是预防与改善 PTMS 的基本内容。

（一）移植术后糖尿病

近年来,在儿童人群中,移植术后糖尿病（post-transplantation diabetes mellitus,PTDM）发病率逐年增加。2019 年,一项加拿大的多中心研究表明,儿童 PTDM 的年发病率为 17.8/千人,其中移植受者占 86%。儿童 PTDM 的风险与肝移植受者的年龄相关,年龄越大发生 PTDM 的风险越高。大多数胆道闭锁的儿童行肝移植时的年龄小于 5 岁,此类受者发生 PTDM 的风险较低。另外,儿童 PTDM 的风险与 BMI 无明显相关性。

1. 诊断　儿童 PTDM 的诊断可遵循美国糖尿病协会（American Diabetes Association,ADA）制定的糖尿病标准,只要有 1 项达标即可诊断:

（1）8 小时空腹血糖≥126mg/dl（7.0mmol/L）。

（2）口服葡萄糖耐量试验（oral glucose tolerance test,OGTT）2 小时血糖≥200mg/dl（11.1mmol/L）。

（3）多尿、多饮症状受者的随机血糖≥200mg/dl（11.1mmol/L）。

2. 监测　监测空腹血糖和糖化血红蛋白是筛查糖尿病前期病变的常用手段,但对儿童受者灵敏度相对较差。使用糖皮质激素、加量 CNIs、体重显著增加及处于青春期等情况引起的血糖升高可通过 OGTT 与糖尿病鉴别。糖尿病并发症监测儿童受者需定期监测微量蛋白尿、高血压、高脂血症及视网膜病变等并发症。

3. 治疗　建议在生活方式干预的基础上联合药物治疗,制定个体化血糖管理方案。患儿的 PTDM 治疗方案与成人类似,具体用药如下:

（1）减量或停用他克莫司、糖皮质激素:随着 TAC 剂量的减少或转换为其他免疫抑制剂,儿童 PTDM 可得以纠正。

（2）二甲双胍:用于 10 岁及以上的受者。

（3）磺酰脲类药物、噻嗪类药物:在儿童中的应用尚未肯定。

（4）胰岛素:危重受者中,静脉滴注胰岛素是标准治疗。

（二）非酒精性脂肪性肝病

非酒精性脂肪性肝病（non-alcoholic fatty liver disease,NAFLD）是指在排除酒精摄入、病毒感染、自身免疫性肝病或药物性肝损害等因素的情况下,以肝细胞内脂肪过度沉积为主要特征的慢性肝脏疾病。儿童肝移植术后 NAFLD 的发生率约为 3%~10%，其高危因素包括遗传因素、移植相关因素（使用糖皮质激素等免疫抑制剂）、肥胖、血脂异常、糖尿病、高血压等。肝移植术后 NAFLD 将导致移植肝功能异常、纤维化，严重者可进展为脂肪性肝炎，出现移植肝功能持续异常，影响受者与移植物的长期生存。

1. 诊断　大多处于非酒精性单纯性脂肪肝阶段，可无任何临床表现，仅有少部分进展为非酒精性脂肪性肝炎（non-alcoholic steatohepatitis，NASH），伴严重肝损害时才表现出慢性肝病相关临床症状。有肥胖、糖尿病、血脂异常等高危因素的患儿需警惕 NAFLD 的发生，应完善以下检查：

（1）腹部超声：为 NAFLD 最佳筛查方法，但灵敏度和特异度较差，不推荐用于病情评估。

（2）常规检查：包括身高、体重、腰围、血压、肝功能、空腹血糖及胰岛素，糖化血红蛋白（glycosylated hemoglobin，HbA1c）、血脂谱。

（3）肝活检病理学检查（金标准）：虽为 NAFLD 诊断金标准，但不推荐常规检查，需严格掌握活检指征。

2. 预防　NAFLD 的预防主要针对高危人群，具体预防措施包括减少糖皮质激素用量，避免免疫制剂浓度过高，避免使用西罗莫司，另外需要控制体重、血糖及血压。

3. 治疗　NAFLD 的治疗首要目标是控制体重、改善胰岛素抵抗及防治代谢综合征；次要目标是减轻肝脏脂肪变性，预防或减少终末期肝病的发生。目前没有针对 NAFLD 疗效确切的药物，可根据临床需要采用相关药物治疗代谢危险因素及合并症，必要时要注重免疫抑制剂的转换和调整。

（1）改变生活方式　是 NAFLD 的一线干预方案。改变饮食组分，避免高脂、高糖饮食，控制碳水化合物，另外还需培养患儿长期有规律的运动习惯。

（2）护肝药　对患儿 NAFLD 伴肝功能异常或经组织学证实为 NASH 者根据疾病活动度及病期合理选择护肝药物。

（3）维生素 E　对组织学明确为 NASH 的患儿推荐 3~6 个月中等剂量维生素 E（800IU/d）治疗，但长期维生素 E 治疗的安全性尚存在争议。

（三）高血压

高血压是肝移植受者的常见并发症，有研究报道，肝移植术后 1 年和 5 年高血压的发生率分别为 69% 和 64%。移植术后高血压主要是由于长期服用免疫抑制剂（糖皮质激素、环孢素和 FK506）所造成的。

1. 诊断　受年龄、性别及身高等因素影响，儿童高血压的诊断标准并没有一个明确的阈值。相对简单的方法是非同日三次及以上测量血压，根据年龄换算定值判断法。具体公式：

（1）婴儿平均收缩压 > [68+（月龄 ×2）]mmHg。

（2）大于 1 岁的儿童平均收缩压 > [80+（月龄 ×2）]mmHg。

（3）各年龄组儿童的平均舒张压 > [收缩压 ×2/3]mmHg。

2. 监测与预防　应筛查高血压高危人群，包括动态血压监测、重复的静息血压或血压百分位数。另外，科学使用免疫抑制剂，尽量减少免疫抑制剂对高血压的影响。

3. 治疗　儿童高血压的管理应从非药物干预开始，改变生活方式是第一步，也是延迟药物治疗、增强降压疗效的重要手段。应进行身体活动和有针对性的饮食调整，并鼓励父母家人参与其中。营造无烟环境。如有需要进行减肥计划。改变生活方式的具体方法包括：

（1）体育活动

1）每天至少活动 60 分钟，至少中等强度（慢跑、骑自行车或游泳）。以有氧为主，但有阻力成分（3 次/周）。

2）每天坐着不超过 2 小时。

3）2 期高血压患儿避免竞技性运动。

（2）饮食

1）糖摄入≤总热量的 5%，避免含糖饮料、饱和脂肪酸的摄入。

2）进食水果、蔬菜和谷物制品（理想情况下，每天≥4~5 次）。

3）限制钠的摄入（2 300mg/d）。

若患儿出现伴随共病的体征或症状，以及对生活方式改变无反应的情况，则应开始药物治疗。目前批准用于儿科的大多数降压药仅限于 6 岁及以上儿童使用。在选择特定药物时，疗效和患儿反应是很重要的。然而，在选择抗高血压治疗开始之前，考虑潜在的不良反应同样至关重要。

推荐的一线降压药物包括血管紧张素转化酶抑制剂（ACEI）、血管紧张素受体阻滞药（ARB）、二氢吡啶钙通道阻滞剂（CCB）及利尿剂。由于潜在的副作用,肾上腺素能阻滞剂不被建议使用(除非在特定的条件下)。

二、慢性贫血

儿童肝移植术后贫血的发病率为 20%~28%,高达 84% 的患儿无法确定贫血的病因,其中 1/3 的儿童在未经干预的情况下能自发性恢复。肝移植术后患儿持续性贫血的危险因素并不统一,其常见原因见表 9-11。

表 9-11　儿童移植术后不同时间段出现贫血的常见原因

贫血发生时间	贫血原因
0~2 周	出血、感染、药物性因素、溶血
2~6 周	药物性因素、再生障碍性贫血、GVHD、病毒感染(CMV、细小病毒 B19 等)
6 周以上	药物性因素、铁缺乏、肾功能不全、PTLD、促红细胞生成素产生不足

(一) 诊断

不同年龄段儿童贫血的诊断标准:①6 个月 ~6 岁:血红蛋白 <110g/L;②6 岁以上:血红蛋白 <120g/L。

(二) 鉴别诊断

患儿需要鉴别贫血类型,包括红细胞生成减少性贫血、红细胞生成破坏性贫血和出血性贫血,具体需完善以下检查。

1. 血常规　红细胞、平均红细胞体积、平均红细胞血红蛋白、平均红细胞血红蛋白浓度等。

2. 血生化　血清铁、血清铁蛋白、红细胞铁蛋白等。

3. 血清学　维生素 B_{12}、内因子抗体、叶酸等。

4. 外周血涂片　不明原因的贫血或怀疑造血系统造成的疾病。

5. 抗球蛋白试验　阳性提示自身免疫性溶血性贫血。

6. 尿和大便隐血检查

7. 细小病毒 B19 DNA 检测

(三) 治疗

1. 对因治疗　是治疗贫血的关键,有些患儿在病因去除后可以很快得到治愈。

针对贫血发生的原因,可调整患儿免疫抑制剂的种类与剂量、合理使用糖皮质激素等。针对贫血的病因选择有效的药物给予治疗,如铁剂治疗缺铁性贫血,维生素 B_{12} 和叶酸治疗巨幼红细胞性贫血等。

2. 一般治疗 加强护理,预防感染,改善饮食质量和搭配等;贫血引起心功能不全时,输红细胞是抢救措施。长期慢性贫血者,若代偿功能良好,可不必输红细胞。

3. 治疗并发症 患儿易合并急慢性感染、营养不良、消化功能紊乱等,应予积极治疗。同时还应考虑贫血与合并症相互影响的特点,如贫血患者在消化功能紊乱时,对于体液失衡的调节能力较无贫血的儿童差,在输液治疗时应予注意。

三、慢性腹泻

慢性腹泻是儿童肝移植术后的常见并发症,病程一般在 2 个月以上,可导致患儿营养不良、移植物功能异常甚至死亡。慢性腹泻是由多种因素引起的一组疾病,大多数由非感染性病因引起,其中半数以上的患儿腹泻发作没有明确病因。非感染性因素以免疫抑制剂导致的不良反应为主(如 MPA 类药物浓度过高),感染性因素以病毒感染为主(如诺如病毒、巨细胞病毒)。

(一)诊断

慢性腹泻的诊断需要结合临床表现和实验室检查,具体内容如下:

1. 临床表现 长期迁延的大便次数增多,明显超过平时习惯(>3 次/d)。患儿大便性状改变,呈水样便、蛋花汤样便、脓血便、洗肉水样便及糊状便等。

2. 实验室检查 主要包括粪便常规、大便细菌培养及病毒寄生虫检测以及血气分析,评估水、电解质紊乱情况。

(二)预防

慢性腹泻的预防主要包括注意个人与环境卫生、提倡母乳喂养及积极防治营养不良。

(三)治疗

移植术后的腹泻主要以对症支持治疗为主(表 9-12)。需要注意的是,腹泻常导致免疫抑制剂血药浓度升高,因此要定期监测免疫抑制剂血药浓度并及时调整药物用量。

表 9-12 移植术后慢性腹泻的治疗

治疗方法	具体措施
支持治疗	**口服补液**:补液盐的用量（ml）＝体重（kg）×（50~75）（ml/kg）; 每次稀便后补充适量液体:<6 个月 50ml;6~24 个月 100ml;2~10 岁 150ml;10 岁以上不限量
	静脉补液:>10~20ml/（kg·h），每 1~2 小时评估受者脱水情况,适用于大量腹泻者
抗生素 合理化	**细菌性腹泻**:抗生素的使用应基于粪便培养结果与药敏试验; 常见的细菌感染可选用磷霉素、三代头孢菌素,甚至亚胺培南等
	艰难梭菌腹泻:轻中型腹泻可停用原抗生素; 严重者在停用后仍不能缓解的,可使用甲硝唑或万古霉素
	真菌性肠炎:应用抗真菌药物
辅助治疗	**补锌**:降低腹泻程度和脱水风险,并降低此后 2~3 个月再发腹泻的风险; 6 个月以上的受者补充元素锌 20mg/d,共 10~14 天; 6 个月以下的受者补充元素锌 10mg/d,共 10~14 天
	益生菌制剂:对病毒感染、抗生素相关性腹泻效果明显; 抗生素相关性腹泻建议使用布拉酵母菌
	其他:肠黏膜保护剂（蒙脱石散）、维生素 A、抗分泌药物

第五节　儿童肝移植受者发育情况

一、生长发育

生长发育是评价儿童肝移植术后恢复的重要指标之一。移植前患儿因长期肝功能异常、营养状态差,生长发育常落后于正常儿童。肝移植后随着肝脏功能恢复,患儿生长发育加快,体重和身高逐渐接近正常儿童,这种现象被称为"追赶生长"。有研究发现儿童肝移植受者在术后 6 个月到 2 年间有较高的"追赶生长",移植年龄越小"追赶生长"越显著。

（一）影响因素

1. 代谢性肝病　"追赶生长"与接受肝移植时患儿生长发育的迟缓程度显著相关,即术前生长发育停滞的患儿术后"追赶生长"明显。在术前诊断为代谢性肝病的受者中,如 α1-抗胰蛋白酶缺乏症和尿素循环缺陷等,可能发生线性生长障碍(主要指身高受限)。

2. **激素**　目前已明确长期使用糖皮质激素会影响患儿的生长发育,并且与肝移植后第 2、3 年的生长障碍以及"追赶生长"受限有关。

3. **睡眠**　失眠是激素等免疫抑制剂常见的副作用之一,会影响患儿的生长发育。

（二）评价指标

儿童生长发育常用的评价指标包括体重、身高、头围、胸围、上臂围、皮下脂肪等。目前认为 BMI、身高或体重的百分位数更能反映术后儿童生长的动态变化。

（三）实验室检查

常规的实验室检查包括:钙、磷酸盐、维生素 D、甲状旁腺激素、生长激素、胰岛素样生长因子 1 等。当怀疑存在代谢性疾病时,需检测糖耐量、血脂水平。此外,移植时体重或身高的 Z 评分可较好地预测"追赶生长"。

（四）常见问题

1. **肥胖**　患儿术后肥胖具有如下原因、影响及流行病学特征。移植后管理往往过度侧重于支持快速的"追赶生长",使得体重增加的速度超过了线性增长,导致肥胖。儿童时期肥胖是成人肥胖及肥胖相关疾病的重要危险因素,对患儿的长期生存有重要影响。加州大学一项纳入了 70 例 0~5 岁肝移植受者的研究发现,大多数患儿在肝移植后体重迅速增加,近一半在移植后 3 年存在超重/肥胖(44.0%),但移植后 5 年肥胖率可出现下降(26.0%)。运动量减少也是患儿移植后肥胖的重要原因之一。

2. **肝性骨营养不良**　其危险因素包括性别、移植前骨折、低体重和长期使用糖皮质激素等。肝性骨营养不良的患儿可能出现骨折、佝偻病、脊柱畸形和生长障碍。移植前,患儿骨折的患病率为 10.0%~28.0%。移植后,该患病率可上升至 12.0%~38.0%。慢性肝病儿童的骨密度和骨量通常低于正常儿童,在移植后的 3 个月内骨密度较低,且在 1 年后可继续下降。

（五）预防与治疗

1. **预防**　移植后减少糖皮质激素用量或早期撤除糖皮质激素有助于改善患儿的生长发育状态。早期的营养咨询与长期、密切的术后随访至关重要。此外,受者应定期监测 BMI,加强肥胖管理。同时,医生对受者和家属的健康宣教也是不可缺少的。

2. 治疗　术后生长发育迟缓的儿童,在不影响生长潜力的情况下,可补充重组人生长激素,以改善发育迟缓的情况。持续肝性骨营养不良儿童,随访和治疗内容应包括:

（1）移植后的 24 个月应定期测量骨密度。

（2）继续补充矿物质和脂溶性维生素（尤其是维生素 D_2 或维生素 D_3）,直到维生素 D 水平正常。

（3）对于伴有脊椎骨折、下肢骨折或双上肢骨折的低骨量儿童,应考虑使用双膦酸盐（具体使用方法详见第十章第一节）。

二、神经认知发育

与正常儿童相比,儿童肝移植受者发生认知障碍的风险更高,且会持续到青春期。许多患儿在康复后仍会出现神经认知发育延迟的情况,在学习、记忆、语言功能、执行能力等方面受到不同程度的影响。婴儿期肝病会损害神经发育,尤其是患有代谢性疾病的儿童可能会遭受严重的神经损伤,这些损伤可通过早期治疗及肝脏功能恢复得到缓解。童年时期的神经认知能力对教育成就、职业方向以及健康行为具有高度的预测性。因此,神经认知表现应被视为肝移植治疗成功的重要标准。

（一）临床表现

患儿术后的神经认知功能障碍包括注意力缺陷、记忆力差、睡眠障碍、疲劳、倦怠及多动障碍等,缺乏临床特异性,部分患儿的认知障碍只有在详细问诊时才可能被发现。

（二）检查方法

诊断过程大多由患儿及其家属共同参与完成,具体项目包括:生理健康、心理社会功能、情感功能、教育功能、认知功能、行为与情感、角色及逻辑推算等。临床常用的工具以规范化问卷为主（表 9-13）。

（三）影响因素

1. 术前的基础情况　如婴儿肝病早期发病、移植前营养不良与生长障碍、疾病持续时间较长、移植前血清氨含量升高等。

2. 诊疗相关因素　术中输血量、术后的 CNIs 的药物浓度升高等。

3. 代谢性疾病　Wilson 病（肝豆状核变性）、高草酸尿症、克纳（Crigler-

表 9-13　儿童肝移植术后常用的规范化问卷

儿童肝移植术后常用的规范化问卷
健康相关的生活质量（Health Related Quality of Life，HRQL）
儿童生活质量认知功能量表（Pediatric Quality of Life Inventory，PedsQL）
全量表智商（Full Scale Intelligence Quotient，FSIQ）
韦氏学前和小学智力量表（第 3 版）（Wechsler Preschool and Primary Scale of Intelligence，WPPSI-Ⅲ）
Bracken 基本概念量表（修订版）（Bracken Basic Concept Scale，BBCS）
大范围成绩测试（第 4 版）（Wide Range Achievement Test，WRAT-4）
PROMIS 儿童认知功能（PROMIS Pediatric Cognitive Function，PedsPCF）
执行功能行为评定量表（Behavior Rating Inventory of Executive Function，BRIEF）

Najjar）综合征（先天性葡萄糖醛酸转移酶缺乏症）、尿素循环障碍等代谢性疾病，会影响大脑发育，且这种脑损伤和持续的神经认知功能障碍通常是不可逆的。肝移植可在一定程度上纠正代谢缺陷，但其对认知的影响可能不会在短期内体现。因此，智商、注意力和行为的损害会持续存在。

4. **家庭因素**　家庭状况和家庭教育会对患儿的认知能力和学业水平产生重要影响。

（四）干预措施

在术后长期管理中，应用标准化的评估工具，进行早期筛查，并定期为家长提供咨询。这有助于及时、准确地评估患儿神经认知功能的受损程度。参考《美国儿童肝移植受者长期管理规范（2013 版）》，对此方面的建议是：

- 对于 5 岁以上的肝移植等待患儿，在移植前应筛查神经认知功能，在移植后需明确个性化教育的需求。
- 移植后立即进行康复治疗，包括对运动发育迟缓的婴幼儿进行物理治疗，对残疾的大龄儿童进行语言治疗和职业培训。
- 由于患儿的认知发育迟缓与临床病情具有相关性，详细了解疾病及相关危险因素，有助于优化患儿的临床管理。
- 在家庭功能中，父母的角色对患儿神经认知功能的提高有很大影响，母亲的作用尤为重要。
- 母亲的功能评分越高，孩子的神经认知功能恢复得越好。

三、社会心理学发育

儿童肝移植受者生存时间长，其中大部分受者在成长过程中要经历青春期。因此，随访管理中的心理健康问题应予以关注。

（一）概述

在我国，大部分患儿在接受肝移植时的年龄较小。在肝病治疗、肝移植围手术期和术后随访过程中，往往会受到家人的过度保护，降低了患儿的独立性，也降低了自我管理向成人模式过渡的能力。依从性差是这一时期的主要问题，常见原因包括焦虑、抑郁、创伤后应激障碍、经济因素、家庭因素、对自身健康的理解有限等。

由儿童、青少年向成人的过渡，是患儿在心理上面临的巨大挑战。这种过渡不仅是医疗内容、地点的转变，更重要的是将遵从医嘱、定期随访的责任从父母转移到患儿自身。相比于在儿童期接受肝移植的患儿，那些在青春期接受手术的患儿，自觉性更高，在向自我管理过渡的过程中遇到的障碍更少。

（二）干预措施

患儿的心理干预是多学科、多群体的综合性管理，在整体协作的同时，也要因地制宜、个体化干预与支持。

1. 个体化干预　患儿的心理干预在不同的年龄段采取的措施不同。

若患儿年龄较小，家长需在其成长过程中逐步告知，使其能够有效配合移植医师进行必要的治疗。若患儿年龄较大、已具有自我意识，应该当面交流，探讨实施移植手术的必要性以及遵医嘱治疗的重要性。部分患儿到青春期时可能产生叛逆心理，导致依从性变差，此时应循序善诱、加强疏导。借助互联网技术和新媒体的传播，心理干预会更容易被青少年接受。学龄期患儿应积极接受学龄期教育。

2. 心理发育支持　患儿心理发育的支持主要来自家庭和社会支持两个方面。

家庭支持在患儿发展自我管理能力的过程中发挥重要作用，它可以帮助受者克服过渡期的心理障碍。鼓励父母在过渡期间由管理者向监督者的角色转换。需给予接受亲体肝移植的儿童更多关注。手术对家庭关系以及受者的心理健康影响很大。在家庭关系中，患儿可能会对捐献器官的亲人产生内疚的情绪。

在成长过程中,这样的心理负担可能会导致依从性降低。医疗团队需积极对患儿进行心理疏导,减轻患儿的心理负担。

社会支持是以整个家庭为核心,进行个案管理,纳入社工专业服务,设立社会救助基金,积极发挥社会救助力量,这也有助于减少患儿心理问题。

第六节　儿童肝移植术后疫苗接种

一、疫苗接种的重要性

儿童肝移植受者由于长期服用免疫抑制剂,发生疫苗可预防性感染的概率明显升高,使得住院时间延长,医疗费用增加。美国一项纳入 2004—2011 年间共 7 000 余例肝移植儿童受者的多中心临床研究表明,患儿疫苗可预防性感染的总体病死率为 1.7%,显著高于普通儿童。疫苗接种可有效降低儿童肝移植术后的感染风险,但儿童受者在移植时已完成疫苗接种的比例很低。

二、接种条件

（一）概述

一般来说,患儿应在移植术前,最好在肝病的早期,完成适龄疫苗接种。对未完成必需疫苗接种的受者可提前接种。肝移植术前活疫苗与灭活疫苗均可接种,但不建议移植术后接种活疫苗。《中国儿童肝移植临床诊疗指南（2015 版）》指出:

- 灭活疫苗可在围手术期安全接种,但移植后过早接种疫苗常无法激发足够强度的免疫应答,因此移植后的疫苗接种应在术后 2~6 个月以后进行。
- 移植后接种减毒活疫苗会引起较大的致病风险,故此类疫苗仅能在移植前为免疫功能正常的受者接种,且疫苗接种与肝移植的间隔时间应在 28 天以上。

由于等待移植婴幼儿的肝功能容易迅速恶化,无法准确预期接受肝移植手术的时间。因此,在灭活疫苗中,除常规免疫方案外,还包括移植前、移植后的疫苗追加接种方案与疫苗强化接种方案。

（二）危险评估

肝移植术后儿童接种活疫苗的研究相对较少。2018年,欧美多个移植中心联合发起了一项关于儿童实体器官移植术后活疫苗免疫的国际共识——Live vaccines after pediatric solid organ transplant:Proceedings of a consensus meeting。该共识认为,若儿童实体器官移植术后需接种麻疹、腮腺炎、风疹三联疫苗(measles-mumps-rubella,MMR)与水痘活疫苗,需在接种前评估受者术后的状态,并对可能产生的风险进行分层管理(表9-14)。2019年,瑞士一项对儿童受者接种MMR的临床研究中提出的安全标准是:低剂量免疫抑制剂维持(激素 <2mg/(kg·d),TAC<0.3mg/(kg·d),TAC浓度 <8ng/ml 在 1 个月以上),淋巴细胞计数≥0.75×10^9/L。

表 9-14　儿童肝移植术后接种 MMR 与水痘活疫苗的评估内容与建议

评估内容	是否推荐疫苗接种
临床状态不佳(如怀疑或已证实存在感染); 存在排斥反应或处于排斥反应治疗过程中; 免疫抑制剂水平过高(如,糖皮质激素 >2mg/(kg·d),连续两次 TAC 谷值浓度 >8ng/ml 或 CsA 谷值浓度 >100ng/ml,接种前 12 个月内已使用过 ATG 或利妥昔单抗、24 个月内使用过阿仑单抗); 正在接受新型生物制剂; 可疑存在原发性免疫缺陷	推迟接种
临床状态良好,并且符合以下所有 3 个标准: 　1. 移植术后 1 年以上或急性排斥反应后 2 个月以上; 　2. 符合免疫抑制剂强度要求[如糖皮质激素 <2mg/(kg·d)或体重 >10kg 的受者总累积剂量 <20mg/d,连续两次 TAC 谷值浓度 5~8ng/ml 或 CsA 谷值浓度 <100ng/ml]; 　3. 具备最低的免疫标准(平均淋巴细胞计数:不超过 6 岁的儿童 >1 500 细胞数/μl,6 岁以上儿童 >1 000 细胞数/μl;CD4 计数:不超过 6 岁的儿童 >700 细胞数/μl,6 岁以上儿童 >500 细胞数/μl;血清总 IgG 水平正常)	是
使用吗替麦考酚酯(MMF)/霉酚酸钠治疗的受者; 接受清除 T 细胞药物的受者(使用 ATG 12 个月以上,使用阿仑单抗 24 个月以上); 使用利妥昔单抗 12 个月以上;病毒载量持续升高的 EBV 血症; 婴幼儿期行胸腺全切的受者; 拟停用并正在逐步撤除免疫抑制剂或已产生临床操控性免疫耐受的受者	慎用

（三）接种方案

儿童受者常见的疫苗免疫接种方案如下（表 9-15）：

表 9-15　儿童肝移植受者免疫接种

疫苗名称	疫苗类型	术前	术后	监测	备注
白喉	灭活	√	√	×	
百日咳	灭活	√	√	×	单剂
破伤风	灭活	√	√	√	单剂/10~20 年
脊髓灰质炎	灭活	√	√	×	单剂
脊髓灰质炎	减毒	√	×	—	
流感	灭活	√	√	×	单剂/年,加强剂量,皮内注射,移植后 6~12 个月
流感	减毒	√	×	×	单剂/年,移植术前至少 2 周
肺炎链球菌（结合疫苗）	灭活	√	√	×	2 岁以下应接种 13 价结合疫苗,应该在多糖疫苗前给予
肺炎链球菌（多糖疫苗）	灭活	√	√	×	24 个月以下的婴幼儿对多糖疫苗反应性差,24 个月以下婴幼儿不建议用四联疫苗
乙肝病毒	灭活	√	√	√	共 3 剂,0、1、6 个月;血透透析时或移植术后建议大剂量使用;强化接种可用 4 剂
甲肝病毒	灭活	√	√	√	2 剂,间隔 6~12 个月;两次剂量应间隔 6 个月,如需加速,可以间隔 4 周
人乳头瘤病毒	灭活	√	√	×	共 3 剂,分别为 0、2、6 个月。女性 9~45 岁,男性 9~26 岁。移植前未完成剂量,移植后 3~6 个月可以恢复额外剂量,无须重新开始接种
脑膜炎球菌（结合疫苗）	灭活	√	√	×	2 剂,11~12 岁儿童以及从 2 岁开始的某些高危宿主,间隔 8~12 周。存在较高流行病学风险人群;可能会在移植术后接受依库丽单抗的患者;首次接种系列疫苗后每 5 年追加一次注射

疫苗名称	疫苗类型	术前	术后	监测	备注
B 群脑膜炎球菌	灭活	√	√	×	
B 型流感嗜血杆菌	灭活	√	√	√	滴度大于 0.15mg/L 对一般人群具有保护作用
麻疹、腮腺炎、风疹（MMR）	减毒	√	—	√	1~2 剂。如第 1 剂后未产生抗体,第 2 剂至少在第 1 次接种的 4 周后追加,最高追加 2 次。移植前接受过免疫的受者中如具有血清保护性抗体,不需要进一步接种;接受手术时年龄越大,存在血清保护性抗体的概率越高;术后在特定情况下可以接种
水痘	减毒	√	—	√	2 剂,间隔 4 周。对于选择性的在移植后接受低水平免疫抑制的血清阴性患者可慎用;疫苗在 1 岁后最有效。对于需要移植的儿童,9 个月时就可以接种,两次剂量最好间隔 3 个月,最短间隔 4 周。术后在特定情况下可以接种
带状疱疹	减毒	√	×	—	单剂。不建议移植后接种活病毒疫苗,对于曾有发作的患者,可在活动性发作结束后 1 年接种
轮状病毒	减毒	√	×	×	单价口服减毒疫苗最短间隔时间现在是 4 周;第一次服药的最低年龄为 6 周,第一次服药的最大年龄为 14 周;所有剂量应在 32 周内完成
卡介苗	减毒	√	×	×	仅限于不可避免地接触结核病,以及防止其传播的措施失败或不可能的情况
狂犬病	灭活	√	√	√	
天花	减毒	×	×	×	
炭疽	灭活	×	×	×	

三、接种获益及风险

(一)接种获益

大部分疫苗可预防性感染的治疗,以对症支持为主,缺乏针对性。患儿因术后免疫功能缺陷,适时的疫苗接种可明显降低术后感染与相关恶性疾病的发生,降低移植物丢失及受者的死亡率。因此,提高患儿的疫苗接种率尤为重要。

(二)接种风险

虽然儿童受者接种疫苗有诸多益处,但也同样面临多种风险。术后疫苗接种有可能触发排斥反应或病毒复制,导致严重并发症。在免疫抑制剂的影响下,接种疫苗后的儿童相关抗体消失很快,存在新发感染的风险。例如,卡介苗接种后,结核分枝杆菌在接种后1年余还会持续存在,具有发生疫苗相关并发症的风险。其他疫苗接种的不良反应还包括:接种部位存在局部发红、硬结、疼痛,以及发热、疲乏、头痛等系统性副反应。

因此,对于儿童受者的疫苗接种需综合评估,提供个体化的接种方案。

四、注意事项

家庭成员和密切接触的宠物都应接种相应疫苗。在疫区长时间旅行或计划从事高风险户外活动的短期旅行(<1个月)、或大部分时间在城市以外的人,需接种旅行疫苗,如黄热病疫苗等。

(孙丽莹 高伟 凌孙彬 刘静怡 王凯)

参 考 文 献

[1] 中华医学会器官移植学分会. 中国肝移植术后随访技术规范(2019版)[J]. 中华移植杂志(电子版). 2019,13(04):278-280.

[2] 纽伯格,弗格森,纽瑟姆. 肝脏移植临床评估与管理[M]. 朱志军,孙丽莹,译. 天津:天津科技翻译出版有限公司,2018.

[3] 陶开山,张洪涛,李霄. 中国肝移植免疫抑制治疗与排斥反应诊疗规范(2019 版)[J]. 中华移植杂志(电子版). 2019,13(04):262-268.

[4] ANNUNZIATO R A,BUCUVALAS J C,YIN W,et al. Self-Management Measurement and Prediction of Clinical Outcomes in Pediatric Transplant[J]. J Pediatr,2018

（193）：128-133.

［5］HALLIDAY N，WESTBROOK R H，Liver transplantation：post-transplant management［J］. Br J Hosp Med（Lond），2017，78（5）：278-285.

［6］MOAYED M S，EBADI A，KHODAVEISI M，et al. Factors influencing health self-management in adherence to care and treatment among the recipients of liver transplantation［J］. Patient Prefer Adherence，2018（12）：2425-2436.

［7］SHAKED A，DESMARAIS MR，KOPETSKIE H，et al. Outcomes of immunosuppression minimization and withdrawal early after liver transplantation［J］. AM J TRANSPLANT，2019，19（5）：1397-1409.

［8］中华医学会器官移植学分会. 器官移植受者巨细胞病毒感染临床诊疗规范［J］. 器官移植，2019，10（02）：142-148.

［9］张建蕊，孙丽莹，朱志军，等. 肝移植术后巨细胞病毒相关胆道病的研究［J］. 临床和实验医学杂志，2018，17（12）：36-40.

［10］GUPTA P，SURYADEVARA M，DAS A. Cytomegalovirus-induced hepatitis in an immunocompetent patient［J］. Am J Case Rep，2014（15）：447-449.

［11］NOOR A，PANWALA A，FOROUHAR F，et al. Hepatitis caused by herpes viruses：A review［J］. J Dig Dis，2018，19（8）：446-455.

［12］石炳毅，张永清，孙丽莹. 器官移植受者 EB 病毒感染和移植后淋巴组织增生性疾病临床诊疗规范（2019 版）［J］. 器官移植，2019，10（02）：55-63.

［13］AL-MANSOUR Z，NELSON B P，EVENS A M. Post-transplant lymphoproliferative disease（PTLD）：risk factors，diagnosis，and current treatment trategies［J］. CurrHematolMalig Rep，2013，8（3）：173-183.

［14］CAMACHO J C，MORENO C C，HARRI P A，et al. Posttransplantation lymphoproliferative disease：proposed imaging classification［J］. Radiographics，2014，34（7）：2025-2038.

［15］SWERDLOW S H，CAMPO E，PILERI S A，et al.The 2016 revision of the World Health Organization classification of lymphoid neoplasms［J］. Blood，2016，127（20）：2375-2390.

［16］LONGO D L，DIERICKX D，HABERMANN T M. Post-transplantation lymphoproliferative disorders in adults［J］. New England Journal of Medicine，2018，378（6）：549-562.

［17］TRAPPE R，OERTEL S，LEBLOND V，et al. Sequential treatment with rituximab followed by CHOP chemotherapy in adult B-cell post-transplant lymphoproliferative disorder（PTLD）：the prospective international multicentre phase 2 PTLD-1 trial

［J］. Lancet Oncol,2012,13（2）:196-206.

［18］涂志越,汪栋,宋玉伟,等. 儿童活体肝移植受者术后新发乙型肝炎病毒感染
的临床研究［J］. 器官移植,2015,000（004）:245-248.

［19］DOUGLAS D D,RAKELA J,WRIGHT T L,et al. The clinical course of
transplantation-associated de novo hepatitis B infection in the liver transplant
recipient ［J］. Liver Transpl Surg,1997,3（2）:105-111.

［20］PRIETO M,GÓMEZ M D,BERENGUER M,et al. De novo hepatitis B after liver
transplantation from hepatitis B core antibody-positive donors in an area with high
prevalence of anti-HBc positivity in the donor population ［J］. Liver Transpl,
2001,7（1）:51-58.

［21］中华医学会儿科学分会消化学组,中华医学会儿科学分会感染学组,《中华
儿科杂志》编辑委员会. 儿童腹泻病诊断治疗原则的专家共识［J］. 中华儿科
杂志,2009,47（8）:634-636.

［22］LIEM R I,ANAND R,YIN W,et al. Risk factors for chronic anemia in pediatric
orthotopic liver transplantation:analysis of data from the SPLIT registry ［J］.
Pediatr Transplant,2012,16（2）:137-143.

［23］KELLY D A,BUCUVALAS J C,ALONSO E M,et al. Long-term medical
management of the pediatric patient after liver transplantation:2013 practice
guideline by the American Association for the Study of Liver Diseases and the
American Society of Transplantation ［J］. Liver Transpl,2013,19（8）:798-825.

［24］中华医学会器官移植学分会,中国医师协会器官移植医师分会. 中国儿童肝
移植临床诊疗指南（2015版）［J］. 中华移植杂志(电子版),2016,10（1）:2-11.

［25］中华医学会器官移植学分会. 中国肝移植术后随访技术规范（2019版）［J］.
中华移植杂志(电子版),2019,13（4）:278-280.

［26］DANZIGER-ISAKOV L,KUMAR D,AST ID Community of Practice. Vaccination
of solid organ transplant candidates and recipients:guidelines from the American
society of transplantation infectious diseases community of practice ［J］. Clinical
Transplantation,2019,33（9）:e13563.

［27］SURESH S,UPTON J,GREEN M,et al. Live vaccines after pediatric solid organ
transplant:Proceedings of a consensus meeting,2018 ［J］. Pediatr Transplant,
2019,23（7）:e13571.

［28］CHARLTON M,LEVITSKY J,AQEL B,et al. International liver transplantation
society consensus statement on immunosuppression in liver transplant recipients
［J］. Transplantation,2018,102（5）:727-743.

第十章

肝移植受者生活质量与
健康宣教

第一节　肝移植受者生活质量评估

一、骨健康

肝移植受者骨健康是指在围手术期及术后长期,受者骨骼系统保持适当结构和功能,同时骨密度、骨质量、骨强度及骨代谢等主要指标处于正常范围的状态。这一健康状态的目标是降低移植术后骨质疏松症、骨折及其他骨相关并发症的发生风险,促进术后康复,改善生活质量。

(一)评估

骨质疏松症及骨折发生率可随受者长期生存率的提高而显著增加。2007年美国梅奥诊所的一项研究表明,360例受者术后1年和8年的骨折累计发生率分别为30%和46%。术后出现骨折、疼痛以及随后的活动能力和独立性的丧失可导致其生活质量明显下降。因此,对受者进行手术前后骨健康评估至关重要(表10-1)。

表10-1　肝移植受者骨健康评估

评估项目	评估方式
骨密度	双能X线吸收法(dual-energy x-ray absorptiometry,DXA)
椎体骨折筛查	脊椎X线或DXA
代谢和激素水平	血清25羟维生素D、甲状腺功能和性激素水平
骨转换生化标志物水平	骨形成标志物:血清碱性磷酸酶、血清骨钙素、血清I型原胶原前肽等,代表成骨细胞活性及骨形成状态。 骨吸收标志物:I型胶原C端肽(CTX)、I型胶原N末端肽(NTX)、血清耐酒石酸酸性磷酸酶(TRAP)等,主要反映破骨细胞活性与骨吸收水平,间接判断骨质疏松程度。

参考《欧洲肝病研究学会临床实践指南:肝移植》,对于所有受者均应制定术后规律随访和骨健康评估计划,以早期发现受者骨质疏松症并及时干预,具体包括:

- 对于术前即存在骨质疏松的受者,应每年进行一次评估。
- 对于术前不存在骨质疏松的受者,评估间隔可延长至2~3年。
- 对于接受肝移植手术超过5年的受者,应根据骨密度变化及危险因素制定后续随访方案。对于低骨密度但没有明显骨折风险的受者,可每2~3年进行一次骨密度测量。对于高危受者,如骨折史或明显低骨密度受者,可以更频繁地进行随访。

(二)骨质疏松症的诊断

骨质疏松症的诊断基于详细的病史采集、体格检查、骨折风险评价、骨密度测量以及影像学和实验室检查(图10-1)。诊断标准如下:

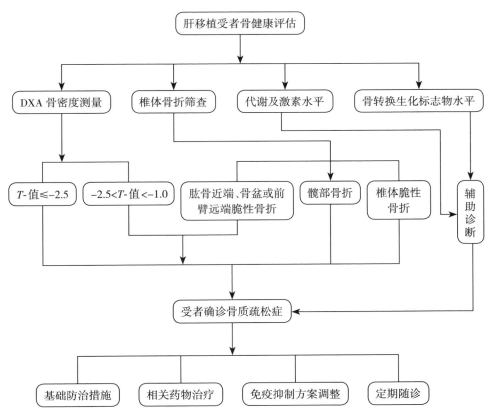

随诊频率:1. 对于术前即存在骨质疏松的受者,应每年进行一次评估。2. 对于术前不存在骨质疏松的受者,评估间隔可延长至2~3年。3. 对于接受肝脏移植手术超过5年的受者,应根据骨密度变化及危险因素制定后续随访方案。

图10-1 骨质疏松症诊断流程图

1. **基于骨密度诊断** DXA 骨密度是目前通用的骨质疏松症诊断依据。DXA 测量的骨密度通常需要转换为 T-值（T-score）用于诊断（表 10-2），T-值 =（骨密度的实测值−同种族同性别正常青年人峰值骨密度）/ 同种族同性别正常青年人峰值骨密度的标准差。推荐使用骨密度 DXA 测量的中轴骨（腰椎 1~4、股骨颈或全髋部）骨密度或桡骨远端 1/3 骨密度的 T-值为诊断依据。

表 10-2 基于 DXA 测定骨密度的分类标准

诊断	T-值
正常	T-值 $\geqslant$ −1.0
骨量减少	−2.5 < T-值 < −1.0
骨质疏松	T-值 $\leqslant$ −2.5
严重骨质疏松	T-值 $\leqslant$ −2.5 + 脆性骨折

2. **基于脆性骨折的诊断** 如发生髋部或椎体脆性骨折，可不依赖骨密度测定即诊断为骨质疏松症；发生在肱骨近端、骨盆或前臂远端的脆性骨折，如骨密度测定显示骨量减少（−2.5 < T-值 < −1.0），即可诊断骨质疏松症。诊断标准如下（表 10-3）。

表 10-3 骨质疏松症诊断标准

骨质疏松症诊断标准（符合以下 3 条中之一者）
髋部或椎体脆性骨折
DXA 测定中轴骨骨密度或桡骨远端 1/3 骨密度 T-值 $\leqslant$ −2.5
骨密度测量符合骨量减少（−2.5 < T-值 < −1.0）+ 肱骨近端、骨盆或前臂远端脆性骨折

一旦发现有骨质疏松症及骨折等情况，必须予以相应的干预及治疗。

（三）预防和治疗

骨健康主要防治目标包括改善骨骼生长发育，促进骨骼达到理想的峰值骨量；维持骨量和骨质量，预防骨丢失；避免跌倒和骨折。具体预防措施如下：

1. **健康宣教**

（1）规律运动：增强骨骼强度的负重运动，包括散步、慢跑、太极、瑜伽等活动；全身条件及状态允许的情况下可进行一些增强肌肉功能的运动，包括轻度重量训练和其他抵抗性运动。

（2）充足日照：直接将皮肤暴露于阳光下接受照射（不多于10min/d）。注意无须涂抹防晒霜，但需防止强烈阳光照射灼伤皮肤。

（3）加强营养，均衡膳食：建议摄入富钙、低盐（5g/d）和适量蛋白质［摄入量为1.0~1.2g/（kg·d），日常进行抗阻训练的老年人蛋白质摄入量为1.2~1.5g/（kg·d）］的均衡膳食。在维持正常移植肝功能的情况下，动物性蛋白食物摄入总量应争取达到平均120~150g/d。

（4）生活方式改善：戒烟、戒酒、避免过量饮用咖啡及碳酸饮料。

（5）采取防止跌倒的生活措施：清除室内障碍物，使用防滑垫，安装扶手等。同时加强对受者预防跌倒相关的宣教，提升受者的安全意识和自我保护能力。

（6）纠正骨质疏松危险因素：对于存在性腺功能减退和继发性甲状旁腺功能亢进等情况的受者，应积极予以相关干预手段以纠正骨质疏松危险因素。性腺功能减退的受者，激素替代治疗可能有助于预防移植后骨质流失，但其有效性和安全性需要进一步研究。在维持移植肝存活同时，尽量避免大剂量糖皮质激素使用，以减少药物引起的骨质丢失。

2. 预防性治疗　参考《原发性骨质疏松症诊疗指南（2022）》，对于存在骨质疏松或骨折风险较高的受者，在术后应及时开始抗骨质疏松药物治疗，口服或静脉注射双膦酸盐（bisphosphonates，BPs）为骨质疏松症首选治疗方案。同时对于移植术前即存在骨密度降低或有骨折史的受者，在等待移植期间即可给予BPs治疗。具体建议如下（表10-4）。

表10-4　常见双膦酸盐类药物及使用方法

名称	规格	频次	使用方法
阿仑膦酸钠	70mg/片	1片/周	清晨空腹使用，200~300ml温水送服，服药后30min内应保持上半身直立；30min后再摄入食物或其他药物
	10mg/片	1片/天	
阿仑膦酸钠复合片剂	阿仑膦酸钠70mg+维生素D₃ 2 800IU或5 600IU	1片/周	
唑来膦酸	5mg/支	1次/年	静脉滴注，15min以上（建议0.5~1h），药物使用前应充分水化

续表

名称	规格	频次	使用方法
利塞膦酸钠	35g/片	1片/周	清晨空腹使用,200~300ml温水送服,服药后30min内应保持上半身直立;30min后再摄入食物或其他药物
	5mg/片	1片/天	
伊班膦酸钠	1mg/支	1次/每3个月	静脉滴注(2mg加入250ml生理盐水静脉滴注2h以上),使用前注意充分水化
	150mg/片	1片/月	清晨空腹使用,200~300ml温水送服,服药后30min内应保持上半身直立;30min后再摄入食物或其他药物
米诺膦酸	1mg/片	1片/天	清晨空腹使用,200~300ml温水送服,服药后30min内应保持上半身直立;30min后再摄入食物或其他药物

应注意的是,移植术后受者长期服用免疫抑制药物,可能对骨健康产生不利影响,具体药物如下:

(1)糖皮质激素:长期使用或高剂量使用可能抑制骨形成并促进骨吸收,从而导致骨密度下降,增加骨折的风险。

(2)CNIs:可通过抑制钙调磷酸酶活性,干扰细胞内钙离子浓度的平衡从而影响骨密度,如环孢素(cyclosporine)及他克莫司(tacrolimus)。

故对于长期接受免疫抑制药物治疗的受者,骨密度监测和骨健康管理至关重要。同时对于BPs类药物的使用,可根据以下相关情况做出适当调整:①相关药物的使用种类及剂量应根据受者病情决定,通常在持续治疗1年后进行评估。若受者第1年骨密度稳定,且糖皮质激素已完全停用或减量至泼尼松<5mg/d(或甲泼尼龙<4mg/d),通常可停用BPs;②对于需要持续接受糖皮质激素治疗(泼尼松≥5mg/d或甲泼尼龙≥4mg/d)或移植1年后仍存在骨质疏松症的受者,应考虑继续使用BPs治疗,并定期测定骨密度;③若受者不能耐受BPs,可选择骨化三醇作为替代方案,使用剂量为0.25~0.5μg/d。

3. **骨折的治疗** 移植术前原发性疾病及移植后免疫抑制药物的使用均可使受者骨折风险增加。对于发生骨折的肝移植受者,应该予以包含肝移植外科、骨科、内分泌科等相关学科在内的多学科联合会诊(multi-disciplinary treatment,

MDT），在综合考虑及分析受者的身体状况、骨折类型和骨骼健康需求后制定出针对性、个性化的治疗方案。

二、性健康

肝移植术后免疫抑制药物的使用可能会干扰受者性激素水平。2006 年加拿大不列颠哥伦比亚大学一项研究显示，150 例肝移植受者中有 48 例受者在移植后出现新发性功能障碍，主要表现为性欲下降、勃起功能障碍、性生活满意度下降等。性健康已成为影响受者生活质量的重要因素之一。

（一）评估

受者性健康受诸多因素影响，主要包括器质性和非器质性因素（表 10-5）。

表 10-5　肝移植受者性健康影响因素

器质性因素	非器质性因素
1. 术前原发病：糖尿病、肝硬化失代偿期受者，性功能障碍发生率明显高于肝硬化代偿期受者； 2. 术前全身状况较差，术后恢复期较长，性功能恢复一定程度上受到影响	1. 对性生活存在一定心理压力，影响术后性生活质量； 2. 过度担心对移植肝造成不良影响而不敢尝试性生活； 3. 担心免疫抑制剂（如西罗莫司）对性腺功能不良影响而不敢尝试性生活

故需结合生理及心理因素，进行综合性的评估，了解受者移植术后恢复情况以及性生活意愿，具体内容如下：

- 进行全面的临床评估，包括测量血压、体重、身高、腰围等指标。同时检查肝移植受者的手术切口和手术部位，以确保愈合情况良好。
- 定期检测肝功能指标，如氨基转移酶、胆红素等，以确保移植肝脏正常工作。
- 监测和管理免疫抑制药物的使用，以预防免疫排斥反应和减少药物相关的不良效应。
- 评估肝移植受者的营养状况，确保他们摄入足够的营养物质来支持康复和免疫系统功能。
- 监测心血管风险因素，如高血压、高胆固醇和糖尿病等影响因素。
- 评估肝移植受者的精神健康状态，包括抑郁、焦虑和心理社会适应情况。

（二）诊断

性功能评分表格是客观、系统性的工具。通过定量化的数据，以较为准确的方式判断受者的性功能问题及其程度，从而帮助医务人员及肝移植受者更为全面地了解性欲、勃起功能、性交满意度等性健康方面表现。相关表格如下（表 10-6，表 10-7）。

表 10-6　国际勃起功能指数量表（the international index of erectile function，IIEF-5）

在过去 6 个月里				
问题/分值	1 分	2 分	3 分	4 分	5 分
1. 您对自己能否勃起和保持勃起的信心如何？	很低	低	一般	高	很高
2. 当您在性刺激下勃起时，您的勃起硬度多大程度上足以插入？	几乎从不/从未	几次（远少于一半的时间）	有时（大约一半时间）	大多数时候（远远超过一半的时间）	几乎总是/总是
3. 在性交过程中，您有多少次能够在插入（进入）伴侣体内后保持勃起？	几乎从不/从未	几次（远少于一半的时间）	有时（大约一半时间）	大多数时候（远远超过一半的时间）	几乎总是/总是
4. 在性交过程中，保持勃起直至完成性交有多难？	非常难	很难	难	稍难	难度不大
5. 当您尝试性交时，您满意的次数是多少？	几乎从不/从未	几次（远少于一半的时间）	有时（大约一半时间）	大多数时候（远远超过一半的时间）	几乎总是/总是

注：IIEF-5 评分计算方式为 5 个问题答案方框中分数之和。22~25，无勃起功能障碍；17~21，轻度勃起功能障碍；12~16，轻度至中度勃起功能障碍；8~11，中度勃起功能障碍；5~7，严重勃起功能障碍。

表 10-7　女性性功能量表（female sexual function index，FSFI）

问题	选项	
1. 过去 4 周内，出现性欲的频率如何？	几乎没有	1
	偶尔（少于一半时间）	2
	有时（一半时间）	3
	多数时候（超过一半时间）	4
	总是	5
2. 过去 4 周内，如何评价您的性欲高低？	很低或无	1
	低	2
	中	3
	高	4
	很高	5
3. 过去 4 周内的性活动或性交时，您是否经常感受到性激动？	无	0
	几乎没有	1
	偶尔（少于一半的次数）	2
	有时（一半的次数）	3
	经常（多于一半的次数）	4
	几乎每次	5
4. 过去 4 周的性爱活动或性交时，如何评价您的性激动水平？	很低或无	1
	低	2
	中	3
	高	4
	很高	5
5. 过去 4 周的性爱活动或性交时，产生性激动的自信心强吗？	没有性活动	0
	自信心很小或不自信	1
	不太自信	2
	中度程度自信	3
	自信心强	4
	自信心非常强	5
6. 过去 4 周的性活动或性交时，对性激动或性兴奋状况经常是满意的吗？	没有性活动	0
	几乎不	1
	偶尔（少于一半的次数）	2
	有时（一半的次数）	3
	经常（多于一半的次数）	4
	几乎每次	5

问题	选项	
7. 过去 4 周内的性爱活动或性交时,阴道是否经常变得湿润?	没有性活动	0
	几乎不	1
	偶尔(少于一半的次数)	2
	有时(一半的次数)	3
	经常(多于一半的次数)	4
	几乎每次	5
8. 过去 4 周内的性爱活动或性交时,阴道湿润很困难吗?	没有性活动	0
	极其困难,或根本不可能	1
	很困难	2
	困难	3
	不太困难	4
	不困难	5
9. 过去 4 周的性爱活动或性交时,阴道湿润经常能够持续到性交完成吗?	没有性活动	0
	几乎不	1
	偶尔(少于一半的次数)	2
	有时(一半的次数)	3
	经常(多于一半的次数)	4
	几乎每次	5
10. 过去 4 周的性爱活动或性交时,阴道湿润持续到性交完成很困难吗?	没有性活动	0
	极其困难,或根本不可能	1
	很困难	2
	困难	3
	不太困难	4
	不困难	5
11. 过去 4 周内,当进行性刺激或性交时,经常能达到高潮吗?	没有性活动	0
	几乎不	1
	偶尔(少于一半的次数)	2
	有时(一半的次数)	3
	经常(多于一半的次数)	4
	几乎每次	5

问题	选项	
12. 过去4周内,当进行性刺激或性交时,达到高潮很困难吗?	没有性活动	0
	极其困难,或根本不可能	1
	很困难	2
	困难	3
	不太困难	4
	不困难	5
13. 过去4周内的性爱活动或性交时,您达到高潮的能力是否令您满意?	没有性活动	0
	很不满意	1
	不太满意	2
	一般	3
	满意	4
	很满意	5
14. 过去4周内的性活动中,你与配偶之间情绪的亲密程度使您满意吗?	没有性活动	0
	很不满意	1
	不太满意	2
	一般	3
	满意	4
	很满意	5
15. 过去4周内,与配偶之间的性爱活动使您满意吗?	没有性活动	0
	很不满意	1
	不太满意	2
	一般	3
	满意	4
	很满意	5
16. 过去4周内,您对整个性生活质量满意吗?	没有性活动	0
	很不满意	1
	不太满意	2
	一般	3
	满意	4
	很满意	5

问题	选项	
17. 过去4周内的性活动中,当向阴道内插入时,经常体验到不舒适或疼痛吗?	没有性活动	0
	几乎每次	1
	经常(多于一半的次数)	2
	有时(一半的次数)	3
	偶尔(少于一半的次数)	4
	几乎不	5
18. 过去4周的性活动中,当阴道插入之后,经常体验到不舒适或疼痛吗?	没有性活动	0
	几乎每次	1
	经常(多于一半的次数)	2
	有时(一半的次数)	3
	偶尔(少于一半的次数)	4
	几乎不	5
19. 过去4周内的性活动中,当阴道插入时或插入之后,如何评价不舒适或疼痛的水平或程度?	没有性活动	0
	很高	1
	高	2
	一般	3
	低	4
	很低或几乎没有	5

维度	问题序号	分值区间	系数	总分
性欲	1,2	1~5	0.6	
性唤起	3,4,5,6	0~5	0.3	
阴道湿润	7,8,9,10	0~5	0.3	
高潮	11,12,13	0~5	0.4	
满意度	14,15,16	0~5	0.4	
疼痛	17,18,19	0~5	0.4	
最后总分				

注:总分低于26分为性功能障碍;得分越高表明越健康。

(三) 干预及治疗

需要综合考虑受者身体状况、手术历史、药物使用和心理因素,在尊重隐私基础上,进行充分的沟通,理解其需求和期望,从而制定个性化干预措施和治疗方案。

1. **调整药物治疗方案** 部分药物尤其是免疫抑制药物和抗排异药物,可能对性功能产生负面影响。2005 年美国蒙特菲奥医疗中心进行的一项研究表明,使用西罗莫司的肾移植受者总睾酮水平明显低于对照组(未使用西罗莫司的肾脏移植受者)。在不影响器官移植效果的前提下,可适当调整药物剂量或选择性更友好的药物,以减轻性功能障碍的发生。

2. **生活方式干预** 采取健康的生活方式对改善性功能障碍有积极作用。包括规律锻炼、健康饮食、戒烟和限制酒精摄入。这些措施有助于提高血液循环、减轻心血管负担,从而改善性功能。

3. **性健康教育** 提供关于性健康的正确教育非常重要。相关医务人员可以解释可能的性功能障碍原因,提供心理支持,并介绍性功能恢复的方法,包括性治疗、性心理治疗等。

4. **性治疗和心理支持** 对于有严重性功能障碍的受者,性治疗师和相关心理健康专家可以提供专业的支持。性治疗可以通过物理治疗、生物反馈、性行为疗法等方式帮助恢复性功能。心理支持可以帮助受者应对性功能障碍带来的心理压力和焦虑,增强性生活的信心和愉悦度。

5. **定期随访和调整治疗计划** 受者的性功能状况可能随时间和健康状况的变化而改变。因此,定期随访非常重要。医疗团队应密切关注受者的性功能状况,根据需要随时调整治疗计划。

三、生殖健康

肝移植术后生殖健康是指受者维持正常的生殖系统功能状态。手术本身以及术后药物治疗均可能会对受者生殖健康产生一定影响。

(一)评估

在男性受者中,移植肝功能恢复程度、移植后代谢病、肾损伤、心血管系统疾病、排异反应、受者心理状况和年龄等均可影响生育能力。1996 年明尼苏达大学进行的一项研究表明,西罗莫司可抑制啮齿类及灵长类动物精子的生成,但缺乏相关药物对于移植受者生育功能影响相关数据及报道。

对于育龄期女性受者,终末期肝病阶段因雌、孕激素在肝内灭活受到影响而导致的月经紊乱、停经甚至影响正常妊娠的情况可在移植肝功能及内分泌功能逐渐恢复正常后得到明显改善,大部分受者可恢复月经周期。

参考《欧洲肝病研究学会临床实践指南:肝移植》,同时结合国内外移植团队经验,当育龄期女性受者有生育意愿时,应对其生殖健康状态进行全面的评估,同时给予其妊娠及避孕相关建议:

- 受者在接受肝移植术 1~2 年后,如移植肝功能较稳定,且免疫抑制药物的剂量控制在较低水平,并能维持稳定血药浓度时可考虑妊娠。
- 受者在代谢指标、肾功能、心血管系统功能以及呼吸系统功能良好,并能有效控制并发症(如糖尿病、高血压、感染等)时可考虑妊娠。
- 多数移植中心推荐应在移植后 6~12 个月内避孕,且应于接受肝移植术 1~2 年后再考虑妊娠,此时妊娠及分娩不易引发排斥反应等相关并发症,可获得较好的妊娠结局。
- 受者在备孕及准备妊娠前应充分做好咨询和评估,包括对移植物功能、排斥反应、重要脏器功能的评估。经移植科医生与产科医生充分评估后,在适当的条件下,育龄期女性受者可准备妊娠。
- 在保证移植肝功能前提下,妊娠期应尽量使用低剂量环孢素或他克莫司作为免疫抑制剂,禁止使用霉酚酸酯和西罗莫司等具有致畸作用的药物。同时密切监测血药浓度和移植肝功能变化情况。
- 原发疾病为肝脏恶性肿瘤的受者在妊娠后会增加肿瘤复发风险,应充分评估妊娠后潜在风险,并与医疗团队仔细沟通后再行决定计划。

(二) 干预及治疗

针对相关生殖健康问题,采取恰当的干预措施可以提供全面的支持和帮助。以下是针对男性和女性受者的若干建议:

1. **男性受者** 根据相关药物能否穿过血睾屏障从而影响精子质量等情况,制定个性化治疗方案,并及时提供心理和情感支持,帮助男性受者应对性功能问题。心理治疗、相应辅助性药物的使用如西地那非等均可能有助于改善性功能。必要时可采取辅助生殖技术。

2. **女性受者**

(1) 备孕阶段:重视对受者的心理与社会评估,强调家庭支持的重要性。妊娠期并发症如妊娠期高血压疾病和早产等在受者中更为常见,这些并发症可能降低孕妇预期寿命,而早产儿可能会面临健康和发育不良等问题。应对受者行进行全面健康评估,包括激素水平、肝功能、免疫状态等。确保身体处于最佳状态,以最大程度地减少孕期并发症风险。因部分免疫抑制药物可能对胎儿产生不利影响,在需要的情况下在备孕阶段即开始调整药物剂量或种类,同时控制急性感染,防止病原体或抗生素对胎儿产生不利影响。

(2)妊娠阶段:建议受者定期进行检查和监控,并在有 MDT 的医疗中心接受护理,包括一名肝移植外科医师,一名产科医师和一名儿科医师。保持均衡饮食,确保摄入足够的营养,特别是叶酸等重要的孕期营养素。妊娠本身很少引起排斥反应,但女性受者孕期和产后排斥反应的发生率较高,这可能与妊娠期间免疫抑制药物剂量变化有关。在保证移植肝功能前提下,妊娠期应尽量使用低剂量环孢素或他克莫司作为免疫抑制剂,禁止使用吗替麦考酚酯和西罗莫司等具有致畸作用的药物。同时密切监测血药浓度和移植肝功能变化情况,按联合、精准、最低剂量及个体化的用药原则及时调整免疫抑制方案(表 10-8)。妊娠期移植肝相关并发症发生率较低,但病情往往较重,需引起重视。对肝功能异常受者,积极完善影像学和实验室检查,针对病因积极干预。

表 10-8　常用免疫抑制类药物妊娠安全分类

药物名称	妊娠推荐等级
糖皮质激素	B
巴利昔单抗	B
环孢素	C
他克莫司	C
西罗莫司	C
吗替麦考酚酯	D
硫唑嘌呤	D

注:美国食品及药品监管局(FDA)妊娠推荐等级分级定义——A= 经由适当的且良好控制的临床人体试验研究,仍无法证明对妊娠初期的胎儿有危险性,同时也没有证据显示对妊娠中期或妊娠晚期的胎儿有危险性;B 类 = 动物生殖试验无法证明对胎儿有危险性,并且缺乏对妊娠妇女进行适当的且良好控制的临床人体试验;或是动物实验显示对胎儿有副作用,但是对妊娠妇女进行适当的且良好控制的临床人体试验后无法证明对三个妊娠期中任何一期的胎儿有危险性;C= 动物生殖试验显示对胎儿有副作用,并且缺乏适当的且良好控制的临床人体试验,但是即使可能有危险性,仍可保证妊娠妇女使用药物可以获得可能的利益;D= 根据调查结果或是市售经验或是人体试验有证据显示对人体胎儿有危险性,但是即使可能有危险性,仍可保证妊娠妇女使用药物可以获得可能的利益;X= 动物实验或是人体试验显示会造成畸胎,且(或)根据调查结果或是市售经验有证据显示对人体胎儿有危险性,并且妊娠妇女使用药物所产生的危险性明显地高过可以获得的可能利益。

（3）产后阶段：根据《欧洲肝病研究学会临床实践指南：肝移植》指南建议，因新生儿接触免疫抑制剂存在安全方面的隐患，不建议肝移植受者在产后进行母乳喂养。

（4）辅助生殖：对于不孕的育龄期女性受者在充分评估后可行辅助生殖技术（assisted reproductive technology，ART）治疗，包括经验性促排卵、人工授精和体外受精-胚胎移植等。同时，对于女性受者能否接受ART，需要包括内分泌科、产科及移植科在内的多学科联合会诊（MDT），并充分评估受者健康状况、移植物功能和母婴间的影响等情况之后给出建议。

四、心理健康

肝移植受者常合并焦虑和抑郁等各种心理问题，主要与其术后恢复密切相关。因受者术前多长期遭受病痛折磨，其机体与精神往往已不堪重负，外加移植手术风险大、治疗成本高、随访时间长、术后并发症繁多等也会进一步加重其心理负担，多表现为情绪低落、烦躁、抑郁甚至抗拒治疗。因此，在围手术期诊疗阶段及术后长期随访期间加强与受者的沟通，及时掌握其心理健康状况，有助于进行早期诊断、干预和治疗。这些对于改善受者的预后具有十分重要的意义。

（一）影响因素及分类

总体而言，影响肝移植受者心理健康的因素错综复杂。心理健康状态失衡是个人、家庭和社会因素相互交织、相互作用所产生的系统性问题。常见可影响受者心理健康的因素如下。

1. 原发疾病　因术前长期受到原发疾病的困扰，部分受者（特别是原患有恶性肿瘤的受者）仍担忧原病复发，并在此基础上表现出一系列的心理问题。

2. 手术影响　对肝移植手术风险和术后并发症的过度担忧以及对移植肝功能恢复情况的过度关注，可影响受者心理健康。

3. 经济因素　移植手术费用高，术后需长期随访、服药和接受并发症治疗，这些都可能加重受者及其家庭的经济负担，成为影响受者心理健康的重要因素。

4. 家庭与社会因素　部分受者由于久病或术后康复持续时间过长，容易对术后的家庭和社会生活产生不适应感，从而影响受者心理健康。

5. 其他因素　对于移植术前即存在心理问题的受者，手术可能会加重其原有的心理异常。部分受者本身存在慢性疾病，如糖尿病、高血压、心脏病等，当其治疗措施与移植肝功能的维护产生矛盾时,也会加重受者的焦虑情绪。

根据上述影响因素,常见肝移植受者心理问题可以分为焦虑性情绪和抑郁性情绪两个主要大类。

1. **焦虑性情绪** 一种不能达到目标时紧张的情绪状态,主要特征包括长时间担忧、情绪紧张、经常性失眠等。焦虑性情绪产生的原因包括受者害怕手术失败、担心移植肝无法发挥功能、担心原发病复发等。随着术后肝功能逐渐恢复,受者焦虑情绪也会有所缓解,若焦虑情绪持续存在超过 6 个月,便可考虑诊断为焦虑症,部分需临床干预。

2. **抑郁性情绪** 包括持续性情绪低落和不愿与外界交流,主要表现为对任何事物都不感兴趣、情绪波动大、食欲和睡眠质量不佳等。常见于受者在移植后无法接受手术造成的躯体改变,或手术没有达到自己预期效果,可分为轻度、中度和重度,移植后新发抑郁性情绪多以轻度为主。抑郁性情绪会增加受者死亡率,通过积极干预与治疗可使绝大多数受者抑郁性情绪得到改善。

（二）诊断

心理健康的诊断以评估的方式进行,可分为广义和狭义的评估。前者泛指对各种心理和行为的评估,以帮助评估者做出初步判断和预测;后者是指运用专业的心理学方法对受者的心理健康状况做出判断,以作为专业的心理咨询与治疗基础。针对受者的心理评估一般为广义的心理评估。

在术后的诊疗及随访过程中,医护人员及随访人员可通过与受者进行交流和互动对其言行是否存在异常做出判断,并评估其心理健康状况。如果初步判断受者存在心理问题,且无法在短期内缓解,或受者心理问题不断加重,则有必要进行详细评估,以便制定相应的治疗计划。

标准化心理评估一般借助评定量表进行,通过对自然情况或环境控制下受者的个体行为或特质所赋予的分数来呈现评定结果,临床上常用的评定量表有《心理卫生评定量表手册》和《中国精神障碍分类与诊断标准（第三版）》等。

（三）干预及治疗

1. **干预** 移植外科医师及相关学科意识需加强与受者的沟通与交流,因势利导,努力缓解其焦虑和抑郁情绪。随着受者病情好转,其心理问题大部分也会迎刃而解。

（1）心理健康教育:向肝移植受者提供关于心理健康问题的教育,帮助其更好地理解自身状况,学会应对压力和焦虑。

（2）运动和休息:鼓励受者进行适度的锻炼,如散步或瑜伽等有氧运动,这有助于释放受者焦虑和抑郁的情绪。同时保持良好的睡眠习惯对于维持受者心理健康也重要。

（3）家庭参与:适当鼓励受者的家人参与康复过程,提供情感支持,有助于受者的心理问题的解决及心理健康状态的维持。

（4）定期心理支持会话:鼓励受者定期与心理医生或心理健康专家进行会话,有助于受者科学地处理情绪问题、提供心理支持的同时及时发现和处理可能存在的心理问题。

2. 治疗　对于部分存在原发性心理问题的受者,则需要进一步的临床干预。通过积极控制焦虑和抑郁情绪,可以改善受者预后。肝移植后心理问题的治疗措施主要包括:

（1）支持性治疗:在围手术期诊疗过程中,移植医生和相关工作人员需换位思考,充分理解受者处境,并经常给予安慰,帮助其养成积极乐观的心态和树立战胜疾病的信心,在适当的情况下推荐受者接受常用心理治疗方法如认知行为治疗（cognitive behavior therapy,CBT）,以有效帮助受者理解和管理负面情绪,如焦虑及抑郁。针对移植儿童和青少年受者,相关学校教育应进行具体结构支持规划。

（2）药物性治疗:如受者持续存在不可缓解的紧张、焦虑或惊恐情绪,可考虑给予丙米嗪或阿普唑仑等药物进行治疗;如受者持续存在不可缓解的抑郁情绪,可考虑给予氟西汀或氟伏沙明等药物进行治疗;需注意以上药物均需在精神科医师对受者进行专业全面综合的评估后根据受者实际情况在专业医师的指导下进行使用,同时应注意药物相互作用及相关副作用。

五、睡眠健康

肝移植受者易发生睡眠障碍,包括睡眠不足、失眠、入睡困难和觉醒节律紊乱等。其中最常发生的睡眠障碍类型为失眠,以短期失眠症为主,即病程在 3 个月以内,同时频率不高于 3 次/周,但少部分受者可发展为慢性失眠症。通过各种手段提高睡眠质量,对于改善受者预后有重要意义。

（一）影响因素及分类

肝移植术后的睡眠质量受到多种因素的影响,包括身体状况、药物治疗、心理因素等,以下是可能影响肝移植术后睡眠质量的因素:

1. **环境因素** 监护室环境、邻近床位的影响和其他医疗活动等均可能导致受者对所处环境产生不适应感,进而出现睡眠障碍。

2. **身体因素** 身体因素也可直接影响受者的睡眠质量,如有术后切口疼痛、消化道不适(腹胀、恶心、呕吐等)等症状的受者往往有失眠、入睡困难等表现。

3. **心理因素** 有些受者因为过度担心病情变化而产生焦虑或抑郁的情绪,易产生失眠、入睡困难等症状,此时如果不及时进行干预,往往会形成恶性循环。

4. **特殊治疗** 对于部分移植后仍需要接受特殊治疗的受者来说,术后额外的治疗也可能成为其睡眠质量的负担,如床边持续超滤和持续负压吸引等。

（二）诊断

肝移植术后可能出现的睡眠障碍主要表现如下:

- 入睡困难,即准备睡觉后,超过 30min 仍难以入睡。
- 夜间易醒,夜间睡眠以浅睡眠为主,稍有声音便会被惊醒,甚至无明显诱因地醒来。
- 终末性失眠,指清晨早醒,而且不能再度入睡。
- 实际睡眠时间短,每晚实际睡眠时间短于 5h,且持续 1 周以上。
- 情绪不佳、疲劳或全身不适,肝移植受者睡眠质量不佳,会出现身体疲劳、注意力无法集中、情绪低落等表现。

（三）干预及治疗

多数肝移植受者面临以失眠为主的睡眠障碍,因此,解决失眠问题是提升受者睡眠质量的关键。短期失眠症和慢性失眠症的治疗侧重点有所不同,短期失眠症强调去除诱因,而慢性失眠症则需要规范化治疗。治疗的总体目标均为增加受者的睡眠时间,改善睡眠质量。具体应达到的可评估指标包括:总睡眠时间大于 6h、睡眠效率不低于 80%、睡眠潜伏时间和入睡后觉醒时间均小于 30min。失眠症的治疗措施主要包括:①心理治疗:主要通过纠正受者对失眠的错误认知,重塑睡眠生理周期,建立健康的睡眠习惯和营造良好的睡眠环境;②药物治疗:主要包括苯二氮䓬类药物、褪黑素受体激动剂和某些具有催眠效应的抗抑郁药物。需注意选择对移植肝功能影响较小的药物;③物理治疗:主要包括光照疗法、生物反馈疗法和电疗法等,一般作为失眠治疗补充技术。

因为肝移植受者的失眠症容易复发,在治疗过程中应注意持续性评估。当前治疗方式无效或失效时,应重新评估病因,并更换其他治疗方法。

第二节　肝移植受者依从性评估

一、随访依从性

在手术及当次住院治疗结束后,与肝移植受者保持通信,并监督受者定期进行相关复查,可以详细了解受者的病情变化及移植物的功能。良好的随访将有助于最大限度地延长受者生存时间,提高受者生活质量。具体表现为遵医嘱服药、定期复查、改变不良生活方式等。简而言之,提升受者随访依从性与对于改善预后至关重要。

(一)评估

受者的依从性受多种因素影响,可能显著影响治疗效果。以下是可能影响肝移植受者依从性的因素。

1. **经济因素**　肝移植手术和后续治疗的费用较高,对于那些收入较少或不稳定、无医保或医保报销范围外的受者来说经济压力较大,这类受者依从性往往较低。

2. **文化程度**　文化程度较高的受者对于疾病相关知识的理解有明显的优势,能够充分认识到随访的重要性,有较强的自我管理能力,随访依从性往往较好。

3. **心理因素**　心理精神状态也是影响随访依从性的重要因素,心理压力大的受者,其依从性往往也更差。

4. **家庭社会支持**　有研究表明,通过各种途径加强家庭与社会的支持,可以使肝移植受者的随访依从性得到明显提高。

5. **术后并发症**　很大一部分受者面临感染、排斥反应、移植肝功能异常、血栓形成等风险,各种并发症使受者对术后恢复和后续治疗产生消极情绪甚至失去信心,从而影响受者的随访依从性。

（二）干预及治疗

为促进肝移植受者依从性,可采取多种方式,确保他们遵循医疗建议和治疗方案。以下是可能的干预措施。

1. 定期评价受者的依从性 ①通过面谈、电话或问卷调查等方式了解受者对术后随访及相关治疗的认识程度和配合倾向;②如果受者有不依从行为或低依从性倾向,找出原因并给予针对性帮助;③在各年龄段的受者中,青壮年受者因工作生活规律性相对较差而往往依从性较低,需要给予特别关注和引导。

2. 建立规范的随访管理系统 ①建立一支专业性高的肝移植随访团队,完善随访制度,使随访过程更加专业化、精准化;②建立完善的数据存储与管理系统,精准记录受者在围手术期和每次随访期间的各项检查结果及其动态变化;③推动随访系统的信息化管理,充分利用网络等手段使随访工作便捷化,提高受者随访依从性,改变以往术后随访零星、被动、失访率高的局面。

3. 注重移植受者心理疏导、重视人文关怀 ①医疗机构随访人员可通过面谈或标准心理测试量表来评估受者是否存在焦虑、抑郁等心理问题;②对于有心理问题的受者,可采取心理干预,如提供心理咨询、加强社会支持等;③在心理咨询过程中应充分重视人文关怀,增进受者对工作人员的信任感和依赖感,有利于提高受者后续的随访依从性。

4. 建立完善的家庭、社会支持系统 ①积极的家庭与社会支持可以减少肝移植受者的负面情绪,增强其对术后恢复与治疗的信心,进而提高随访依从性;②定期了解受者的家庭与社会支持状况,并与家属协作,共同协助受者按时完成随访计划;③可定期举办肝友会等公益活动,增加病友间的交流以调动受者的随访积极性。

5. 提高受者的认知水平 ①提高肝移植受者对疾病及相关治疗的认知水平是提高其依从性的关键一环;②应通过健康宣教使受者认识到术后长期服药、定期复诊、改变生活方式等行为的必要性,以及不遵医嘱可能造成的严重后果;③健康宣教的内容应简单、具体并具有针对性,必要时需结合受者个体差异进行宣教;④健康宣教的方式可采用集体讲座、录像、多媒体、宣传册、网络等,可根据受者的年龄、文化程度和接受能力来选择合适的宣教方式;⑤对文化程度低或接受能力差的受者,可采用反复多次的方式进行健康宣教,必要时可请受者家属协助宣教。

二、免疫抑制剂依从性

免疫抑制剂依从性是指受者对免疫抑制剂用药方案的配合或遵从程度。因免疫抑制剂基本的用药原则为在有效预防排斥反应的前提下,达到药物剂量最小化,尽量减少毒副作用,以实现联合、精准、最低剂量及个体化的用药(详见第二章相关内容)。故受者对免疫抑制剂的依从性是合理用药的前提,也是肝移植术后长期管理中不容忽视的关键环节。

(一)评估

肝移植受者必须在医生的指导下,严格依从免疫抑制剂用药方案以预防排斥反应和移植物失功发生。

尽管移植医生和相关工作人员会反复向受者强调服用免疫抑制剂的重要性,但其依从性仍不可避免地受到多种因素的影响,包括:

1. 药物副作用　长期服用免疫抑制剂可能导致糖、脂和尿酸等代谢紊乱,以及手颤、口腔溃疡等不良反应的发生,从而影响受者继续服药的依从性。

2. 药物相互作用　肝移植受者往往合并其他基础疾病,常需要同时服用其他药物。部分药物与免疫抑制剂之间存在复杂的相互作用,进而诱发药物中毒或排斥反应等不良事件的发生。

3. 经济因素　对于个人和家庭经济条件差的肝移植受者来说,经济因素是影响其免疫抑制剂用药方案依从性的重要因素。部分经济条件差的受者可能会因为较大的经济负担而自行减少服药量甚至停止用药。

4. 心理因素　随着移植后时间的延长,部分移植肝功能持续稳定、恢复良好的受者主观上可能会放松警惕,出现不规则服药、自行减药甚至停药等情况。部分受者存在较严重的抑郁情绪,往往对定期复查和按时服药有抵触情绪。

5. 其他因素　部分受者因为客观困难而无法规律按时服药(如存在记忆力减退的老年受者和自理能力差的儿童受者),容易发生漏服和不按时服药的情况。

（二）干预及处理

为确保移植器官的长期存活,提高受者术后生存质量,有效提高免疫抑制剂的依从性至关重要。以下是可能的干预及处理措施。

1. **术后宣教**　为了加强肝移植受者对免疫抑制剂用药方案的依从性,应加强对受者的术后宣教工作,强调规律服药的重要性。

2. **心理干预**　医务人员应对受者进行适当的安慰,消除其因过度担忧药物副作用等因素而对用药方案产生的抵触情绪,必要时可请心理科医生会诊。

3. **家庭协作**　对于部分存在客观困难而无法规律按时服药的部分受者,可将宣教对象拓展到受者家庭,联合其家人共同做好受者用药管理。

4. **处理措施**　在服用免疫抑制剂的过程中,一旦出现漏服、呕吐、腹泻等情况应及时报告医生,充分评估后决定是否调整和补充相应药物,相关处理措施如下(表 10-9,表 10-10)。

表 10-9　漏服免疫抑制剂后的处理措施

漏服药物距下次服药时间	处理措施
<4h	立即补服全量
4~6h	尽早补服全量,下次服药时服用半量
>6h	尽早补服,然后将下次服药时间适当延后,两次服药间隔时间不少于 8h

表 10-10　服用免疫抑制剂后发生呕吐的处理措施

服药后至发生呕吐的时间	处理措施
0~10min	加服全量免疫抑制剂
11~30min	加服 1/2 量免疫抑制剂
31~60min	加服 1/4 量免疫抑制剂
>60min	无须追加

三、良好生活习惯依从性

良好的生活习惯依从性是指通过自我管理,培养良好生活习惯并长期维持的能力,而受者的心情、饮食及其他生活习惯等与移植预后密切相关。保持良好的生活习惯和心态、规律服药并定期检查,将有利于改善受者的预后,延长生存期。

（一）评估

影响肝移植术后生活习惯的因素及对应不良后果如下（表10-11）。

表10-11　良好生活习惯依从性的影响因素和不良后果

影响因素	不良后果
心理社会因素	部分肝移植受者会出现沮丧、焦虑、紧张、忧虑、抑郁,甚至对生活丧失信心等心理问题,对家庭、生活和工作环境等难以适应,影响生活质量
饮食因素	肝移植受者因长期服用免疫抑制剂等原因,多种营养物质的代谢过程受到影响,因此,肝移植受者对不合理饮食的耐受性较差,如不注意饮食管理,容易发生糖尿病、高脂血症、高尿酸血症等并发症
环境因素	肝移植受者长期处于免疫抑制状态,容易受到环境中细菌、病毒和真菌等微生物的侵袭而致病,感染风险较高

（二）干预及处理

为了培养良好的生活习惯,以下是可能的干预及处理措施。

1. 心理社会因素

（1）心理建设与情绪宣泄:医务人员要帮助受者做好心理建设,帮助其充分认识和了解疾病,并指导其通过适当的方式宣泄负面情绪。

（2）参与工作与社会活动:应鼓励受者参与一定的工作或社会活动,有利于受者维持良好的心态、增强对生活的信心和建立乐观的生活态度。

（3）术后恢复与工作时间:大多数受者可返回工作岗位,具体时间需要移植医生结合受者整体恢复情况判断。相关数据显示,肝移植术后受者返回工作岗位的比例在26%~57%之间,考虑到随访期时间长短的不同,该比率会有所变化。相比于没有工作的受者,有工作的受者明显有更高的生活质量。受者在术后一年左右就可以开始工作,先从事半天工作,慢慢适应工作环境2~3个月后,再改为全天工作。

2. 饮食因素　肝移植受者身体状况及移植肝功能的恢复需要一定时间,且需要长期服用免疫抑制剂,机体对多种营养物质的代谢过程受到影响,因此,对受者的饮食管理十分重要。肝移植受者的饮食应以低糖、低盐、低脂肪和适量的优质蛋白为主。

（1）糖分摄入：过量糖分的摄入可使血糖升高，易诱发糖尿病，对移植肝功能和心血管系统等产生不利影响。考虑到多种免疫抑制剂可以引起血糖升高，如糖皮质激素、他克莫司和环孢素等，因此，对于需要长期服用免疫抑制剂的肝移植受者而言，严格控制糖分摄入尤为重要。除了减少高糖饮食摄入外，也应谨慎使用某些含糖量较高或容易引起血糖升高的药物。

（2）盐分摄入：肝移植术后早期和康复期均需低盐饮食，每天食盐摄入量应控制在 3~4g 以内。受者如无高血压、水肿、尿少等表现，可以适量增加食盐摄入，以预防低钠血症的发生，但每天不应超过 6~8g（计算方法：普通的牙膏盖每盖约容纳 6g 食盐）。

（3）蛋白质摄入：对于蛋白质的摄入，一方面，免疫抑制剂的使用可以加速蛋白质的分解并抑制其合成，另一方面，过量蛋白质的摄入会增加肝脏的负担，因此，肝移植受者蛋白质的摄入量应维持在一个适当的水平，并应以优质蛋白为主。一般成人受者每天每公斤体重摄入 1~1.2g 蛋白质即可，儿童受者为每天每公斤体重摄入 2~3g 蛋白质。慢性移植肝功能不全者，每天每公斤体重蛋白质摄入量宜控制在 0.5~0.6g 左右（计算方法：300ml 牛奶或 2 个鸡蛋或 50g 瘦肉可提供 9g 优质蛋白）。

（4）脂肪摄入：因多种免疫抑制剂均可引起机体脂肪代谢紊乱，如西罗莫司、他克莫司、环孢素等，易诱发高脂血症，并引起一系列心血管不良事件。因此，肝移植受者需注意严格控制脂肪的摄入，清淡饮食，减少油炸食品、动物内脏、肥肉、蛋黄等高脂肪含量的食物摄入。同时注意改善食用油结构，应以植物油为主，减少动物性油脂的使用。

（5）其他：肝移植受者忌用可以增强免疫功能的保健品（如蜂王浆、人参鹿茸等），以免减弱免疫抑制剂的作用。谨慎服用葡萄汁、柑橘和西柚等可能影响免疫抑制剂血药浓度的食物。同时应减少强刺激性食物的摄入，如辣椒、芥末、烧烤、浓咖啡、浓茶等，忌烟酒。应适当饮水，以加速药物代谢产物及体内其他废物的排泄，但过量饮水容易增加心脏负荷。此外，要注意适量补充钙和维生素 D，预防骨质疏松。

3. 环境因素

（1）积极预防感染：肝移植受者由于身体状况未完全恢复、免疫抑制剂长期使用等原因,免疫能力往往较弱,容易受到细菌、病毒、真菌等微生物的侵袭而发生感染。因此,要特别注意对受者生活环境的管理。

(2)居住环境卫生:受者的住所应保持良好的通风,必要时可进行紫外线消毒。

(3)外出注意事项:出门时应尽量穿长衣、长裤,防止蚊虫叮咬;应尽量避免或减少出入人群密集和通风较差的场所。

(4)良好个人习惯:应养成良好的个人卫生习惯,如勤洗手等。

(郭文治　卫强　魏绪勇)

参 考 文 献

[1] European Association for the Study of the Liver. EASL Clinical Practice Guidelines:Liver transplantation [J]. J Hepatol,2016,64(2):433-485.

[2] NIKKEL L E,HOLLENBEAK C S,FOX E J,et al. Risk of fractures after renal transplantation in the United States [J]. Transplantation,2009,87(12):1846-1851.

[3] 郑永昌,伍晓倩,江宁,等. 肝移植术后的骨质疏松诊断和治疗[J]. 中国骨质疏松杂志,2019,25(11):1637-1640.

[4] CHANG J W,YANG H H,LIN N C,et al. Risk factors for fractures following liver transplantation:a population-based cohort study [J]. Ann Med,2023,55(1):2230871.

[5] ANASTASILAKIS A D,TSOURDI E,MAKRAS P,et al. Bone disease following solid organ transplantation:A narrative review and recommendations for management from The European Calcified Tissue Society [J]. Bone,2019,127:401-418.

[6] CHAN M Y,CHOK K S H,FUNG J Y Y,et al. Prospective study on sexual dysfunction in male Chinese liver transplant recipients [J]. Am J Mens Health,2019,13(2):1557988319835139.

[7] HENSON J B,CABEZAS M,MCELROY L M,et al. Rates of employment after liver transplant:A nationwide cohort study [J]. Hepatol Commun,2023,7(3):e0061.

[8] NAYA I,SANADA Y,KATANO T,et al. Pregnancy Outcomes Following Pediatric Liver Transplantation:A Single-Center Experience in Japan [J]. Ann Transplant,2020,25:e921193.

[9] AKBULUT S, OZER A, SARITAS H, et al. Factors affecting anxiety, depression, and self-care ability in patients who have undergone liver transplantation [J]. World J Gastroenterol, 2021, 27 (40):6967-6984.

[10] 徐骁, 张文会, 刘治坤. 重视肝移植受者长期管理[J]. 中华器官移植杂志, 2021, 42 (3):129-130.